燃脂生酮

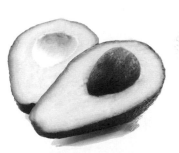

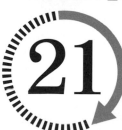

21 天啟動計畫

Primal Fat Burner
Live Longer, Slow Aging, Super-Power Your Brain,
and Save Your Life with a High-Fat, Low-Carb Paleo Diet

諾拉‧蓋朱達斯 Nora Gedgaudas——著
王念慈——譯

目錄 | Contents

敬告讀者

　　本書的內容係依照作者的意見和想法編著而成，旨在傳遞與本書主題有關的詳實有用資訊。您選購本書時，須明白作者和出版社在書中並不會提供您任何有關個人醫療、保健或其他專業諮詢的服務。若讀者欲採納本書的建議或將相關內容付諸實行，請務必先與您的醫師和合格的醫療人員進行討論。

　　作者和出版社在此特別聲明，任何與您健康相關的決定權都掌握在您的手中，因此若您在執行本書的內容時，承受任何直接或間接的損失或風險，我方皆無義務承擔其相關責任。每位讀者都必須了解，實行本書的任何建議前，一定得先和醫師諮詢過，尤其若您是以下這些族群，更千萬不能輕忽這個步驟：

● **正在服用藥物控制血糖或血壓者。**該族群欲進行嚴格限制碳水化合物攝取量的飲食時，其用藥的劑量可能需要立即進行調整。

● **患有嚴重腎臟疾病者。**雖然本書提及的飲食原則並非高蛋白飲食，僅強調適量的攝取蛋白質，然而對患有嚴重腎病的患者而言，多攝取一分一毫的蛋白質都可能為他們的健康帶來風險（但還是有研究顯示，本書的飲食原則，可能對某些腎臟方面的疾病有正面幫助。[1]）

● **患有急性膽囊炎或膽結石者。**該族群欲增加飲食中的油脂攝取量時，其過程一定要相當小心謹慎。

● **患有重大疾病者，例如心血管疾病、癌症或肝病患者。**改變該族群的飲食時，需要適時觀察其對飲食的適應狀況。

● **孕婦、哺乳者、嬰兒、孩童和青少年。**這些族群都需要大量的營養素和熱量，不可過度限制其蛋白質和油脂的攝取量。目前的飲食指南並未明定每人每日所需的碳水化合物（糖或澱粉類食物）為多少，但如果您是孕婦，在改變現有飲食時，請務必保持謹慎的態度（除非您只是要減少垃圾食物的攝取量）。

｜推薦序｜
油脂，人類的健康好朋友

　　人體內都潛藏著嗜甜的基因，這個本能對我們來說，就跟口渴一樣自然。人類漫遊在這座豐饒星球上的絕大多數時間裡，幾乎都是靠著這股嗜甜的本能生存下來。人體對糖的深切渴望，會啟動身體代謝糖類的生化開關，讓體內的胰島素含量躍升，促使身體將糖轉變成體脂肪，囤積在體內。體脂肪是幫助人類渡過生存難關的高密度熱量來源；綜觀整個人類史，我們在食物匱乏時期仍有體力執行漁獵和採集工作，都拜脂肪所賜。

　　但時代不同了。我們獲取糖分的來源不再只有野外罕見的香甜水果，現在大部分的人每天都會以各種型式攝入糖分。將糖轉化為體脂肪的生化機制，原本是人類在數百萬年中，為了生存演化出的求生本能，但現在它卻成了 1 年 365 天，不斷讓我們變胖並威脅全身器官機能的麻煩事。

　　羅伯・魯斯提（Robert Lustig）醫師在他具有極高教育意義的著作《雜食者的詛咒》（Fat Chance）指出了這一點：「在美國境內販售的 60 萬種食物品項中，高達 80% 都有額外添加糖分」。研究數據則顯示，有將近 7 成的美國成年人有過重，甚至是肥胖的問題。然而，這些擺在貨架上販售的高糖食品，卻常常打著低脂的口號，向大眾強力宣傳，彷彿這個特性就足以讓這些產品化身為「健康食品」的一員。

　　2009 年，本書作者諾拉・蓋朱達斯出版了她的第一本嘔心著作《原始身心》（直譯，Primal Body, Primal Mind），在該書中她大力為油脂發聲，針對「吃油是萬病之源」的刻板印象提出有力的反證。

她詳盡探討揭露了我們舊石器時代遠祖的真實飲食型態：他們主要的熱量來源是油脂，攝取量是現代人的 10 倍之多，因為他們攝取到糖分和碳水化合物的機會並不多。

《原始身心》引述的科學研究成果，強而有力的鞏固了「好的油脂有益健康」的地位，但前提是同時大量降低糖分和碳水化合物的攝取量。做為一名醫師，我很樂意將《原始身心》的觀念推廣給需要的人，我行醫期間就發送了上百本的《原始身心》給有健康問題的「恐脂」病人；這些病人的健康問題多半與糖、碳水化合物的攝取量，以及飲食中缺乏適當油脂有明顯的關聯，其中亦不乏受肥胖之苦的病患。

從演化歷程中，找回人類最初的健康飲食

然而，蓋朱達斯的這本新作《燃脂生酮 21 天啟動計畫》，則是在日新月異的學術成果支持下編撰而成。本書她站在演化的角度，強調在數百萬年的歲月中，人類的身體是如何演化出對特定食物的情感和反應；食物又是怎麼告訴我們的 DNA 外在環境的變化狀況；以及現代的飲食選擇是如何破壞食物和身體之間——這道緊密溝通管道，將我們一步步導向不健康的人生。

《燃脂生酮 21 天啟動計畫》所呈現的科學真相令人嘆為觀止。隨著本書的敘述，我們將知道如何讓身體反璞歸真，重新以先祖傳承給我們的禮物為榮。《燃脂生酮 21 天啟動計畫》無疑為飲食中受到諸多誹謗的油脂，伸張了冤屈，證實它的確是擁有健康和長壽人生的關鍵要素。蓋朱達斯在本書中，仔細論述有益和有害健康油脂之間的差異和特色，告訴我們健康的油脂是如何降低發炎反應（發炎是所有退化性疾病的根本），以及對人體細胞來說，為什麼脂肪是效能最好的燃料（因為它在生產能量時，衍生有害自由基的比例比

較少）。此外，她還探究了飲食中油脂對人體調控飢餓感的重要性，並說明了增加油脂食用量，將如何開啟減肥的大門。

　　最重要的是，這本書的內容並非僅僅紙上談兵，在告訴讀者燃脂生酮飲食的理論後，蓋朱達斯更一併規畫了實際的操作方案。從認識脂溶性維生素到 60 道燃脂生酮食譜，《燃脂生酮 21 天啟動計畫》向大眾傳遞了重要的健康醫學理念和計畫，也讓我們每一個人得以好好擁抱先祖在我們基因上留下的珍貴遺產。

　　　　　　　　大衛・博瑪特（David Perlmutter）

　　　　　　　　　　醫師暨美國營養學會會員

　　　2016 年 1 月於美國佛羅里達州，那不勒斯市

| 作者序 |
踏上探尋遠古健康之鑰的旅程

「我們應該吃什麼？」這是我這輩子都在思考、探索的問題，並且樂此不疲。為了從科學的角度找出解答，過去 35 年來，我全心投入人類學和古營養學，試圖從中理出個頭緒。不僅如此，從事臨床營養和神經回饋療法諮詢師角色的 20 年間，我也發揮了神農嚐百草的精神，不斷把我歸結出的心得付諸實行，好為我的患者找出更好的飲食方式。不過，若要追根究柢我對這個問題產生好奇心的原因，恐怕還得請各位跟我一起回顧我的成長史。

我出生在加拿大，是知名醫生世家的後代。1960 到 1970 年代間，我的童年都在美國的明尼蘇達州度過。當時，我的飲食完全符合醫師認可、有益心臟健康的原則，我吃著：用植物油烹調的低脂食物、以乳瑪琳當佐醬的馬鈴薯，還有美國最值得信賴廠商所出品的低鈉點心。另外，由於我的母親曾經是一名芭蕾舞者，所以她特別希望我們一家子都可以擁有健康又標準的身形；而我的父親，身為一名世界知名的放射科和心臟專科醫師，則謹守當時醫界的健康飲食原則：不碰惡魔般的油脂和膽固醇，並以優質的穀物和澱粉類食物做為主食。

然而，這樣的飲食型態卻沒有讓我摯愛的雙親過上健康的好日子。我的父母大概從中年後期就開始百病纏身，除了發生過致命的心肌梗塞外，他們還必須不斷承受膽囊疾病、動脈瘤、自體免疫疾病、癌症，甚至是阿茲海默症等慢性病的折磨。

當然，這種飲食也對我產生了負面的影響。我從小就有憂鬱症的問題；成年後，年少的我也一直深受此疾病所苦。為此，我花了好幾年的時間，透過各種管道，從身、心、靈等面向，試著釐清自己為什麼會有這樣的情緒問題。約略在我準備開始念醫學院先修課程之際，營養科學和補充劑領域的研究正好興起，而我內心的科學魂也被這些研究成果所吸引。

所謂的「健康飲食」，毀了我的身心

研究人類壽命的頂尖科學家（例如：探討延壽科學的權威德克・皮爾森〔Durk Pearson〕和珊蒂・蕭〔Sandy Shaw〕）以及胺基酸專家（例如：艾力克・布瑞佛曼〔Eric Braverman〕，他著有《營養素的療癒力》〔直譯，*The Healing Nutrients Within*〕）的研究成果讓當時的我相信，胺基酸補充劑和其他天然營養素能改善我大腦的化學運作狀況。確實，這些補充劑對我有一定程度的幫助，我的思路因此變得清晰，情緒也不再那麼低落。可是實際上，這些昂貴的補充劑只是治標不治本，只不過當時它們對我帶來的幫助，已經讓我樂昏頭了，根本忘了去細想一個最根本的問題，即：我的身體和大腦究竟需要什麼食物？

1980 年代，我持續關注健康的潮流趨勢，並從當時暢銷的健康書籍中歸結出一套「終極飲食」——全素飲食。所謂的全素飲食，強調不碰富含油脂的動物性食物，這和我從小的認知不謀而合，所以我對這套飲食不疑有它。為了改善自身的生理狀況，我徹底奉行這套「有益健康」的飲食原則，以全穀類、豆類和扁豆為主食。然而，不到 1 年的時間，憂鬱的頻率卻變得越來越頻繁，憂鬱的程度也越來越嚴重；不僅如此，還出現明顯了焦慮和不安感，甚至產生了飲食障礙。

我開始非常渴望吃肉，身心都被滿滿的罪惡感淹沒，因此就在我吃了快 2 年的全素飲食後，我終於決定棄守這樣的飲食型態。不再食用全素飲食後，我的飲食障礙很快就消失了，憂慮和焦慮的狀況也獲得改善。但是這樣的轉變卻沒有讓我感到開心，我反而感到羞愧和自責，不斷想著：我到底是有什麼問題，為什麼就連吃素這件事我都無法做到？

當然，答案是我一點問題都沒有，有問題的是我的飲食。讓我體悟到這項事實的是一則邀約，這則邀約開啟了我的眼界，更改變了我的一生。

在極地研究的生活，意外發現油脂的重要性

享譽盛名的狼族生物學家大衛·梅奇（David Mech）問我願不願意擔任他暑期的研究助理，這對我來說是一件極具吸引力的事情。那時很少人知道，我除了對生物探索和壽命研究有興趣外，也對狼族研究抱有極大的熱情；這是因為小時候曾經讀過一本法利·莫沃特（Farley Mowat）寫的經典小說《狼蹤》（*Never Cry Wolf*）。書中記述了作者親身在加拿大北部極地圈觀察當地動物生態的歷程；這本我一讀再讀的好書令我對狼族深深著迷，也促使我在 20 幾歲的時候，自願參與了多項明尼蘇達州的狼族研究計畫。因此，梅奇博士的邀約對我而言，簡直就像是給了我一張實現童年夢想的門票，因為整個暑假，我們會住在距離北極不到 800 公里遠的埃爾斯米爾島（Ellesmere Island），近距離觀察野生狼族的生活狀況。我欣然接受了梅奇博士的邀請，並在我度過 30 歲生日的幾天後，帶著萬全的準備，離開了文明世界，踏上了北極群島（Canadian High Artic Archipelago）這片荒野。

我們要研究的狼群與附近最靠近的村落大概相聚 550 公里遠，牠們生活在一座位處格里斯峽灣（Gris Fjord）、偏僻的因紐特人（Inuit）村莊北邊。這些野狼非常特別，由於牠們過去從未被人類獵

殺過，所以牠們並不怕人，這讓我們得以在梅奇博士的監督下，以史無前例的近距離從旁觀察牠們，並有機會揭開牠們其他尚未被了解的習性。（這個計畫在梅奇博士的主導之下，目前仍舊持續進行。每年夏天梅奇博士都會帶著研究團隊重返當地，觀察這批狼群的生活狀況。）

因紐特人都以「Umingmak Nuna」這個名詞稱呼埃爾斯米爾島，這個詞在因紐特語代表的意義為「麝香牛之島」。埃爾斯米爾島很久以前就有人類居住。根據考古學家的考察，早在西元前 1000 年到 2000 年間，就已經有古愛斯基摩人在這座島上生活。

當時這些古愛斯基摩人會組成一小隊一小隊的狩獵隊，在這裡獵捕為數眾多的皮里馴鹿（Peary caribou）、麝香牛和各種海洋性哺乳類動物（包括北極熊）。除此之外，埃爾斯米爾島還保有圖勒人（Thule）的古文明遺跡，他們是因紐特人的先祖。出土的圖勒人遺跡揭露了遠古圖勒人的飲食情況。考古學家不僅在他們的營地發現遭獵殺的動物骸骨和頭骨，還在附近山丘上找到不少圖勒獵人伏擊麝香牛所遺留下的埋伏痕跡，以及海岸線旁為了捕獵漁獲所建置的一圈圈錯落石頭陣（這些石頭陣的上方過去曾以獸皮或其他物體覆蓋，做為獵人在夏季捕獵海洋性哺乳類動物的暫時休憩地）。

而這些毫無遮蔽的遺跡中，仍有一些器物孤零零的杵在原地，彷彿它們的主人只是暫離片刻，馬上就會歸來取用它們一般。我小心翼翼地漫步在這些出土的動物骨骸和頭骨之間，突然發現一個驚人的現象：大部分被獵殺的動物，其頭骨和大腿骨都有被擊裂的痕跡；我想，這是食用者為了取用牠們頭骨和骨頭中富含的營養素，以及大腦中的油脂和珍貴骨髓所致。

在我還未踏上極地這塊土地前，我一直對此地的景致和在此生活的人民，存有一份難以言喻的感受。而當我真正踏上這塊土地並親眼見證了，因紐特人的老祖宗為了生存在這片氣候嚴峻的環境中所發揮的智慧和機智後，在心中對他們更是滿懷敬畏之情。

我猜任何一個極地居民，如果知道我到埃爾斯米爾島之前的飲食習慣，肯定會覺得我很奇怪。在來到埃爾斯米爾島之前，我的飲食以植物性食物為主，而且徹底執行低脂飲食；所以平時我的主食就是沙拉和現榨果汁，偶爾才會用一些瘦肉、海鮮和無脂優格增添一下飲食的變化。另外，為了保持健美的體態，我每天都會跑 5 公里和做重量訓練。我想，這些舉動和我的飲食習慣沒什麼違和感，畢竟，每一個「注重健康」的人大概都會這麼做。

當我搭著雙水獺貨機（Twin Otter cargo plane）降落在雷索盧特灣（Resolute Bay）機場時，穿著防寒靴站在這片土地上的我感到緊張萬分，因為我不曉得自己該如何在這個既沒有新鮮蔬果，也沒有生機飲食店的極地世界生存。

埃爾斯米爾島有著令人屏息的絕美景觀，它展現了大自然最純粹、原始的天然莊嚴面貌。島上遍布著豐富的微小植物群；生活在這座靜謐又讓人蕭然起敬的純樸大地上，一時之間真的會忘了時間的存在。在上一個冰河時期階段，埃爾斯米爾島甚至沒有完全被冰封起來（曾經讓北美大部分土地被冰雪覆蓋的冰川運動，是從這塊偏遠北國的南方蔓延出去）。我和梅奇博士整個夏天都紮營在島上一個得天獨厚的地點，我們暱稱這個地方為「極地中的綠洲」，因為此地的許多冰脊、岩壁和起伏地表都被覆上了一層地毯般的多樣綠色植物，還有數條小河和溪流蜿蜒在這片廣闊的土地上。遠處，冰雪覆蓋的雪白山頭若隱若現；不遠處，捉摸不定的巨大浮冰在峽灣裡漂浮，不時還會傳來冰層斷裂的巨大聲響。整個畫面就如同童話故事般夢幻，這塊土地無疑是世界上最平和的地方。

在這趟北極探險裡，我常常在晝長夜短的冰凍苔原上靜靜地坐著，好近距離觀察北極的白狼家族（學名 *Canis lupus arctos*）。這是因為人類的一舉一動都可能造成狼群一定程度的壓力，所以為了觀察到最自在的牠們，我們都盡可能保持靜止的狀態，以免驚擾到牠們的生活。我們絕對不會主動和狼群互動，除非牠們主動靠近我們；不過一開始這些狼群對我們的存在都表現出既好奇又冷淡的態度，大多數的時候牠們只會隔著幾公分遠的距離打量我們。有一次，我在觀察的時候打了個小盹兒，醒來之後，就發現在我腦袋後方大約 2 公分的地上，有一枚巨大的狼爪獸印。也就是說，有一匹狼曾經趁我睡著的時候接近我，並細細嗅聞我的髮絲。好奇心旺盛的幼狼常常主動接近我們，而我們始終對牠們保持尊重與平和的舉止態度也終於贏得了狼群的信任（當然，梅奇博士的存在功不可沒，因為牠們對已經多次在夏天造訪牠們的梅奇博士十分熟悉）。贏得狼群的信任後，我們便開始駕著牠們熟悉的四輪摩托車，從旁觀察牠們狩獵的狀況。

雖然有時我會在傍晚時分的永晝極地散散步，但在那裡我完全沒有機會跑個步，或是做些重量訓練。我幾乎把所有的時間都花在穿上層層疊疊的保暖衣物，然後直接坐在冰凍的地面或停在苔原上的四輪摩托車上，觀察著北極白狼家族的一舉一動。儘管絕大多數的時間我都待在天寒地凍的戶外極地，但我卻一點也不覺得冷；一方面是因為我真的穿得很保暖，另一方面則是和我的飲食有關。

觀察期間，我唯一會做的消遣活動就是吃東西，而且是不斷地吃。不僅如此，我吃的食物種類也跟我平常的習慣南轅北轍。在極地我最渴望吃到的食物竟然是油脂，我吃了大量的堅果、乳酪和義大利臘腸，外加一些堅果醬，但幾乎沒吃什麼水果和蔬菜（我們只有在偶爾捕抓到北極野兔時，將兔肉與我們帶來的些許洋蔥和奶油一塊兒拌炒）。這樣的飲食習慣簡直跟我從小到大的飲食習慣徹底背道而馳。

原始人飲食，才是真正的健康飲食？

法利‧莫沃特在《逐鹿人》（*People of the Deer*）一書中，記錄了自己和北加拿大少數民族伊哈爾米烏特人（Ihalmiut）的生活點滴。在某個章節，法利講到自己在那段歲月中，曾經有一段日子身體莫名其妙地變得虛弱、無力，甚至連站都站不起來。這時，多虧他伊哈爾米烏特族的朋友為他帶來了馴鹿油，並強迫他喝下那份溫熱的獸脂。他說，接下來的事簡直跟奇蹟一樣，因為他幾乎立刻就充滿了精力、重新恢復了元氣。

我一直把法利的這段特別經歷放在心上，並不時在我的學術生涯中反覆思索這個問題：動物的油脂，為何能發揮如此神奇的療癒功效？我也想起了北極探險家菲爾加摩爾‧史蒂芬森（Vilhjálmur Stefánsson）的文章，他在 20 世紀初曾詳細記錄、探討過因紐特人的生活習慣。菲爾加摩爾在他的著作《北極手冊》（*Arctic Manual*）一書中認為，因紐特人能夠擁有這麼卓越的體能狀態和心理素質，與他們以動物性食物為主的飲食大有關聯；尤其是因紐特人在烹煮佳餚時，除了馴鹿肉外，他們也會將馴鹿的骨髓和眼窩、下顎和腎臟後方的油脂一併入菜。不僅如此，菲爾加摩爾還曾說過這樣一句名言：「想要靠吃肉吃進完整的營養，唯有食用富含油脂的動物才能辦到。」我在極地做研究助理時，沒有任何人給我吃馴鹿油，但是突然之間，我明白了這個飲食模式的合理性，因為在這片寒冷的土地上，我發現自己對油脂有著無庸置疑的渴望！

在極地做研究的這段期間，我和梅奇博士每周都會找一天，在午夜之際，造訪當地的偏遠軍事氣象站。由於極地的夏天是永晝，所以這樣的行動並不會顯得很奇怪。軍事氣象站能供應我們額外的補給，像是讓我們洗個熱呼呼的澡，以及打通 15 分鐘的電話給遠方的家人。除此之外，當班的負責人還會允許我們溜進食堂，享用一份豐盛的宵夜。我記得當時我的目光全被一大碗奶油所吸引，一旁的吐司對我來說，只是一個幫助我吃進大量油脂的配菜。因此，為了盡可能多吃一點這有如天上珍饈的滑順、鹹香奶油，我不斷在薄薄的吐司上抹上厚厚的奶油，吃得津津有味。

你一定會覺得，整天坐著不動，又吃著如此高熱量的飲食，幾個月下來，肯定會讓人多出相當可觀的體重。然而，我在夏末回到家裡時，卻足足少了 11 公斤的體脂肪；我的身體不但變得更精瘦，肌肉線條也變得更為明顯。事實上，當我的家人看到我瘦這麼多時，都很擔心我在極地故意讓自己餓肚子。但事實擺在眼前，我絕對沒有這麼做！而且，經過這趟極地之旅後，我發現自己除了體重有明顯改變外，身心整體狀態也有如三級跳般的大幅提升。

那年夏季，我的身體在北加拿大極地產生的轉變，以及我對生活在當地的因紐特人的觀察，使我重新通盤思考過去我對飲食的認知，並且開始認真思索組成人類最佳飲食的食物究竟是什麼。我知道在天寒地凍的極地生活，身體為了保持體溫，或許會因此燃燒掉身上的部分脂肪，但是我知道我會少了這麼多的體脂肪，絕非只有這個原因。否則，為什麼我吃得油脂量越多，反而變得越健康和精瘦呢？假如吃油不會讓我們變胖，又是什麼原因讓我們變胖？

從埃爾斯米爾島回來後的幾年時間，我一方面仍持續選用優質的動物性食物讓自己的飲食更完整，另一方面也繼續追尋創新的營養概念。因緣際會，我偶然接觸到了一本經典的營養著作《體質大崩壞》（*Nutrition and Physical Degeneration*），這本書是由溫斯頓・普萊斯（Weston A. Price）所撰寫。

溫斯頓是一名執業的牙醫師，同時他對營養的熱情也讓他成了營養研究的先驅。為了探究人類健康與飲食之間的關聯，1920 年代到 1930 年代，普萊斯醫師在短短 10 年內走了超過 15 萬公里的路，在世界各地蒐羅了大量傳統原住民健康和飲食的資料，並將所有資料歸納整合、集結成冊。

經過普萊斯醫師嚴謹和全面的考察後，最終他終於得到了一個結論，即：儘管這些傳統原住民的飲食習慣多有不同，但是他們的飲食有 2 大共通點。第一，這些傳統的原住民飲食絕對不會是純素，而且他們會盡可能攝取生活中可以取得的動物性食物。第二，在普萊斯醫師研究的所有原住民文化中，不管這些原住民能取得的食物有哪些，他們認為最重要、最珍貴的食物，一定都富含油脂和脂溶性營養素。

這個結論不容置疑，因為如果你去偏遠的熱帶太平洋小島、非洲大草原、炙熱乾旱的澳洲內陸或是北極凍原，體驗當地原住民的飲食，必定會發現他們的飲食確實具備上述 2 項特性。此外，普萊斯醫師還觀察到一個現象，那就是一旦這些原住民開始食用加工和精緻的食物後（例如：麵粉、糖和包裝食品），他們的健康狀態就會變差；並且這個現象還會更明顯地反映到他們的後代身上，因為食用加工、精緻食物的原住民很容易產下顱骨形狀不佳和齒列不整齊的孩子，進一步讓孩子衍生出許多生理和心理方面的問題。這就像豎立幾千年的健康堡壘被攻破一樣，而這座健康堡壘崩毀的原因，全都是因為食物。

普萊斯醫師在傳統原住民身上發現的「高脂先祖飲食」非常振奮人心，因為它讓現代人再度想起或注意到，過去世人徹底遺忘（或是塵封）的一個觀念：人類與油脂之間有緊密的關聯性。普萊斯醫師的研究徹底挑戰了當時社會所推崇的「低脂飲食」信條（有人可能會覺得這種飲食的標準太過激進），以及大眾對膽固醇的既定認知。此外，普萊斯醫師的研究成果還暗指出一些嚴重的問題，包括常見飲食習慣的錯誤，以及政府認可、以澱粉類食物為主的食物金字塔的弊病。不過，雖然普萊斯醫師調查了全球許多族群的飲食和食物，卻無法讓我從中理出一個完整的基本飲食框架。當時，我正在尋找的是飲食中最關鍵的因素，這些因素能夠讓人類在正常的生理藍圖中，只朝著健康的方向邁進。

為了找出這個答案，我參與了一項大型的複合性計畫，藉此探尋比普萊斯醫師研究中的原住民，早了好幾千個世代的先祖。因此，綜合我利用頂尖現代科學在人類學研究上的收穫，以及我每天在臨床病人身上看到的真實故事，我終於將所有的線索串成一線，找到了健康飲食中遺失已久的關鍵成分：油脂。

我會有這樣徹底顛覆傳統的想法，是受到因紐特人飲食文化的啟發。因為因紐特人的居住環境，跟人類過去曾經長久生存過的史前冰河時期的惡劣環境，似乎最為接近；這意味著因紐特人富含油脂且幾乎沒有任何碳水化合物的飲食方式，也是人類歷史上最悠久的飲食方式。由於因紐特人身強體健的事實和那些被擊碎的獸骨遺跡不容撼動，所以我又把回顧的時間往前推移到冰河時期之前，從最久遠的時代去探究人類的起源和演進，希望從中找出提供我們基本生理組成和營養需求的根本元素，並規畫出一套更大眾化且基礎的健康飲食方式。

究竟，這串能幫助我們開啟通往健康大門的鑰匙，是否就埋藏在遠古的人類歷史中呢？就讓我們一起繼續看下去吧！

諾拉・蓋朱達斯

| 導讀 |

啟動燃脂開關，比追求「酮體」更重要

我在第一本著作《原始身心》中，說的是原始生活型態如何引導人類獲得最佳健康和長壽狀態的原委。該書出版後的 7 年間，受歡迎的程度簡直超乎我的想像。許多人親身執行了書中的理念後寫信告訴我，說他們改變了飲食之後，健康和精神出現了顯著的正面轉變。另外，也有很多人拜託我把這個理念彙整成一個更有組織的飲食計畫，提供更多有關生酮飲食的資訊、食譜和資源，《燃脂生酮 21 天啟動計畫》就是如此應運而生。不過，請別誤會，你現在正要開始閱讀的這本書，並非只是一本單純為減肥撰寫的書籍。

包括飽和脂肪在內，一提到油脂，我們幾乎就立刻把它們歸類為大壞蛋等級的食物。但，其實吃油有助瘦身。《燃脂生酮 21 天啟動計畫》將提出最新的營養科學研究成果佐證，幫助你重新駕馭我們先祖傳承下來的最佳飲食習慣。有了這層認知後，就能夠善用飲食中的優質油脂和油脂中所蘊含的豐富重要營養素，為身體創造出最大的健康效益。

在這裡，我要告訴各位絕對不是「油脂並非你所聽聞的那樣負面」、「吃油不會怎樣，只要你盡可能少吃點就好」，或是「吃油沒關係，但是只能吃不飽和脂肪」這麼簡單。我要告訴你的是，根據大量具有公信力的研究顯示，來自天然飲食中的動物性油脂，不僅是維持健康不可或缺的元素，更是讓我們「成為人類」的重要關鍵。

有了最新的科學研究成果當基石，我將透過《燃脂生酮 21 天啟動計畫》告訴你，為什麼攝取富含油脂的飲食（同時還要避免攝取糖分和澱粉類食物，並攝取適量的蛋白質）最有益健康，且是最接近原始本能所需要的營養。（就某方面來看）這本書推崇的飲食原則是一種低碳水化合物飲食，雖然實行這份計畫要付出的心力不少，但是你將發現，長期下來身體會因此越來越健康，因為：吃進的碳水化合物越少，身體製造胰島素的需求量也會越低。

《燃脂生酮 21 天啟動計畫》的探討重點，全放在與健康和壽命關聯最大的一項因素。**燃脂生酮飲食，它是一種經過改良的生酮飲食**，這套飲食法攝取食物的方式和近代我們所熟知的飲食方式完全不同，可是就很多方面來看，它才是人類史上最悠久的營養信條。在人類過去 300 萬年間的演化過程中，就是這份以油脂為主食的生酮飲食，賦予了我們類人類和人類先祖的力量；對現代的我們而言，它也是幫助我們減肥、增強恢復力和對抗各種現代慢行疾病的重大利器。

身為一位臨床營養師和研究古營養學（ancestral nutrition）的專家，我不斷向全球各地追尋健康的人發表演說，並且提供相關的諮詢。我已經數不清有多少次，當我向諮詢者和聽眾提出「生酮」這個字眼時，他們臉上浮現出既好奇不安又難以接受的表情，並提出：「這不就是阿特金斯飲食嗎？」、「這不是要斷食嗎？」、「它不是一種醫療飲食嗎？」、「這是給追求健康到走火入魔的人吃的吧？」等諸如此類的問題。

我用我畢生研究人類代謝機能演化的經驗向你保證，一份完善的生酮飲食是不會跟這些問題扯上關係的，也絕對不會產生任何爭議。更令眾人吃驚的是，燃脂生酮飲食其實就是人體內建的基礎飲食模式，它就跟我們會呼吸一樣自然。燃脂生酮飲食只是要你以天然食物中的油脂做為身體的主要燃料，如此而已。一旦了解了這個原則，這個貌似神祕的飲食就變得再尋常不過了。

我自己已經實踐燃脂生酮飲食超過 15 年了，並一直提供大眾相關諮詢。來向我尋求幫助的人五花八門，主要可以分為 3 大族群：

第 1 個族群是有嚴重肥胖問題或是疾病的人，從第 2 型糖尿病到早發性失智症都有；通常這個族群的人來找我，都是受不了長期接受過度的藥物或營養治療，因此想要透過採取燃脂生酮，讓自己重新獲得掌握健康的主導權。第 2 個族群則是中年或熟齡的男女，他們的外表看起來很健康，卻發現自己的血液檢查數據不太健康，有血糖偏高等問題；儘管這個族群吃著看似均衡、健康的碳水化合物飲食，但事實上他們所吃的飲食卻正在毀損身體的生理機能（就算他們沒有變胖一絲一毫也一樣）。

第 3 個族群，則和前面 2 個族群非常不同：他們是以為自己正在採取「舊石器時代飲食」（沒錯，我說的是「以為」，稍後我會再做說明），卻一直未獲得他們所追尋成果的人。這些採取史前飲食、謹守低碳水化合物原則，又一直得不到成效的人，需要有一個人推他們一把，幫助他們朝對的方向努力，重新啟動體內的燃脂模式。現在不少頂尖或耐力型的運動員，都是開始運用這股「燃脂力」來強化體能表現。

如果你是因為想要擁有「燃脂力」拿起這本書，那麼勝券在握了！或許你已經試過不少徒勞無功的飲食，又或者已經對擁有精瘦的體格不抱任何期望；也可能跟我一樣，深受憂鬱、焦慮和沒有活力所苦；或是正看到家人因某種遺傳性疾病受罪，所以想竭盡所能讓自己不要步上後塵。不論是男是女，是老是少，擁有一個更健康、更年輕、更長壽、更有活力的身體是人之常情；人人都會為自己清晰的思緒以及精實、靈活的體態感到驕傲。每個人都想要自在的享受人生，拒絕讓糖尿病、憂鬱症、失智症、腦部退化症、心臟疾病和癌症等文明病找上身，更不想讓櫥櫃裡擺滿所謂「不可避免」

的現代文明病藥物。倘若這些病痛是「文明的代價」，那不如做個原始人吧！

熱愛油脂的風潮

最近油脂變成健康世界的新寵。大量同儕審評（peer-reviewed）研究報告和科學家開始為油脂平反，說它對健康並無壞處。過去 50 年，油脂一直因為激進的反脂運動被汙名化，本來我們應該吃進的油脂，也因此被過量的碳水化合物取代。

雖然我很開心油脂終於洗清了汙名，但是大眾對它的接受度還是有點保守和小家子氣。大部分的專家都敞開雙臂接納富含油脂的植物性食物和魚類，他們認為可以適量地將這類油脂撒在食物上享用；或者，如果喜歡，也可以吃個 1／4 顆酪梨。

但，要是我，我會說豬油也可以放心的食用。之前我寫《原始身心》就是為了大聲疾呼這個理念，並打算為油脂開拓出一條真正的坦途。現在《燃脂生酮 21 天啟動計畫》將延續《原始身心》的宗旨，以各方科學研究成果做為基礎，告訴你：**所有的油脂（特別是健康的動物性油脂和非精煉的熱帶油品）對我們生理機能的運作和強健體魄的養成都有著至高無上的貢獻。**這些過去被汙名化的油脂，必須盡可能地回歸到我們的飲食中，因為我們的健康少不了它們。動物性脂肪能提供我們持久性的能量，以及非常重要的脂溶性營養素，沒有它們，我們不可能成為一個正常人。

在《燃脂生酮 21 天啟動計畫》中，我將帶著你展開一場探索之旅。告訴你為什麼人類會有「逐油脂而食」的行為，而這個行為又是如何讓人類演化出非凡的生理機能和大腦構造；以及為什麼轉變為「逐碳水化合物而食」的行為，是人類史上犯下的最大謬誤。我會讓你了解，為什麼天然食物中的油脂（尤其是來自有機放牧動物的油脂）能滿足先天需求，並有益維持體重和健康；以及少了這些油脂你的健康會面臨怎麼樣的威脅。當然，我也會向你解釋，正確食用富含油脂的天然食物為什麼是每一個人飲食的最佳基石（每個人的狀況不同，在實際操作時，還需要依個人的狀況稍做調整）。有了這些概念後，我還會進一步給你付諸行動的工具，讓你有辦法靠著自己的力量啟動「燃脂力」，成為一個精瘦又充滿活力的人。

在前 3 篇的內容中，我將不藏私地和大家分享你不可不知的人體燃脂力運作方式，還有這股燃脂力為什麼是人體與生俱來的本能。你會發現，身體裡的細胞（尤其是心臟和大腦的細胞）因油脂的滋養而生氣勃勃。接著，你會了解，並非所有的熱量都會創造出等值的效益。我會讓你明白，為什麼不用葡萄糖（從澱粉類食物和糖分這類碳水化合物轉換出的能量單位），改用酮體（來自脂肪的能量單位）能為代謝帶來巨大的正面影響；它不但可以主觀地改變整體生活品質（甚至是拯救生命），更可以客觀地反映在量化的血液檢測數據上。

《燃脂生酮 21 天啟動計畫》的核心目標，就是要告訴大眾如何用均衡、優質的生酮飲食，點燃體內燃脂力的方法。身體就好比是一座以食物為運轉燃料的機器，一旦啟動身體的燃脂模式，並每天持續實踐這套飲食來維持身體的燃脂力時，即便是有體重超重問題的人，也可以因此擁有健康、穩定的體重。因為，燃脂生酮飲食衍生出的整體效益相當驚人。只要身體習慣了以酮體或游離脂肪酸做為主要能量來源，身體就會開始把儲存的脂肪作為燃料使用，而不會讓脂肪再有機會囤積在肚子、腰間、屁股和大腿上。除此之外，腦袋會變得更加敏銳、靈活，發炎以及血糖和胰島素之間的失衡情況也會迎刃而解；這些紛紛湧現的正面效益，將連帶控制、降低，甚至是消滅身上的慢性病痛和疾病，徹底改變一生。

啟動良好的燃脂力後，可獲得的基本好處

● **輕鬆減肥。**不會有無法忍受的飢餓感和嘴饞，擁有持久的活力。

● **穩定血糖。**降低糖化血色素（HbA1C）等與代謝性疾病（如肥胖和糖尿病）有關的代謝指標數值。

● **抗發炎。**減少體內過量的自由基，避免自由基造成組織受損，並衍生一連串疾病和老化。

● **抗老化。**提升細胞新生和修復能力，擁有更健康、年輕的肌膚。

● **改善睡眠品質。**

● **提升免疫功能。**

● **血壓下降。**

● **大腦神經的運作變穩定。**減少得到神經退化性疾病，以及出現心慌意亂、情緒大起大落或偏頭痛和癲癇等狀況的機率。

　　想要囊括這些好處，你要做的就是從根本去調整飲食，並持之以恆。選擇以純淨、友善環境的方式飼養或種植的高營養價值食物，從中攝取適量的蛋白質、大量富含纖維素的蔬食和滿足胃口所需要的充分脂肪。讀到第 1 篇終了之際，你會宛如打通任督二脈般的領悟到：原來單靠吃進嘴裡的食物種類，就可以決定身體是以「燃脂」或是「燃糖」的模式運作；而人生的幸福和長壽與否，其實也掌握在自己手中。

　　本書的第 4 篇，我為各位打造了一份「燃脂生酮啟動計畫」，引導你透過 21 天的飲食計畫，一步步成功開啟體內的燃脂力。這篇的內容包括：60 道好上手的早、午、晚餐和點心食譜；準備、烹調和儲存各種健康油脂的方法；以及每周均衡的飲食計畫。另外，也安排了啟動燃脂力前要做的身心準備，以及初學者如何對抗過渡時期的難關，提出具體有效的解決方法。

　　對大部分的人來說，要轉換成運作順暢的良好「燃脂體質」，大概需要花上 3 到 6 周的時間。雖然看似困難，但養成「燃脂體質」是一段倒吃甘蔗的過程，體內的燃脂力一被點燃，便會帶著你來到一個輕鬆代謝的全新境界。雖然轉換過程中，可能會引起疲勞或不適的症狀，萬一出現了這樣的問題，不用擔心，我一定會從旁協助你化解它們。

　　成功讓身體以脂肪做為主要燃料後，身體就會進入了我稱之為「良好生酮體質」（effective ketogenic adaptation，EKA）的狀態。本書中，我們將結合優質的飲食和執行策略，以獨特的方式養成「良好生酮體質」，幫助你對抗生活中的壓力和毒素；這就是「燃脂生酮飲食」的威力！

　　總的來說，「燃脂生酮飲食」會為你帶來的 6 大力量：

✓ **活力**：擁有持久性的能量，不會還沒到用餐時間就餓得受不了，或是嘴饞想吃零食。

✓ **保護力**：粒線體（細胞的發電廠，供應細胞能量並守護細胞不受老化等因素傷害）會受到保護，心臟和大腦的健康也會獲得保障，並且大幅提升效能。[1]

✓ **調節力**：血糖數值和胰島素功能會趨於正常，並且更有效率的運作。[2] 體內的脂肪存量能獲得有效的調節，使原本禁錮在體內的脂肪得以代謝為能量，打擊頑固性肥胖。[3]

✓ **安定力**：受油脂滋養的大腦，能讓頭腦和情緒正常、穩定的運作。[4] 暴飲暴食和厭食等情緒性飲食衝動，更可因此消退、甚至消失。

✓ **抗老化力**：提升人類的長壽指標（例如甲狀腺功能），降低所有與發炎反應、膽固醇（它常和發炎標誌的數值同步升高）等相關疾病的發生率。[5]

✓ **絕對的安全力**：《燃脂生酮 21 天啟動計畫》的生酮飲食計畫，幾乎人人都可安心執行，只有少數的人可能無法適用，這部分稍後會再詳加說明。不過，在專業醫師的指導、調整下，還是可以讓這份飲食符合特殊族群的需求，例如：孕婦、哺乳者、第 1 型糖尿病患者、正在生長發育的孩童和青少年，以及需要進行高強度鍛鍊的運動員。

本書的 21 天飲食計畫設計了豐富多樣的菜單，且每道料理都會讓你吃得心滿意足。自然放牧、富含油花的肉品和野生捕撈的海鮮；各種富含纖維的蔬食和芽菜；堅果和某些富含油脂的種子；蘊含益生菌的發酵食物；以及親自燉煮的大骨高湯等，都是參與這份美味飲食計畫的基本班底。看完本書的飲食計畫後，你還會發現這套飲食有 5 大特點：

✓ **達成性高**：方法、簡單、直接，容易執行。
✓ **美味方便**：菜餚可口又飽足感十足，且料理方式十分簡便。
✓ **傳統親切**：選用保有原始面貌的食材，讓食物回歸到自然的本質，而這些營養的傳統食材，或許也是你過去熟悉和喜愛的食物。
✓ **經濟實惠**：讓你聰明地把錢花在價格實惠的優質肉品和高湯骨頭上，不再把錢花在那些費用高昂，又沒有營養的包裝、即食食品和零食上。
✓ **解放身心**：從「燃糖體質」（身體以糖為主要燃料會受到傷害，並產生成癮的狀況）轉變為「燃脂體質」後，就可以掙脫體內那股嘴饞和非吃不可的衝動（源自對碳水化合物的依賴性），重新體會食物的美好，並和農家以及其他健康食材的

供應者建立嶄新的關係。最重要的是，對食物和飲食的態度
會越來越敏銳、健康和包容。這正是我所樂見的美好成果。

脂肪，是最佳的身體燃料

　　一開始，或許會覺得書中的某些概念很極端，但是請耐著性
子，跟著我的腳步繼續看下去。然後，你就會明白，這套飲食有益
健康的說法絕非子虛烏有，而是以遠祖不可撼動的演化歷史為基
石，深入考究所建立的合理飲食。本書主要的概念就是：如果身體
可以自行選擇使用的燃料，脂肪必定是它的首選。

　　雖然我們早有既定的印象認為，人類生而就是該以葡萄糖做為
主要燃料，但是，這樣的說法並非完全正確。人類之所以會演化出
葡萄糖的代謝模式，其實是為了供應身體短時間內所需要的能量。
因此，一旦我們採取含有大量碳水化合物（或蛋白質）的飲食，讓
葡萄糖持續或過度的出現在體內，便會造成細胞的損傷。長時間下
來，過量的葡萄糖和其他飲食中的糖分就會對我們的健康產生無法
彌補的傷害，導致肥胖、神經退化性疾病和許多慢性疾病的出現，
並且在體內創造出一個很適合癌細胞發展的環境。

　　實際上，如果你問身體喜歡哪種燃料，它會告訴你：它喜歡酮
體的程度遠超過葡萄糖，因為酮體提供給它的能量穩定且可靠，不
會出現葡萄糖那樣大起大落的狀況。此外身體也會告訴你，它需要
豐富的優質油脂，如此它才能獲取讓細胞正常運作的重要微量營養
素。喔，對了，它還會告訴你，吃油並不會讓你變胖，只要你聰明
地把碳水化合物的攝取量減至最低。20 年來的臨床經驗告訴我，假
如身體有被正確的食物餵養，通常它都可以輕鬆的甩掉多餘的重量。

下定決心，就能擺脫對碳水的依賴

在這裡，我們暫緩一下腳步，先來討論一件重要的事情，那就是：想要一直擁有「燃脂體質」，你必須大量減少每天飲食中的澱粉類食物和糖分攝取量。這對生活在 21 世紀，崇尚及時行樂的現代人來說，似乎是一個驚人的嚴苛要求。的確，要實踐這件事需要一些取捨和決心。不過一旦你下定決心，嚴格執行這件事，慢慢的就會發現，原來捨棄碳水化合物對你來說根本就不是一種損失，因為隨著對碳水化合物的依賴感消退，你會感受到自己變得更有活力、思緒更清晰，而且對身體能力的掌控也會更好。不僅如此，在實踐此事的同時，你的血液檢測結果也將獲得改善。假如一想到要吃低碳水化合物飲食就令你的內心（和味蕾）惶恐不安，請你記住一句話「現實總是沒有想像來得糟糕」。放膽嘗試，你將發現餐餐富含優質油脂的菜餚是多麼令人心滿意足，還有它們遏止你嗜糖衝動的力量有多麼強大。

在接下來幾章的內容中，你會發現這份飲食計畫有一個獨特的觀點，這個觀點也讓它不同於你所知道的許多史前飲食。以我們先祖賴以為生的食物作為最主要的食物來源只是整個故事的開端。本書還將依據人類壽命學（human longevity science）的數據，去評估這些原始食物符合現代人需求的程度。舉例來說，雖然我們的先祖能夠適應含有大量蛋白質的飲食（或許是因為他們擁有強健的基因），但是這種飲食並不適合現代人。儘管你可能已經讀過一些其他的史前飲食書籍，但是對你的身體而言，買一大堆集中圈養的肉品，或是餐餐吃進大量動物性蛋白質，都不是一個明智之舉；它們不僅不一定有益健康，甚至也不人道。在本書裡你將會聽到我多次強調這個概念：《燃脂生酮 21 天啟動計畫》的飲食計畫並不是一份高蛋白飲食。

現代的環境汙染，必須一併納入思考

今天，我們的身體也需要擁有更強大的解毒力，才能夠幫助我們清除從四面八方襲來的汙染物和壓力源。這也就是為什麼富含植化素和纖維素的蔬食，對我們的重要性會更勝我們的祖先。現代人在日常生活中必須面對許多我們祖先不曾經歷過的有毒物質，而這些有毒物質又會進一步對人體基因產生一股新的壓力。各種前所未聞且令人擔憂的汙染物入侵了我們的空氣、水、土壤和食物，電磁波和輻射汙染的問題也常存在我們生活的環境中，這些都是促使我去追尋比史前飲食更符合現代人需求的飲食的動力。因此，讓我幫助你獲取最佳的營養狀態，並傳授當個理智消費者的方法。由於食物過敏或是環境汙染物的觸發，自體免疫疾病的個案正在不斷成長，或許美食家和廚師並不想去理會這件事，但是真正的科學家卻無法坐視不管。現在我們比以前更了解人體細胞裡的狀況，知道吃進的食物經過消化、吸收後，對人體健康的影響有多麼深遠，而且不管你是有心或是無意，這些食物都會決定你是走向生病或是健康的方向。執行本書的燃脂生酮飲食計畫時，心中有這個認知很重要，事實上，這項認知的重要性或許就跟你必須了解要吃進多少脂肪和蛋白質一樣重要。

為了保護和捍衛你的健康，燃脂生酮飲食計畫堅持只選用最天然、未受汙染的食物。我們需要的食物不是單純標榜「天然」，或是在健康食品店販售的食品；而是真正在良好環境生長和飼養的食物，它們的成長方式要符合大自然的模式。因此，**燃脂生酮飲食計畫的肉品，皆選用以人道、放牧和永續方式飼養的動物性產品入**

菜。本書會幫助各位找到最棒的當地農產，因為唯有如此，才可以供給身體對抗毒素和壓力所需要的營養素。更令人開心的是，要做到這件事並不困難，也不用花很多錢。我們的曾祖父母都可以做到這件事，我們一定也可以。

接下來的內容，都是由「先祖根基」和「現代科學」這 2 個面向同步探討，並從中找出最符合健康需求的飲食方式，賦予你健康的人生。在此我必須先提醒各位，《燃脂生酮 21 天啟動計畫》的內容會促使你對一些權威和你所認為的「正常」觀念產生質疑。比方說，看完了這本書，你可能會開始對「早上要吃麥穀片，再吞 2 顆阿斯匹靈」和「無論如何都不要去碰邪惡的動物性脂肪，因為它們會阻塞你的血管；你要吃的應該是乳瑪琳或是芥花油等植物性油脂」這類話語打上一個問號。

就讓這股質疑的力量成為激勵你改變飲食的契機吧！讓燃脂生酮飲食啟動身體燃脂力，把你從對澱粉類食物和糖分的不健康依賴中解放出來，並和富含營養的油脂建立起健康的聯盟。網球女將小威廉斯（Serena Williams）如果天天打高爾夫是不可能成為球后的，老虎伍茲（Tiger Woods）也不可能靠打保齡球在高爾夫球場上大放異彩；同樣的，如果你一直靠燃燒葡萄糖獲取能量，也不可能養成良好的燃脂力。為了打造出世界等級的燃脂力，你需要讓自己變成一顆燃脂幫浦，訓練自己的身體以脂肪做為每天的主要燃料來源，而非糖。

我見過各式各樣的人成功運用燃脂力改變他們的生活型態，並恢復到良好的健康狀態。有為了健康陪伴孩子長大的媽媽，用燃脂力避開了影響她父母的疾病；也有 70 幾歲的老人家，因為燃脂力得以輕鬆自在的久站，不用再靠藥物控制血壓和進行攝護腺治療。燃脂力對健康的影響力是很全面的。當然，為了順應個人之間的差異

性，這份計畫的內容可能稍作調整，但是無論如何，燃脂力都會是
你邁向下一個境界的堅強後盾。

這一切的一切，真的就取決在「你吃了哪些食物」，又「不碰哪
些食物」。當你恢復了與生俱來的強健體能和健康心智，人生也不再
受那些可以避免的病痛和疾病所苦時，你會為燃脂力帶來的活力感
到驚訝，進而持之以恆的進行燃脂計畫。你讀完了本書後，一定會
發現養成燃脂體質，並沒有想像中的那麼困難。

成為燃脂幫浦後，可以吃些什麼？

到了這個階段的飲食，你可以享用烘烤的畜肉或禽肉；滑順的泰
式椰奶濃湯；涼拌、清蒸、拌炒、烘烤或燉煮的繽紛蔬食；稍加調味
的肋排；以鍋燒方式料理的雞肝和培根（需放牧飼養）；碎牛肉沙拉；
椰子墨西哥捲餅；鮮美多汁的魚肉墨西哥玉米餅；香辣的泰式沙拉；
羊排；淋有香濃肉醬的清蒸櫛瓜麵；香氣撲鼻又美味的燉菜；符合燃
脂生酮飲食原則的漢堡；椰子雞肉沙拉；爽脆的豬肚；葡萄葉捲；咖
哩；以及多種令人口水直流的美味佳餚。

你的身體適合燃脂模式嗎？

基於一般人的身體本來就比較喜歡以脂肪做為燃料，所以答案
絕對是肯定的！不過在執行這份飲食前，請先做一下這個小測驗，
以幫助你了解這份飲食大概能對你的身心健康產生對大的功效。你
是否有以下狀況：

☐ 過重？

☐ 疲倦？

☐ 情緒起伏大起大落？

☐ 腦袋混沌不清？

☐ 慢性疼痛？

☐ 常常嘴饞或肚子餓？

☐ 記憶方面的問題或健忘？

☐ 早上起床時身體僵硬？

☐ 消化問題？

☐ 水腫或脹氣？

☐ 肌肉張力不佳？

☐ 睡不好？

☐ 暴躁易怒或情緒化？

☐ 餐後昏昏欲睡？

☐ 對自己的健康狀況感到無助和絕望？

☐ 覺得健康狀態還可以，但是想要變得更好？

　　如果你符合 3 個以上的上述狀況，那麼《燃脂生酮 21 天啟動計畫》肯定可以提供你一條通往更健康、幸福人生的強大路徑。如果你的狀況少於 3 項，或完全沒有上述狀況，也可以讀讀書中的內容！對健康的人來說，《燃脂生酮 21 天啟動計畫》的飲食計畫能提升對疾病的抵抗力、改善認知能力和提供更好的體能表現，所以你不需要為了獲取這個計畫的好處，而刻意讓自己生病或是變得不健康。這就像要擁有運動的好處，你並不需要故意先讓自己身材走樣的道理一樣！

快速自我評估

　　如果最近有做血液檢查，現在請將你的檢查報告拿出來檢視一下。萬一你的數值有任何一項與下列相符，你必定就是採取燃脂生酮飲食的最佳人選：

☐ 空腹血糖超過 90 mg/dL

☐ 空腹三酸甘油酯超過 100 mg/dL

☐ 糖化血色素（HbAIC）超過 5.5%

☐ 高密度脂蛋白膽固醇（HDL）低於 55 mg/dL

☐ C-反應蛋白（CRP）超過 1.0 mg/L

☐ 同半胱胺酸（homocysteine）超過 6.0 μmol/L

☐ 纖維蛋白原（fibrinogen）超過 423 mg/dL

欲瞭解更多有關血液檢測指標的資訊，請參閱第 10 章。

第 1 篇

生來就「逐油脂而食」的人類

為什麼我們的先祖要不斷追尋油脂求生呢？
這正是我們演變成今日樣貌的原因，
也是為什麼我會說素食主義是一場當代實驗的騙局！

　　深入研究記錄著我們先祖演化歷程的化石，或仔細探討人類消化系統和生理組成的基本構造，就會發現一些顯而易見的蛛絲馬跡，了解人類是如何從將近 10 萬個世代中，演化成一個以脂肪為主要燃料的「燃脂幫浦」。這些根本造就了人類的樣貌和本性，使人類成為地球上與眾不同的物種。然而，就演化的角度來看，現代人的生理狀態正以極快的速度背離我們先祖的基準。這種不進反退的演化趨勢，已經讓人類的發展走上一條陡峭又危機四伏的險坡。

　　今天，我們都承認「身心平衡」是人類擁有美好未來的必備條件，而透過檢視人類的演化史，或許就能從老祖宗的生活中，找出那個達成完美狀態的根本法則。

第1章

從古猿露西到部落獵人

　　清晨，太陽從地平面下緩緩升起，照耀著一片乾枯的大草原。一隻剛被劍齒虎獵殺的新鮮獵物，此刻正靜靜地躺在一塊還帶有露珠的草坪上。整片草原的氣溫隨著太陽的升起漸漸升高，露西的雙眼仔細地梭巡四周的環境，判斷著有沒有機會靠著這頭龐大且留著鮮血的大公羊飽餐一頓。

　　她看到獵殺這頭大公羊的劍齒虎正忙著圍捕一群鬣狗，眼下正是偷取大公羊的好時機，只不過動作要快，因為這群劍齒虎肯定沒多久就會回來享用獵物。

　　由於大地久旱不雨，整片草原上已經沒有什麼可以果腹的植物；空氣中更因遠處肆虐的野火，瀰漫著一股煙味。另外，遠在這片平原之外的地方，一座火山正不停地朝天際噴出灰燼，不僅在高空中形成了一大團火山雲，這些細小的煙塵也隨著氣流散落到各處，讓草原上僅存的幾叢小草也被這些火山灰覆蓋、扼殺。現在，在這座大草原上能夠找到充足食物的動物，大概就只剩下那些草食性的動物了。

　　露西一邊小心翼翼地移動著她的雙腳靠近獵物，一邊也沒忘了從高大的乾枯草叢上緣觀察四周的狀況。她的夥伴就站在一旁接應，幫她注意著那些劍齒虎是否有返回的跡象。

　　儘管那頭大公羊的屍體既龐大又笨重，無法直接把牠整隻偷走，但是露西在行動前就已經想好了對策。她粗糙、厚實的手拿著1 塊鋒利的大石頭，準備用它來肢解獵物。一到獵物身邊，露西便以迅雷不急掩耳的速度，大力的把石頭深深插入大公羊已經被吃了一部分的後腿，試圖把那隻多肉鮮美的巨大後腿給切下來。在鋒利大石的幫助下，她終於又拉又扭的把大公羊的整條後腿從羊身上分割下來。接著，她和夥伴迅速地帶著這條大羊腿逃離現場，並匆忙地在附近尋找可以掩護他們的草叢。躲進安全的地點後，他們便開始大快朵頤偷來的大羊腿，吃到只剩下大腿骨和一些細碎的小骨頭時，露西又拿起了她的鋒利石器，反覆地用力敲擊大腿骨數次，直到整個骨頭被打得四分五裂，流出了綿密滑順、富含油脂的骨髓，她才住手，飲下那賦予她生命能量的珍貴液體。

食肉，造就智人的演化出現

以上所描述的場景，是發生在大約 339 萬年前的狀況。這名露西既非猿猴也稱不上是人類，她的出土讓她成了史前人類學界的名人，因為她是目前考古界挖到的最古老人亞科生物（hominin）。在演化史上，露西雖然算是人科（hominid）的祖先，但在生物學上，她和現代人仍屬不同的物種，屬於阿法南方古猿（Australopithecus afarensis）。

自從考古學家在衣索比亞挖掘出露西的遺骸後，學者過去一直主張人類始祖是草食性動物的論點就受到了極大的挑戰。直到考古學家在後續挖掘出的古物中，證實露西這類古猿確實會利用石器切劈獵物的骨肉，大家才開始漸漸接受人類先祖會吃肉的理論，只不過人類祖先演進出食肉的特性共花了長達 80 萬年的時間。[1]

在露西出現之前，全球的氣候開始改變，變得極度溫暖，然後大約 100 萬年後，最早的人類祖先才終於步出了過去賴以維生的叢林，出現在大草原上。他們之所以會有這樣的轉變，是迫於氣候的變遷：叢林的面積逐漸變小，使得他們只好轉而在遍布青草的大草原裡求生。除此之外，在可食植物匱乏的情況下，原本以蔬果為主的人類先祖，也不得不改以肉類和動物的油脂做為主要的食物來源，水果和葉菜則轉為配菜的地位。

就這樣，攝取高營養密度食物的飲食型態，不知不覺竟成為了一股強大的演化動力，讓我們先祖演化成露西這類聰明的靈長類動物。[2] 為了在草原上以更好的視野觀測掠食者的敵情，他們學會用雙腳站立，以及抓取和使用長矛的技巧（這要歸功於此刻他們演化出可與其他指頭相對的大拇指）；同時他們顯然也習慣了在草原中靠捕獵和搜尋獵物維生的方式，並知道該用什麼方法享用到這些獵物中富含油脂的腦組織和骨髓。

不久前，人類學家已經正式把「必須不斷食肉」列為人類先祖的特性之一，[3,4] **因為我們之所以可以從猿類演化成人類的生理特性，跟食肉這個行為大有關聯**。為了有效地消化肉類，我們先祖的消化系統產生了許多的變化，

首先看到的是胃部。它開始分泌高酸度的胃酸，這樣的消化特性通常只會出現在野外的腐食動物身上。[5] 胃酸是人類消化系統中不可或缺的一員，它能幫助我們有效率地消化動物性蛋白、吸收礦物質；不僅如此，它還可以讓我們比較不容易被食物中潛藏的有害微生物傷害。其次，先祖食用肥美動物性食物的特性，讓膽囊慢慢演化出了處理大量油脂和脂溶性維生素的功能，並演進出一種吸收血紅素鐵（它只存在與於血液和動物性的食物之中）的獨特方法。[6] 除了內在的消化系統，我們先祖的頭部和牙齒結構也因為肉食量的增加而有所改變，演化出更有利於撕扯、咬下肉塊的顴骨、顎骨和牙齒。[7] 最重要的是，此時屬於人亞科的先祖，其腦容量開始以前所未

見的速度增加，大腦功能也變得更加精巧；這改變了他們的舉止，也增長了他們的智慧。最後，這一連串的改變終於演進出了智人（Homo sapiens），他們即是跟現代人類同屬一個物種的祖先。

人類的這段飲食演進過程絕對意義非凡。儘管我們常常認為自己是「雜食性動物」，能吃各種不同的食物，但事實上，就我們的生理構造來看，卻不是每一樣食物都可以為我們創造出等值的效能。

放眼人類漫長的演化史，人類大部分的時間都是以肉食和腐食動物的形式求生，而且我們對肉類的渴求甚至比跟我們生存在同一個空間的狼、貓科動物、狐和熊更大。相較於其他動物，人類足智多謀，讓我們有更多機會捕獵到豐沛的獵物，尤其是在上一個冰河時期結束前，人類還曾經靠獵捕巨型動物維生（考古學家利用高科技的同位素質譜儀，即可從出土的人類和動物骸骨樣本中，推斷出他們生前的飲食狀態）。[8]

雖然這麼說對素食主義者和「想吃什麼就吃什麼」的雜食者很抱歉，但人類的演化確實跟攝取肉類和油脂脫不了關係。這些飲食習慣不僅提升了人類的狩獵技巧，更讓我們的先祖有機會從非洲開枝散葉，適應世界各地不同的生活環境。[9]

極端氣候，影響物種演化的結果

想要了解我們為什麼會變成「燃脂幫浦」，需要把人類在演化過程中的主要生活環境因素納入考量。

258 萬年前地球處於第 4 紀冰河時期（Quaternary Ice Age，順帶一提，現在這段冰河期仍未結束）。當時，大多數的時候，全球的氣候都處在比現在惡劣又不穩定的狀態。根據考古的遺跡顯示，這段期間地球歷經了好幾次極端的氣候巨變，全球的氣候都不斷在冰期和間冰期（與冰期相比，時間比較短暫）之間輪替。沒錯，「極端氣候」正是影響人類演化方向的重要環境因素。

我們的先祖出現之時，地球各處的氣候都很極端，有些地方很冷，有些地方又很熱。極端炎熱的氣候不但常伴隨著乾旱、野火和頻繁的火山活動，也讓許多區域都變成不毛之地，我們的先祖在那裡根本找不到什麼可以食用的植物性食物。後來，大約在 20 萬年前，地球經歷了一場漫長又異常寒冷、惡劣的冰期，而挺過這段險惡環境的智人，則演進出了和現代人類差不多的生理機能。就宛如浴火鳳凰般，我們的先祖終於在那一刻成為了真正的人類。

這表示，我們在演化成智人的階段，面臨的最大壓力：就是必須在貧脊的環境中找到高營養密度的能量來源，因為我們的大腦需要有充足的能量才能運作，沒有什麼毛髮的身體也需要靠高熱量的食物在寒冷中保持溫暖。雖然人類的大部分史前先祖似乎都聚集在赤道附近生活，可是當時就算是在赤道周邊，氣候也相當極端、不適合人類生存。例如，原本溫暖宜人的叢林，很可能在一夜狂風暴雨後就變得十分寒冷。

因此，或許在這一段我們演化出狩獵和巧取其他掠食動物的歷史中，我們可以看到一個最重要，卻鮮少被人提到的重點，即：**史前時代的人類之所以狩獵和奪取其他動物，並非是為了想要吃肉，而是因為在當時的生存環境中，他們迫切的需要油脂這種具有高熱量密度的食物。**

在人類發展出農業的幾百萬年前，我們的先祖一直都以大量的肉食填飽肚子；透過攝取肉類，他們不只吃進了豐富的動物性蛋白質，也吃進了各式各樣的油脂，囊括飽和脂肪和 omega-3 脂肪酸和花生四烯酸（arachidonic acid）這類細緻的不飽和脂肪。我們的先祖開始食肉後，漸漸發展出獵捕大型陸生動物的偏好。因為這些身強體健的大型動物帶有豐富的油脂，且牠們從頭到腳都可以為我們的先祖所利用。人類獵捕大型動物的偏好，甚至一直延續到了中石器時代（為舊石器時代和新石器時代之間的過渡期，大約距今 1 萬 2000 年到 8000 年），到了那個時候，人類的魚肉食用量也變多。[10]

採集油脂求生的祖先

事實上，即便是在冰河時期過後，巨型草食動物（牠們身上蘊含著非常豐沛的油脂）大量消失，但人類偏愛大型獵物的習慣卻從未改變過。為了充分獲取獵物的養分，我們的先祖創造出了許多其他動物不會的食用技巧，也順利享用到了其他動物無法食用到的高營養價值部位，例如包藏在獵物骨頭中的多汁骨髓和肥美大腦。

由於人類的大腦主要以油脂構成，因此需要以動物性脂肪做為重要的建造元素，所以這些富含飽和脂肪和多元不飽和脂肪的大腦和骨髓，便因而滋養了我們先祖的大腦。也就是說，先祖的飲食模式，為人類的演化帶來了一個正向的回饋路徑：**我們吃進的動物性油脂越多，大腦就會變得越大和越聰明，進而創造出有利於獵捕到更多獵物的器具。**

當生存問題迫在眉睫，你不可能只靠其他肉食動物吃剩的肉屑維生，或是慢慢等待果樹結果；面對這樣的情況，你一定會想要竭盡所能的獲取高能量密度的食物，而符合這個特性的，正是各種來自動物身上的油脂——它能讓你用比較小的體積，獲取大量的營養素和充分的飽足感。

然而，先祖選擇獵物的標準，並非一成不變。對生活在史前環境的他們而言，越肥美、有活力的動物，就越美味；以舊石器時代來說，符合這個條件的就是「大型」獵物。人類學家把生存在那個年代的超大型陸生哺乳類動物稱為「巨型動物群」（megafauna），包括：真猛瑪象（wolly mammoth）、乳齒象、地懶（ground sloth）、史前的北美野牛（bison，跟今天經過雜交的美洲水牛〔buffalo〕有很大的不同）、大象、駱駝、愛爾蘭麋鹿和巨型的古代野牛（auroch，牠們是現代牛群的史前祖先）等動物都在此列。動物的體型越大，移動的速度越緩慢，體脂肪累積的數量也越多。以真猛瑪象為例，牠全身可能至少有 50% 是油脂組成（以現今大象的體型組成推斷），而這些油脂除了會儲存在牠們厚達 10 公分的皮下脂肪中，也會大量蘊藏在牠們巨大骨架中的大腦和骨髓裡。

由於真猛瑪象最多可重達 11 公噸，因此要撂倒這頭龐然大物不僅需要運用到縝密的技巧，還必須要有一定的勇氣和機智。不過，這一切的辛苦都是有代價的，因為獵捕到 1 隻成年的真猛瑪象，就可以讓整個家族享用好幾個星期吃到飽的烤肉大餐。早期的人類會把握住每一個大口吃肉的機會，只要可以，他們都會用布滿豐富油脂的肉塊填飽肚皮。或許人類胃酸的鹽酸濃度明顯高出其他靈長類動物的原因，就跟我們先祖以肉為主食的飲食型態有關，因為人體必須仰賴大量的鹽酸才能分解掉吃進胃裡的蛋白質。

除了巨型的動物，我們的先祖也會獵捕山羊、河狸、熊和野豬等富含豐沛皮下脂肪的動物，[11] 但他們對精實的瘦肉卻興致缺缺。研究成果顯示，不論是遠古還是新石器時代的獵人，他們都喜歡吃富含獸脂的野牛或駱駝臀部，以及其他擁有高營養密度的大腦（脂肪含量約有 60～80%）、舌頭和腎臟等器官或內臟。[12] 至於那些我們現代人偏愛的瘦肉，我們的祖先則會先將它們風乾，再將它們與獸脂和在一塊兒，製成能量滿點的乾肉餅。不過有的時候，瘦肉甚至會被我們的祖先當成看不上眼的下腳料處置。

研究學者曾以穩定的同位素去分析位於捷克的冰河時期部落遺址，發現當時的人類在大口享用富含油脂的真猛瑪象（又名長毛象）之際，會將肉質較為精瘦的馴鹿肉丟給他們的狗吃。倘若美國動畫公司漢納巴伯拉（Hanna-Barbera）的動畫師了解這些，就不會畫《摩登原始人》裡的弗萊德・弗林史東（Fred Flintstone）在名為基石時代的得來速餐廳（Bedrock Stone Age drive-in）裡吃漢堡，而應該畫他在裡頭享用大腦熬成的濃湯。

唯有靠富含油脂的食物做為燃料，我們的先祖才有辦法在環境極度險惡的舊石器時代中，持續蛻變為傑出的生存者。身處於那個氣候極端、食物來源極不穩定的世界，油脂就象徵著保命，而從古到今，再也沒有什麼事情比保命重要。我們的身體構造、生理機能和生化反應皆是源自於「求生」這個基本的原則，再從中演化出相關的機制，幫助我們度過生活中無法避免的週期性饑荒，例如由脂肪分泌的荷爾蒙瘦體素（leptin），就是我們在求生的過程中演進出的一種機制。

吃肉飲脂，是生存保命之道

現在，我們明白人類對油脂之所以難以抗拒，不僅和個人喜好有關，更是因為它對身體有絕對的必要性。[13] **動物性脂肪對人類而言不只是最有效率的能量來源，在食用這些肥美的肉品時，我們還能從中獲得許多重要的營養素**，例如：維生素 B_{12}、血紅素鐵、鋅和長鏈 omega-3 脂肪酸等，以確保我們的大腦和整個神經系統正常運作、細胞結構保持在健康的狀態，以及擁有強健的免疫系統。

油脂本身對人體的幫助也很多，除了它強大的抗微生物特性有助於我們對抗感染外，它對於人體維持內部恆定性的部分也發揮了不小的貢獻。此外，油脂還能增進人體對蛋白質的吸收和利用率、保護臟器、維持體溫、支持心臟、骨頭、荷爾蒙和肺臟的運作等。油脂對人體的幫助實在是不勝枚舉，我剛剛列出的那些只不過是冰山一角罷了。

　　說到這裡，請容我說一下題外話，因為其實我們熱愛美食的行為，也跟演化息息相關。人類的先祖在演化的過程中，為了生存，自然而然地演進出一套無法抗拒肥美食物的精巧感官系統。因為想要在惡劣的環境中存活下來，我們必須能夠以最快的速度，靠著視覺、嗅覺和味覺正確分辨出富含油脂的食物為何。因此，下一次如果有人笑你愛吃五花肉，請告訴他們，你這是為了要迎合演化上的需求。

　　換言之，我們的先祖是在可食植物性食物相對短缺的情況下，發展出了這種可說是大口吃肉的飲食模式。這樣的文化不僅讓他們在極端的氣候中可以獲取充足的養分，還讓他們能用比較少的精力獲取比較多的熱量；因為與需要花費大量時間和體力的採集活動相比，狩獵活動的投資報酬率高出許多。不僅如此，以植物維生還有一個很大的問題，那就是不少能提供我們蛋白質或能量來源的植物（例如：野生豆類和野生馬鈴薯），都含有大量的毒素，所以為了生存，人類需要想辦法獲得更多的營養。終於，史前的人類祖先找到了解決的方法，並且將這個原則奉為圭臬：吃肉，尤其是肥美多汁的肉，就是保命之道。[14]

　　更重要的是，人類並不會因為吃油變胖。我想，不少人聽到這句話應該會大吃一驚。不過，我們先祖的體態，確實比今日的許多專業運動員還要結實、精壯許多。你會發現，雖然過去先祖的飲食因為缺乏碳水化合物，必須靠大量富含油脂的肉類果腹，但是他們卻沒有一絲贅肉，這是因為他們已經將把油脂當作是身體最好的燃料；時序拉到今日，我們的身體也理當將油脂視為是最佳的燃料。

人類，獵捕肥美動物的專家

大約 1 萬 2800 年前，地球突然風雲變色，發生了無法回復的巨大變化。[15] 這場劇烈的變動不只瞬間改變了當時的氣候狀態，也讓超過半數的巨型動物頓失合適的生存環境，步上了和恐龍一樣的滅絕之路。

經歷了這場大滅絕後，地球就進入了一個全新的世代（人類學家和地質學家將之稱為「全新世」〔Holocene〕，現在我們也生存在這個世代），此刻史前的人類面臨了一個全新的挑戰，即：以肥美獵物為主食的他們，該如何在沒有巨型動物的環境中，獲取到相同分量的養分。出乎意料地，我們的祖先並沒有因此改變熱愛食肉的習慣，在沒有巨型動物的情況下，他們開始轉而獵捕體型比較小、體態也相對較精瘦的動物，例如：鹿、麋鹿、鳥和其他小型獵物。儘管這些獵物的行動比較敏捷，獵捕起來比較辛苦，但是我們的先祖卻從未退卻；相反的，這些**挫折反而更加激發他們對油脂的渴望，成為他們發展出更為精進的狩獵和觀察技巧的動力。**

到了全新世，人類已經是獵捕肥美獵物的專家。此時，透過觀察獵物的體態、毛髮的光澤和遷徙的季節等各種線索，我們的先祖就能從一大群獸群中（比如牛群或羊群）揀選出最成熟、肥美的獵物。[16] 為了讓各位清楚了解，人類與其他肉食性動物之間有多麼大的狩獵習性差異，我就以野狼的狩獵特性為例，告訴你一般肉食性動物的狩獵習性。

野狼在物色獵物時，總是會從群體中最年幼、瘦弱的個體下手。我在極地觀察狼群時，就曾經多次目睹到這個現象：狼群在進行狩獵行動時，會集中火力地圍捕獸群中最容易到手的目標。反觀人類，由於動作無法像其他掠食動物那樣敏捷，所以精巧的獵捕技巧就成了彌補體能先天限制的重要元素。除了體能和獵捕技巧與其他掠食動物不同，史前人類在選擇獵物的標準方面也很與眾不同：
狩獵時，他們甘願冒著生命危險，去獵捕獸群中最健康、肥美和有
活力的個體；這種具有高度危險性的狩獵行動，需要的不只是勇
氣，還有謀略、溝通和團隊合作能力，而這所有的一切，都使我們
的祖先不斷挑戰自我的極限，釋放出最真實、美好和獨特的人類潛
能，並且刺激大腦快速成長。

　　我說的這一切都是可能成立的，因為動物的油脂確實能供應大
腦能量，並且蘊藏著許多大腦必備的營養素。[17]

第2章

油脂與人腦演化的關聯

　　「人類的基因會演進成現在的樣貌，是因為我們的先祖吃長毛象的肉和馴鹿的舌頭」；假如你難以接受這個理論，請別怪罪於我，要怪就怪你的大腦。因為人類之所以會如此熱愛脂肪，最主要都是源自於大腦對脂肪的需求。

　　大腦和脂肪的關係密切，他們倆的關係就好比歌舞片搭檔「弗來德和琴吉」（Fred and Ginger）或是美國經典影集《警網雙雄》（Starsky and Hutch）中的「史達爾斯基和哈奇」一樣，彼此相輔相成、缺一不可。瞭解這點後，也不難理解，為什麼一旦我們的飲食無法滿足油脂這方面的需求，大腦的健康狀態就會受到影響。

　　對研究人類演化過程的科學家而言，大腦是他們探討的重點，因為人類大腦的演進和腦容量成長速度比其他物種都快上許多。人類的大腦是賦予我們人性的根本，它讓我們有卓越的能力去思考和感受，並發展出語言、哲學、文化和藝術等不同於其他動物的面向。此外，我們若想要怡然自得的生活在現代處處潛藏危機的環境中，更必須保護、維護我們的大腦，讓它發揮最大的功效，因為對現代人來說，再也沒有什麼比良好的思考力、判斷力和行動力來得重要。

　　不幸的是，在我看來，今天人類大腦健康面臨的威脅，恐怕比全身上下的其他部位都還要嚴重。

高耗能組織假說

為患者進行神經回饋療法時，我會利用腦電波儀（EEG）觀測他們大腦的活動狀態。藉由腦電波儀呈現出的起伏線條，我能在療程中密切掌握他們大腦電位的變化。

大腦是由左、右 2 個富含油脂的半球組成，如果我們把大腦的水分去除，它的脂肪含量更高達 8 成左右。其中，我們大腦差不多有一半的脂肪是由具有保護神經細胞功效的飽和脂肪組成，其餘才是由其他種類的脂肪構成；值得一提的是，大腦也是人體中含有豐富膽固醇的器官之一，它所蘊含的膽固醇量，足足就占了全身膽固醇總量的 25%。除此之外，綜觀人腦的眾多功能，當中它最獨特的一項本能，即：**能夠利用酮體（ketone）這種來自油脂的特別能量單位維持運作；這是只有人類大腦才擁有的特殊能力。**[1]

看到這裡你可能會問，我們大腦裡豐富的油脂和它獨特的能量模式，跟我們的表現有什麼關聯？關係可大了，正是因為我們大腦的這 2 大特性，所以我們才能以其他電腦都無法比擬的光速想出解決複雜難題的方法，並且達觀地思考宇宙浩瀚和生命的起源。

另外，要不是我們的祖先開始以肉為主食（並且汲取獵物骨頭中的養分），我們現在根本不可能發明這些測量腦神經活動狀態的精密儀器。也就是說，倘若我們的先祖沒有在飲食上做出如此重大的轉換，現在我們可能也只不過是叢林裡的另一隻猿猴，挺著大肚子，1 天花個 14 個小時的時間，不是在林間尋覓果腹的野果，就是從同伴的背上抓取美味的小蟲補充蛋白質。

可是，你可能又會問，真的是我們的先祖對肉和油脂的渴望，造就了現代人的靈活大腦嗎？其實，現在我們並無法斷言這一點（但是就目前的研究成果來看，可能性相當高），不過我們確實發現，和其他腦容量和體積比例與我們類似的哺乳類和靈長類動物相比，人類大腦消耗能量的比例高出許多。另外，由於人類發展出（比較偏向）肉食性的消化系統和強健的膽囊，所以我們的先祖能從消化肉類和動物性油脂的過程中，獲取到植物無法提供的大量高密度營養能量（就算撿拾好幾小時的草葉和植物，也不可能獲得如此大的能量），進而提供需要大量耗能的人腦充沛的養分。[2]

現在，這項「高耗能組織假說」（expensive tissue hypothesis）理論，[3] 已經廣為史前人類學家接受。該假說假設，人體為了能平衡大腦對能量需求的提升，因此縮減了消化道的長度；這樣的生理變化，一方面能讓我們更有效率的消化肉類和油脂，另一方面則可以讓人體最耗能的器官「大腦」得到充足的能量。除了消化系統的改變，人類從肉類攝取到的長鏈多元不飽和脂肪酸，亦對人腦的發展相當重要，要不是有它的滋養，人腦的認知能力恐怕也無法如此遙遙領先其他的靈長類動物（脂肪酸是組成油脂的分子，它們可以經消化道的吸收進入血液，並且供身體利用）。長期從事酮體研究的卡喜爾醫師（George F. Cahill Jr.）和維屈醫師（Richard Veech）曾在研究報告中說過這樣的一段話：「假如人類的祖先沒有演化出這樣的代謝機制（以脂肪作為主要的能量來源），人類的大腦也不可能變得這麼強大。」[4]

猿人與黑猩猩在大腦演化上的分歧點

把時間倒轉到 200 萬年前，你會發現最早的人屬先祖，其腦容量已經有 900 立方公分，大約是黑猩猩（牠是與我們血緣最親近的靈長類動物）大腦體積的 2 到 3 倍。[5] 後來隨著時間的推進，我們逐漸從過去的直立人（Homo erectus）演化成現代的智人（Homo sapiens），不僅腦容量大幅成長了 75%，就連大腦的性能也比以往精細許多。

在學術上，腦容量增長的現象有一個專有名詞，叫「腦化」（encephalization）。跟其他的物種相比，人類腦化的速度非常快，因為我們演化到現在的腦容量，僅花了 18 萬年的時間；在漫長的演化史中，這就像是一眼瞬間。[6] 反觀我們的近親黑猩猩，牠們的大腦不只比我們小很多，在過去 700 萬年來，牠們的腦容量大小也不曾改變過。兩者之間的差異，主要是因為人類和黑猩猩的飲食方式、消化系統，以及取得和合成脂肪的方式皆不同的緣故。

在說明人類大腦的演進過程時，我很喜歡把黑猩猩和人類放一起相比。因為營養界有一部分的人仍然堅信，屬於靈長類一員的我們，就應該跟其他靈長類動物一樣，以植物為主食。然而，事實上並非如此。當然，我們確實是和黑猩猩共享了絕大部分的基因序列，甚至有一些基因的表現還非常相似，但這並不表示，我們和黑猩猩之間的差異如一般人所認為的那般細微。以大腦為例，雖然人類和黑猩猩的大腦都是由脂肪酸組成，但是人腦的神經網絡卻比黑猩猩的精細、複雜許多。為什麼呢？最大的因素就是人類的大腦多了一種特殊的脂肪。

讓我們來想像一下黑猩猩日常的飲食狀況。儘管黑猩猩的飲食或許偶爾會涵蓋少許肉類（主要是腐肉、昆蟲和小型動物），提供了牠們少量的蛋白質和微量的油脂，不過，就整體來看，植物才是牠們獲取能量的主力。黑猩猩的大腸體積比我們多了 6 成，這是因為牠們吃進的大量植物，都必須先在肚子裡發酵（人類無法），讓腸道裡的細菌把植物成分轉化為短鏈的飽和脂肪酸，之後牠們才可以吸收這些能量。

透過這段十分費力且漫長的消化過程（牠們要一直吃、一直吃、一直吃，然後牠們腸道的細菌才可以一直發酵、一直發酵、一直發酵），黑猩猩最多可以從這些短鏈的飽和脂肪酸獲得每日所需能量的 50%。了解了牠們的消化過程後，你或許會覺得很奇妙，對這些以鮮甜果實或澱粉類蔬菜為生的黑猩猩來說，碳水化合物竟然只占了牠們能量來源的一小部分。[7] 雖然我們可以說黑猩猩的產能過程非常沒有效率，但那是因為黑猩猩大腦的耗能量非常低（大概只占了總能量的 8%），所以這樣的產能方式其實也就足以供給牠的日常所需了。

人類的生理演化跟黑猩猩非常不一樣，最明顯的差異就是人腦需要消耗極大量的能量。光是以成年人來看，大腦消耗的能量大概就占了全身總能量的 20～30%，而若是以我們正在成長發育的階段來看，大腦消耗的能量比例甚至還得拉的更高。

人類在嬰兒階段，吃進肚子裡的熱量，大概有 85% 以上都花在大腦的發育和運作上；兒童階段，大腦耗能的比例也占了 45～50% 左右。[8] 因此，為了滿足大腦的需求和快速從食物中獲取最大的能量，我們的消化系統不再依循黑猩猩等其他靈長類動物那種沒效率的發酵模式，而是另外演進出一種超高效率消化方式。**這種超高效率的消化模式就是胃酸消化系統，它除了增加了我們胃液的酸度，也使我們的小腸長度變得比較長，並縮減了大腸的長度。**

這項轉變意味著，我們再也不需要（也無法）靠著繁瑣的步驟發酵大量的植物，就為了獲取那不符合成本效益的脂肪酸和其他營養素；因為我們有辦法透過「直接食用」健康、肥美的草食性動物，從中更有效率的獲得那些早就存在於牠們體內的豐沛脂肪酸和營養素。不僅如此，我們在食用肉類的過程中，也吃進了 2 大改變我們演進方向的重要脂肪酸。

DHA：賦予人類聰明才智的脂肪酸

想打造出人類這副精巧的大腦，需要的不只有充足的熱量，還要有特定的建材——各種特殊的脂肪酸和大量的膽固醇。

黑猩猩的大腦主要是以植物中的 omega-6 必需脂肪酸當作建材，然而，人類的大腦則是利用 2 種重要的長鏈脂肪酸構成，一個是屬於 omega-6 的花生四烯酸，另一個則是屬於 omega-3 的二十二碳六烯酸（Docosahexaenoic acid，DHA）；你想的沒錯，它們兩者都只能從動物性食物中攝取。今日研究人類大腦的科學家發現，在我們腦中許多管控認知能力的區域，都含有這 2 種獨特的脂肪酸。[9] 這 2 種不飽和脂肪酸是構築人類高階大腦的基石，它們除了讓我們的新皮質（neocortex）和前額葉皮質（prefrontal cortex）等區域發展的比其他動物之好，也賦予了人類與眾不同的聰明才智，尤其是 DHA。人腦裡的 omega-3 脂肪酸主要都是 DHA，大約占了整個大腦體積的 1／4，由此可知，它的確是對大腦最重要的脂肪酸。

若沒有 DHA 的滋養，我們便不可能擁有現在這些看似再正常不過的人格特質，而野生現撈的魚貨和自然放牧的畜肉，正是我們獲得 DHA 的最佳來源。順帶一提，人類大腦中另一種獨特的長鏈 omega-6 花生四烯酸，雖然對我們認知能力的運作很重要，但是我們在攝取它的時候，務必要注意到一個細節，即它和 omega-3 脂肪酸（富含於野生和自然放牧的肉品中）的攝取量是否保持在一個正常的平衡狀態。

你或許會說：「我都靠吃亞麻籽油（或是奇亞籽油、南美印加果油）獲取 omega-3 脂肪酸，而且它們的罐子上確實都標註著它們『富含 omega-3 脂肪酸』！所以你有什麼理由阻止我去吃它們？」雖然我不太願意這樣打破你的認知，但是我必須告訴你事實的真相：實際上我們的大腦完全沒有能力去利用這些來自植物油的 omega-3 脂肪酸：α-次亞麻油酸（α-linolenic acid，ALA）。[10]
要讓 α-次亞麻油酸順利成為能夠構築人類大腦的建材，必須先利用
一連串繁複的生化酵素反應（參與這場反應的酵素叫做去飽和酵素
〔desaturase enzyme〕），將 α-次亞麻油酸進一步加工。不過，基本
上要像黑猩猩和牛這類以草食為主的動物，才有辦法有效率的執行
這一連串加工 α-次亞麻油酸的程序，人類的消化系統很難在這方面
有所發揮。

以人類的消化系統來說，我們大概可以將 6% 的 α-次亞麻油酸
轉化為二十碳五烯酸（eicosapentaenoic acid，EPA），至於將 α-次
亞麻油酸轉化 DHA 的量，則微乎其微。（題外話：北歐人、凱爾特
人〔Celtic〕和美國原住民因為先天基因的問題，很容易缺乏轉化 α-
次亞麻油酸的第 1 個酵素「delta-6 去飽和酵素」，所以其轉化 α-次
亞麻油酸的比率甚至無法這麼高，或是根本完全無法轉化它。）[11]

好吧，就算你的身體真的可以勉為其難的把植物性的 omega-3
脂肪酸，轉化為人類大腦可以利用的形式，但是攝取這些昂貴的植
物油（不論是亞麻籽油、奇亞籽油、印加油、紫蘇油或核桃油）還
是有其他的弊病：**由於種子或堅果的油脂一旦被萃取出來、曝露在
空氣中後，就很容易造成酸敗**，所以你吃進的植物油很可能都已經
受到一定程度的氧化了。

更何況，萬一還想要用這些油品烹調食物，那麼這些油品幾乎
百分之百會受到氧化、變得不安定，甚至對健康造成危害。也就是
說，即便攝取的 α-次亞麻油酸是來自優質植物，本身也沒有任何基
因或代謝方面的限制，但是大量攝取這些植物油還是很容易使身體
組織受到自由基的傷害。相反地，動物性 omega-3 脂肪酸就沒有這
方面的困擾，因為動物性食物中的 omega-3 脂肪酸總是和飽和脂肪
形影不離；飽和脂肪能確保 omega-3 脂肪酸不受氧化，並且安全地

被運送到身體所需要的地方，例如體內對抗發炎的戰場，或是用來建造大腦。這就是為什麼我會說野生或自然放牧的肉品是攝取 omega-3 脂肪酸的最佳來源，因為在大自然裡，它和飽和脂肪會形成一個安定的營養補給包。

透過食物鏈獲取滋養大腦的養分

牛、綿羊和山羊本來就是靠吃草維生，牠們屬於反芻類動物。反芻動物的英文名字 ruminant，源自於拉丁文 *ruminare*，意即「反覆咀嚼食物」。在反芻動物的肚子裡，裝著一副龐大的消化系統，最特別的就是牠們擁有 4 個胃。這 4 個胃可以讓牠們一次吞入大量的草料，等進食過一段時間後，牠們便又會把先前吞進胃裡的食物，重新反芻回口中咀嚼，待這些反芻物分解成更小的顆粒時，牠們就會再次把這些反芻後的食糜吞入肚裡，讓肚子裡的微生物去發酵這些食糜。

經過發酵的草料食糜會轉化成短鏈的飽和脂肪酸（主要是丁酸〔butyric acid〕），而這些脂肪酸大概可以供應反芻動物高達 7 成的所需能量。（你看，雖然牛隻的大腦無法像我們這樣利用酮體，但是其實牠們也是靠油脂作為主要的能量來源。）同時，牠們也可以將綠色植物細胞裡的 α-次亞麻油酸轉化為 EPA 和 DHA，儲存在牠們的組織裡，因此像我們這種食物鏈地位位在在草食動物上方的狩獵者，就可以靠著吃牠們的肉獲取必需的營養。

讀到這裡，各位腦中要有幾個重要概念。首先是，以富含長鏈 omega-3 脂肪酸的動物（這些動物一輩子都吃著新鮮的青草，並且悠然漫步在陽光充足的草地上）為食，徹底改變了人類大腦的運作方式，以及我們所擁有的能力。再來是，儘管現在健康食品店裡的貨架上到處都看得到各式各樣的種子或堅果油，但直到今天，我們身體代謝能量的生理機制仍舊保持在跟我們先祖一樣的原始狀態。

食用肥美且富含 DHA、EPA 和充足花生四烯酸的放牧肉品（它們也含有大量其他獨特和重要的營養素），是讓我們神經系統獲得健康的不二法門。不過現代人的飲食卻普遍欠缺這些來自草飼動物的油脂（穀飼動物提供給我們的油脂種類和草飼動物完全不同，稍後我們會再討論這個部分），而且也鮮少有人去討論這個現代人面臨的飲食危機。

假如在這段落裡，你只能記住一個重點，請你一定要記得：沒有 DHA 的飲食，就不可能讓你的大腦有 DHA 可用。

油脂和碳水化合物，誰左右了大腦的發展？

雖然已經有許多研究證實「高耗能組織假說」的可能性，但是學界裡仍有一派人士認為，我們應該把人腦的精巧歸功於澱粉類食物（對沒有山藥和胡蘿蔔的史前時代來說，這些澱粉類食物就是野外生長的根莖類植物）。[14] 這套「碳水化合物假說」著眼在一個錯誤的概念上（這個概念也正是本書所駁斥的論點），即：碳水化合物產生的能量——葡萄糖，是人類大腦主要和喜好的燃料來源。

誠如我接下來要告訴各位的內容，人腦不可能會想要以葡萄糖當作能量，除非是透過有違自然的高糖和高澱粉類飲食，強迫大腦適應這樣的燃料。否則，對大腦來說，能讓它發揮最佳狀態的燃料就只有動物性油脂而已；因為動物性油脂中的能量和營養素不僅是促成大腦演進、茁壯的根本，還是確保我們大腦每天都能有效運轉的保障。

事實上，單單就人類大腦演進史的基本面來看，這個漏洞百出的「碳水化合物假說」很容易就不攻自破；畢竟，人類大腦的耗能量實在是太高了！如果過去我們一直跟其他靈長類動物一樣，安於以植物性食物做為主食，那些澱粉類食物中的養分，根本不足以供應我們大腦演進和生長所需的重要油脂和營養素。

膽固醇：人類大腦的摯友

讓我們從更深入的角度看待人腦和油脂之間的淵源。人腦要正常的運作，除了前面提到的那幾種脂肪酸，也需要許多油脂組成的其他營養素從旁輔助，其中膽固醇正是當中最重要的一項。假如你對這一點有異議，認為膽固醇根本沒有那麼重要，那是因為長久以來飲食中的膽固醇一直被不公平的汙名化了；其實，人類之所以能演化出精巧的大腦結構，膽固醇絕對功不可沒。基本上，大腦是無法在沒有任何膽固醇的情況下運作的，一旦人體沒有充足的膽固醇（或如果你有服用降膽固醇的史他汀類藥物），就可能處於罹患失智症等記憶性疾病或更嚴重的健康風險之中。

人體足足有 25% 的膽固醇都集中分布在大腦之中，因為大腦裡的膽固醇除了可以維持認知機能的正常運作之外，還扮演許多其他重要的角色。那麼人體要如何將體內的膽固醇，運送到處處需要膽固醇的大腦呢？答案是，我們必須仰賴令大眾過度憂懼的 LDL（low-density lipoproteins，低密度脂蛋白，這些分子是人體運送膽固醇和其他重要脂溶性營養素的載具）幫忙。

膽固醇對人體的幫助很多，包括：擔任人體的抗氧化劑；[12,13] 做為神經細胞細胞膜的隔絕體，使神經傳導物質得以在神經細胞之間高效率的運作；以及保持神經細胞間突觸的穩固結構和正常功能等。簡而言之，膽固醇就是替人體神經系統打下基礎的基本元素。既然膽固醇對我們的神經系統這麼重要，飲食中我們又可以從哪些食物攝取這個神經必備的營養素呢？沒錯，就是動物性食物，例如肉、內臟和蛋等，它們都含有豐富的膽固醇。

為什麼動物性脂肪,才是滋養人腦的根本?

素食者聽到我的這番論調,可能會不太開心,但是,只吃由植物組成的飲食,可說是完全悖離我們數百萬年來演化出的生理構造。過去史前的人類若曾食用過任何未經人工栽種、富含纖維的野生根莖類植物,肯定無法消化吸收它們的營養,因為當時他們只能生食這些根莖類植物,而根莖類植物裡的澱粉要為人體消化利用,必須經過長時間的高溫加熱。所以對早期的史前人類而言,他們要從澱粉類植物獲取能量的先決條件,就是要具備生火的技能。然而,從最新的研究資料來看,人類是在 7 萬 5000 年到 100 萬年前左右,才開始學會用火,而此時已是我們演化到現代人種「智人」的階段,[15,16] 大腦早就變得非常精巧了。值得一提的是,針對各地區探討史前人類飲食的研究發現,就算是在植物生長旺盛的溫暖地區,[17]人類學會用火後,也沒有因此轉而攝取比較多的植物性食物。

此外,還有一個人類生理機能上的特性,或許也能加以說明澱粉類食物不可能是造就精巧人腦的功臣,那就是消化澱粉類食物必備的澱粉酶(amylase)。

人類學家發現,人類開始出現可以大量製造澱粉酶的基因,大約是在 20 萬年前,這個時間點我們早就發展出了精巧的大腦。[18] 不過雖說人類在 20 萬年前演化出了有助消化澱粉的澱粉酶基因,但時值今日,也不是每一個人都能有效消化大量的澱粉,因為現代人的澱粉酶基因數量因人而異,且個體之間的差異性不小。目前研究發現,現代人製造澱粉酶的基因組數,有人只有 2 組,有人則多達 16 組。但研究也發現,無論澱粉酶基因數量的多寡,跟腦容量的大小並沒有任何關聯性。

由此可知,**不論根莖類是否經過烹煮,都無法供給滋養人類大腦的重要營養素。**另一方面,即便我們的先祖在過去 20 萬年,陸續發展出了各種有利消化澱粉的能力，但與他們獵捕肥美動物所獲得的熱量和營養素相比，澱粉所能提供給的能量實在是太少了。

　　既然現在我們已經有了這層基本的背景概念，知道人腦的進化和攝取碳水化合物沒有任何關聯，接下來，我們就可以來好好澄清一下史前人類大量食用水果、蜂蜜和堅果等碳水化合物的真正用意，究竟是什麼？

　　事實上，這些可供人類食用的植物，僅僅是當時人類在特定季節的零嘴，而且還只有生活在溫暖地區的人類，才能享有這份特權。食用季節性特產的植物，當然可以幫助我們的先祖在持續捕獵的狀況下，獲得更多的熱量和營養，並促使我們發展出一種「輕微胰島素阻抗」的機制；這種機制可以幫助人體把吃進的多餘糖分轉化為脂肪儲存在體內，以利我們度過日後的嚴冬或饑荒時刻。然而，縱使這些植物在產季的數量十分豐沛，卻仍只適合做為人類飲食中偶爾加菜的配菜，因為一旦植物的產季結束，它們的數量或是營養素含量就會大幅下降，無法支撐先祖度過史前時代那個極端的生存環境。尤其是對冰河時期的人類來說，不論他們生存在地球的哪一個區域，飲食中的油脂才是讓他們保命的真正關鍵。

　　由此可見，不論是從人類的烹調技能或生理機能來看，我們的大腦會變得如此精巧，絕非澱粉類或碳水化合物食物的功勞；大量的動物性油脂才稱得上是使我們大腦茁壯的功臣，因為它們不僅提供了建構精密大腦結構的原料，更造就了我們現在的聰明才智。[19]

酮體：人腦與生俱來最喜愛的燃料

　　研究人體代謝機制的專家卡喜爾醫師，在他的研究中證實了這項振奮人心的論點：**在所有動物中，人類是「唯一」可以幾乎完全只靠酮體運轉的生物。酮體是來自脂肪的能量單位，而促使我們身**

體演化出這套獨特運轉模式的主因，竟然是因為我們的大腦！由於人腦的耗能量位居全身之冠，需要的能量實在太多，所以人體必須以一種存量最為豐富、穩定又可靠的燃料做為能量來源；脂肪正是符合上述條件的首選。

待各位讀到第 4 章就會了解，儘管葡萄糖和酮體皆可以做為人類大腦的能量，但是酮體絕對是大腦的最愛，而且有酮體滋養的大腦，表現也會略勝一籌。事實上，當身體徹底啟動「燃脂模式」（即良好的健康生酮狀態）時，大腦的表現會大勝燃糖模式「好幾籌」，因為酮體會刺激不少神經路徑，促進新神經網絡的成長，以及保護神經細胞不受各種神經性損傷。[20] 這也是為什麼醫師在治療許多神經失常的疾病時，經常會採用燃脂或生酮飲食做為治療手段的原因，且患者的病情往往都能因此快速獲得顯著的改善。

卡喜爾醫師還有另一個吸睛的洞見：人類是天生的燃脂幫浦，因為我們出生後神經能夠順利運作和發育，都是靠酮體的幫忙。對喝母乳的嬰兒來說，他們發育大腦的主要燃料就是由母乳中油脂轉化成的酮體。[21] 卡喜爾醫師在研究中發現，「當新生兒大腦／身體的比值越大，他們轉換酮體的速度就越快」。[22] 卡喜爾醫師在同一篇研究報告中又說了這麼一段話：「在靈長類動物中，只有人類一生下來就胖嘟嘟的，這可能是為了要滿足我們腦袋龐大能量需求量所致。」母乳中的乳糖對嬰兒也很重要，因為它們能滋養寶寶腸道中的乳酸菌，並且快速地轉換成皮下脂肪，賦予寶寶良好的保暖防護罩。以冰河期的條件來說，體型越圓潤的嬰兒，他們生存的機率也就越高。[23]

因此，在嬰兒大腦快速發育的階段，其身上儲存的脂肪和從母乳獲取的營養對他們而言相當重要，它們分別提供了大腦發育不可或缺的酮體和 DHA。此外，嬰兒在 5 個月大以前，由於消化系統尚未健全，澱粉酶的生成量很少，所以幾乎無法消化任何澱粉類的食物。種種跡象都清楚指出，我們從呱呱墜地的那一刻起，就開始以脂肪做為發育和運作卓越大腦的能量。不過，一旦我們開始餵孩子吃甜食和澱粉類食物，就會逐漸蒙蔽這個發育大腦的重要過程，並且讓孩子養成嗜甜的習慣。

這些獨到的科學見解，為「燃脂假說」提供了更多有力的支持。不僅從我們原始的生理機能層面，證實酮體是大腦最根本的燃料，還從我們生存和成長的面向闡述動物性脂肪對大腦帶來的好處，排除了碳水化合物飲食左右人類大腦發展的可能性。

現代人的腦容量縮小了

史前人類學家和其他喜歡探討先祖過往的愛好者，有一個壞消息要告訴我們：人類的腦容量正在慢慢變小。

根據研究舊石器時代克魯麥農人（Cro-Magnon）遺骨的文獻指出，人類的腦容量是在 2 萬到 3 萬年前達到巔峰；克魯麥農人是第一批歷經寒冷冰河時期，生活在歐洲的強健人類，而人類的腦容量就是從那時候開始逐漸變小。

然而，過去 1 萬年間，卻是人類腦容量縮減最為明顯的時候。1 萬年前對應到的人類文明，恰好是我們興起農業、廣種作物且以澱粉類食物作為主食的世代。假如「碳水化合物假說」成立，照理說，我們的健康和大腦的功能（以及腦容量和大腦的精密度）應該要隨著農業的興盛大幅躍進，因為農業有助於我們採取以碳水化合物為主食的飲食。但是，事實卻恰恰相反。[24] 隨著我們飲食中營養豐富的野生肉品大舉被澱粉類食物取代，我們的腦容量也同時開始縮減。這是巧合嗎？我可不這麼認為。

在人類數百萬年的演化史中，我們的腦容量怎麼可能在短短 1

萬年間，無緣無故的縮小超過 10%？「碳水化合物假說」的擁護者或許會提出這樣的辯解：「你怎麼知道腦容量變小不好？說不定就是因為豐饒的穀物和澱粉類食物讓我們的大腦變得『更有效率』，所以雖然我們的腦容量變小了，卻可以做更多事。」但回顧人類的演化史，你就會明白，「碳水化合物假說」根本站不腳，而其擁護者的說辭，也只不過是在強詞奪理罷了。

　　比較能令人信服的推論是：遠古我們的飲食有將近 9 成是動物性食物，它們富含打造大腦的營養素和油脂，可是近代飲食中，這些動物性的食物卻只占了 1 成；這樣的轉變使得我們的大腦無法獲得重要的建材（例如 DHA），以及幫助它發揮最佳狀態的脂溶性營養素。也就是說，**近代的飲食破壞了人類大腦與生俱來的規律（大腦因油脂而成形，因油脂而運轉，更因油脂而壯大）**。大腦的規律被破壞所牽扯到的層面很廣，包括最基本的健康、甚至是老化的方式全會受到影響。當你看到第 8 章的內容時就會明白，農業興盛後，人類的飲食型態是如何深深牽動著當代神經性退化疾病的發展，並衍生出一場現代人不得不面對的危機。

反思茹素的意義

　　喜歡吃蔬食的人一定會享受本書的飲食計畫，因為養成「燃脂模式」的飲食特別強調以富含纖維素的非澱粉類蔬果做為主食，例如牛皮菜、蘆筍、白花椰菜和小黃瓜等（而非馬鈴薯、米飯、豆類、豌豆和玉米等澱粉類蔬菜），這些非澱粉類的蔬菜不但可以讓我們的血糖保持穩定，也可以提供我們充足的植化素，滿足我們的身體應付現代生活型態的需求。

　　但是對於茹素者而言，他們可能就必須多花點心思才能適應這套飲食，畢竟燃脂生酮飲食中，除了豐富的蔬食外，也涵蓋了適量的動物性食物。

我在神經回饋療法這個領域已經服務 20 年了，由於工作期間我必須密切觀測人腦運作的狀況，因此長期下來，我也從中歸結出了一個可靠的結論（這個結論可能也點出現在大部分國家的飲食政策有點不正確）：依我目前經手過的個案來看，大腦和神經系統損傷最嚴重，治療上最棘手的患者，都是長年吃奶素或全素的人，他們飲食的共同特色除了低脂外，還有碳水化合物的含量偏高。

不論他們吃進的大量碳水化合物，是來自天然的食物或是加工的食品，其缺乏動物性食物，加上過度依賴穀類和豆類這些容易造成過敏或是發炎的食物，皆會造成他們無法從飲食中攝取到構築大腦所需的充足養分，例如：脂溶性維生素、完整蛋白質、必需脂肪酸（EPA 和 DHA）和膽固醇等。一段時間之後，這些營養素的缺乏便會慢慢衍生出一大堆大腦相關的問題，小則情緒不穩、腦袋渾沌、暴躁易怒、失眠、焦慮和注意力無法集中等，大則會導致自體免疫問疾病和其他重大的神經性退化症狀。

更重要的是，體內這股葡萄糖和胰島素掀起的破壞浪潮，全是源自於他們充滿糖分、穀類和澱粉類食物的飲食；那些含有大量碳水化合物的飲食型態，使得他們的身體和大腦不正常的老化。這些患者來找我的時候，常常感到全身不對勁，覺得自己身心的健康根基正被某種不知名的力量慢慢侵蝕。不過，若從我們先祖的飲食和健康狀態來看，這樣的結果其實一點也不令人感到意外。因為飲食中，優質油脂是最能安定大腦的能量來源，糖和澱粉提供的能量則最容易擾亂大腦的穩定性。一份當代的統計數據顯示出一件驚人的事實：**足足有 7 成 5 的奶素者或全素者，無法吃素超過 10 年，因為他們大部分都會迫於健康方面的問題不得不放棄素食。**[25]

讀到這裡，你或許會對這些茹素者的堅持有點不以為然，但我卻打從心底深深支持他們的理念。因為透過為他們諮詢的過程中，我發現他們和我一樣，不僅十分關心地球的健康，不願讓動物為人類的口欲受苦，也渴望盡一己之力恢復生態系統的平衡。現在，世界就需要這樣的人，而且多多益善。只不過，他們剔除所有動物性食物的作法實在是有點矯枉過正，有違人類的原始本能。因此，每當我成功說服這些茹素者將飲食型態轉換為含有適量葷食的燃脂生酮飲食後，通常可以看到他們身體的穩定性、思路的清晰度和整體的健康狀態大幅進步——就像我在極地生活時，誤打誤撞靠著動物性食物擺脫困擾我多年的身心問題一樣。可是，正因為我自己也經歷過這段過程，所以我還是必須以過來人的經驗提醒你，這段從茹素轉向「開葷」的飲食路程確實是需要一點時間。

我經常會請吃素的患者思考幾個帶點哲學色彩的問題：謹守以碳水化合物食物為主的飲食為你帶來了什麼？假如這樣的飲食讓你老是一直想吃東西，又必須忍受血糖在一天之中大起大落好幾次，使你的身心處在一個極不穩定的狀態，那麼這樣的生活真的有滿足你當初吃素初衷嗎？還是，你只是讓自己變成了另一隻永遠吃不飽的草食動物，必須靠著不間斷的進食填補揮之不去的飢餓感？還有你想想，在這個食物富足、農業興盛和植物性油品處處可見的世代裡，我們若變成只吃素的小綿羊，誰最能從中獲利？

當我們重回身心天生愛好的飲食模式，不但會擁有更健康的身體，還能以更獨立、自主的方式管理自己的健康狀態；因為我們會漸漸了解身體需要的是什麼，並用最恰當的方式去滿足它的需求。

雖然目前為止我們都還沒有討論到燃脂生酮飲食的機制，但在此之前我希望各位先了解高碳水化合物、低脂、低膽固醇的飲食不僅是毫無科學根據的論點（不幸的是，過去數十年來，美國農業部的食物金字塔卻一直將此理念推廣給大眾，就連麥穀片的包裝上，

也常標示著這些積非成是的錯誤訊息），更與我們過去 300 萬年的
演化歷程，完全背道而馳。

消除茹素者心中的疑慮

　　茹素者完全不必擔心自己採取燃脂飲食會有違善待生命的理念，
因為燃脂幫浦的飲食計畫特別注重食物的來源，只選用友善生態環境
的食材。以肉品為例，它們必定都是來自以永續方式自由放牧的牲畜
（本書末的〈結語〉有更多相關的敘述），同時，在燃脂飲食中占了絕
大比例的植物性食物也一定是在有機的環境下生長，蘊含著豐富有益
健康的營養成分。

　　此外，為了幫助下定決心轉變飲食型態的素食者，能更輕鬆地度
過轉換為燃脂生酮飲食的過渡期，本書將以美味、好消化的大骨湯當
作入門菜，一步步慢慢引領你走向燃脂生酮飲食。當然，即便後來你
成功啟動了身體的燃脂模式，也不需要天天大魚大肉，因為少量的適
量肉類就足以讓你在不會造成消化負擔的情況下，達到燃脂效果。

第**3**章

農業文明興起，
破壞了人類與生俱來的生理機制

　　大約 1 萬 1500 年前，人類從舊石器時代走進了新石器時代。此時的人類經過了 10 萬代以上的演化，已經演進出了熱愛肉類和油脂的生理機能。然而，這個階段的地球氣候劇烈變動，不僅造成巨型動物大量滅亡，也使得南、北美洲的巨大冰層融解，導致人類在舊石器時代建立的沿海文明全都隨冰而逝；因此可想而知，新石器時代的人想要獲得充足的食物，一定比以往更加艱難。面對這突如其來的環境劇變，人類只能想盡辦法度過這個重大的生存關卡。

　　很快地（至少就漫長的演化史而言），地球上的人類便從純粹靠漁獵採集維生，轉變為半遊牧的生活型態，形成了農家的雛形。直到 1 萬年前，人類才在現在的中東地區，發展出了一套前所未見的全新產糧方式——農業。當時的人類將野生的植物雜交、馴化後，栽種在居所附近的土地上，藉以獲得大量又穩定的食物（儘管這些作物的品質和現代相比，並不是很好）。然後，自人類想出用栽種的穀物釀製啤酒開始，我們的生活便再也沒離開過農業了。

農業帶來文明？還是健康的崩壞？

　　人類這段農業興起的過程，在歷史上常被稱為高端文明的開端。但是農業真的提升了我們的整體狀態嗎？還是它帶給我們的反倒是重重一擊？別誤會我的意思，我當然知道農業的出現改變了人類生活的各個層面，只不過，這些改變並不全然是好的。

雖然農業可以讓我們生活在一個比較安全、可以掌控的環境裡，但它的興盛卻導致人類的數量以史無前例的速度爆炸性成長。除此之外，農業對人類的健康和壽命也有災難性的影響，因為它促使人類發展出了一些全新的制度和事物，像是：階級制度、國家和帝國的概念，以及戰爭等，而這些或許還只是農業對人類文明影響的冰山一角。30 年前，賈德・戴蒙（Jared Diamond）在科學雜誌《發現》（*Discover*）中發表了一篇突破性的文章，至今該篇文章仍常常被人節錄引用；在文中，他把農業稱作「一場我們到現在都還無法從中復原的巨大災難」。[1]

至於為什麼我們會將農業視為「文明的開端」，就要提到位在土耳其的哥貝克力石陣（Gobekli Tepe），它是目前考古學家發現的最古老文明遺跡。這個由我們靠捕獵採集維生的先祖建造的文明遺址，建於西元前 9000 年，甚至比悠久的蘇美文明出現的更早。當時生活在這個文明裡的居民，一開始都過著打獵、採集的生活，後來可能是因無法單靠狩獵填飽肚子，才慢慢發展出農耕的行為。

對靠狩獵和採集維生的石器時代先祖來說，意外事故和感染就是造成他們死亡的最大主因。根據統計數據的結果顯示，石器時代的人之所以平均壽命比較短，很可能是跟他們當時險惡的生存環境有關（另一方面，當時嬰兒的死亡率比較高，也大幅拉低了石器時代人類的平均壽命）。也就是說，一旦我們的先祖可以躲過這 2 大死神的召喚，他們的存活率就能大幅提升，甚至有機會以比現代人還健康的身體，安養暮年。

不過，自從人類的生活型態漸漸從狩獵採集轉換成耕作畜牧，我們先祖的健康和壽命也開始接連遭逢了不小的衝擊。首先是人類感染疾病的機率大增，因為農耕的生活型態促使人類習慣群聚、定居在某一個區域生活，但密集的人口很容易造成傳染性疾病的擴散。其次是人類對饑荒的耐受力大減，因為我們已經對農作物產生依賴。

最後，也最重要的，是人類的營養狀態大幅降低。因為轉為農業生活型態後，我們的飲食改以穀物為主，動物性食物的攝取量則很低。因此，早期這些務農，又以麥穀片為主食的人，常常會出現一大堆跟維生素和礦物質缺乏有關的疾病，例如：佝僂病和骨質疏鬆症等骨骼方面的疾病，以及癩皮病、壞血病和腳氣病等全身性的疾病；就算沒有出現明顯的疾病症狀，他們往往也會有缺乏維生素A、鐵和鋅的狀況。不僅如此，農業社會後，新生兒缺陷和退化性疾病的發生率越來越普遍，人類的身高也恰好在此時大幅縮減，種種的跡象都暗指當時的我們開始面臨某種營養缺乏的危機。（倘若你對農業興起和人類健康之間的牽連很感興趣，我十分歡迎你到我的網站去逛逛，我在上面以生存在新石器時代的冰人奧茲〔Otzi〕為對象，寫了一篇探討該主題的文章。會以奧茲為探討對象，是因為他的遺骸提供了考古學家許多重大的線索，讓我們更能拼湊出先人究竟是如何從狩獵採集轉為農業生活的面貌。）[2]

現在我們知道的很多營養知識，過去的人類並不知道，就像許多穀物中的礦物質其實不太能被人體吸收，因為植物中有一種叫做「植酸」（phytic acid）的物質，會干擾我們對植物性礦物質的吸收率。這項事實不僅讓那些外包裝標註著政府認證標語的「健康全穀物」食品變成一種笑話，從人類生理的觀點來看，這樣的說法更是荒謬至極。事實上，穀類裡的蛋白質麩質（gluten），根本完全無法被人體吸收利用。出人意料的真相是，相較於我們舊石器時代的先祖，農業革命初期，人類的壽命竟然少了一半。綜觀來看，農業的興起，不僅讓人類的腦容量變小了，同時也縮減了人類的體型（納入骨密度一起評估）和壽命；如果你問我對此有什麼想法，我大概會說農業對人類生理的演進，真的是沒有太大的價值。[3]

對人類學家來說，人類的顎骨是最能代表人類營養攝取狀態的證據；透過觀察先人遺骨，他們發現了人類的顎骨在食用穀物後發生了一連串複雜變化。由於狩獵時期的人類尚不擅用火，食物多直接生食，所以他們在吃肉或偶爾做為配菜的野生蔬菜時，皆必須先大力咀嚼這些食物，才可以把它們吞進肚子裡。這樣的飲食習慣讓史前人類的頭骨十分勻稱，顎骨的空間也比較寬大，足以輕鬆容納 32 顆恆齒。

相反的，定居的務農者，大多是吃軟爛的熟食，例如：麥穀片和豆類這類不太需要咀嚼的食物。因此在持續幾個世代這樣的飲食後，不僅使得人體因營養缺乏改變了整體的骨骼結構，更使得顎骨空間在恆齒數量不變的情況下變小了。逐漸縮小的顎骨空間讓人類的牙齒很容易出現上下咬合不正，或是左右擠在一塊兒的現象，而這個現象早就發生在 1 萬 2000 年前最早在西南亞務農的人類遺骨上，[4] 並且一直延續到現在。誠如《體質大崩壞》作者溫斯頓・普萊斯的發現，牙齒形狀和下顎型態的異常的確會嚴重影響身心的健康狀態，也正因為如此，史前人類學家才會常以顎骨做為評估人類遺骨生前營養和健康狀態的依據，並且藉以區分它們是生活在農業發展前或後的環境。時值今日，這些牙齒的毛病已經成為一種「文明病」，因為大約每 5 個現代人中，就有 1 個人為它們所苦。[5]

穀物對人類的衝擊

如果要我寫「以穀物為主食的飲食，為人類帶來多麼不幸的後果」，我大概可以寫出一本厚厚的書。但是為了不要模糊本章的焦點，這個部分我選擇以化繁為簡的方式呈現。

首先，我們先祖的胃部根本無法消化穀物提供的養分，他們的免疫系統也無法辨認這種食物。因此當人類首次以一年四季都以澱粉類食物為主食（穀類裡的麩質，對人體而言是個完全陌生的蛋白質，我們的身體不僅無法利用它，還會因為它而受損）時，我們的身體就開始出現了過去從未見過的疾病，像是：過敏症、食物過敏以及第 1 型糖尿病、橋本氏甲狀腺炎（Hashimoto's disease）、氣喘、牛皮癬和多發性硬化症等自體免疫疾病。

事實上，**穀物是造成一切自體免疫疾病的根本，從我們開始農耕到目前為止，它已經造成超過 100 種的自體免疫疾病，更從中衍生出另外 40 種的疾病。**至於其他我們轉為農業社會後才出現的疾病還包括：各種癌症、胰臟疾病、礦物質缺乏症、關節炎、心血管疾病、乳糜瀉、癲癇、小腦運動失調症（cerebellar ataxia）、失智症、腦部和中樞神經退化性疾病、周邊神經病變；以及自閉症和人格分裂症等精神疾病。[6] 現在我們將這些不幸的疾病統稱為「現代文明病」，乍聽之下可能還會以為它們有益文明的發展（因為它們常常和「現代」一詞同時出現），但事實上，它們卻是把人類推向文明悲劇的幫凶，而這一切的根本，都跟我們攝取穀類脫不了關係，尤其是穀類中的麩質。

再者，轉為以充滿碳水化合物的澱粉類食物做為主要的能量來源後，人體就得不斷釋放胰島素調節血糖的濃度。基本上，每當血糖升高，人體內建的警報器就會被觸動，叫身體快一點處理血糖過高的情形。因此人類以澱粉類食物為主食後，身體為了保持血糖的穩定，也不得不隨時保持在戰備狀態，而這項轉變正是助長現代肥胖盛行的主因。

為了讓你具體理解農業前後，人類的飲食有多麼巨大的轉變，以下我用幾項數字來呈現兩者之間的差異。舊石器時代靠狩獵和採集維生的人類，大約有 90% 的熱量是來自肉類和油脂，而且食用的野生動物種類多達 100 到 200 百多種；剩下 10% 的熱量，才是以少量富含纖維的植物、葉菜、堅果和當季水果補足。對人類來說，這樣的飲食才是最天然、最貼近身體的需求，因為我們有 99.99% 基因都是從這樣的飲食型態鍛造出來。

只不過，自從人類開始務農，我們的飲食就漸漸在 500 個世代間（這段時間占不到人類演化史的 0.4%）背離了人體的需求。然後，一直到 200 年前工業革命展開，這整件事才真正變得失控，因為從那時候開始，不僅農業走向了單一化的大量生產，精緻食物也成了我們飲食的主流。現在，世界上有 90% 的食品都是由 17 種作物製成（最常見的 10 大作物有：小麥、玉米、米、大麥、大豆、甘蔗、高粱、馬鈴薯、燕麥和樹薯），可是這些作物絕大部分都不是人類在過去漫長的演化史中食用的食物。

另外，到第 2 次世界大戰後，蓬勃發展的食品工業多半是以這些施灑了大量有毒化學物質的新興主要作物做為原料，加工、製成精緻成食品供大眾食用，你就可以知道近代我們食用的這些食物是多麼有違人體的需求。除此之外，為了延長食品的保存期限（才能增加商業的利潤），食品製造商還會在食品裡添加防腐劑，並且特意去除掉某些會縮短食品壽命的營養成分。換言之，身處在工業世界的我們，在超市貨架上買到的 9 成食品，大概都是由這些沒什麼營養，又乘載著大量化學物質的基因改造食物製成。我想，雖然農業在人類漫長的演化史上不過只占了一丁點位置，但它卻已經徹底破壞了我們在漫長狩獵採集階段建立起的原始生理需求。

身體健康狀態，一代不如一代

　　如果我們遠在舊石器時代的祖先，有機會看到現代人謹守的「食物金字塔」，肯定會對這個以穀類和豆類為基底的飲食型態感到困惑。因為這是人類史上第一次，官方明文公告大眾，想要保持健康和苗條的身形，就必須每天吃 6 到 11 份的碳水化合物（穀物）。**以穀物和豆類為主食對人體會是個大問題，主要是因為它們含有阻礙營養吸收的植酸、凝集素（lectin）、各種有害甲狀腺和腸道健康的物質，以及大量的澱粉**（最高可佔整體的 6 成）。另外，舊石器時代的人類，同樣也會對現代人瘋狂避免攝取油脂和膽固醇的行徑感到疑惑，尤其是動物性飽和脂肪。

　　我敢肯定，如果我們的先祖知道人類的主食竟然從肉食轉變為碳水化合物，一定會震驚不已。畢竟過去以狩獵維生的人類，不但身形精瘦、強健，還擁有高度的耐受力，能在野外中運用機智，順應大自然的生息生活；反觀現在以各大跨國企業生產的劣等食品獲取養分的現代人，除了必須不斷與直線上升的體重抗戰外，還有不少慢性健康問題纏身。與從前在野外求生的老祖宗相比，現代人身體的強健度簡直是相形見絀。

　　老實說，自從農業和工業入侵人類的生活後，我們就不曾好好的吃過一頓真正有益人體健康的餐食；而且在日益惡化的生活環境和飲食模式的夾攻下，人類的基因更是不斷受到傷害。最近的研究指出，現代人疾病纏身的歲數比我們的祖父母提早了 33% 的時間（相當於 15 年）。[7] 也就是說，比起我們的曾祖父母、祖父母、甚至是父母，我們這一代的身體脆弱許多，也更容易受到外界的影響。更糟的是，現在這一代的孩子還可能會是第一個沒辦法活得比父母長壽的世代。學界的這番推論絕非空穴來風，而是依據現代流行病學的合理推斷：過去盛行於 45 歲族群的慢性疾病，現在年齡已經下修為 30 歲。這樣的鐵證不僅說明了現代人的飲食型態確實偏離了人體原始的生理需求，還贏得了醫學界多數人士的認同。

　　然而，綜觀現代人為什麼會面臨這樣前所未見又不正常的危機，除了與我們飲食習慣的改變和充滿毒物的環境息息相關，最關鍵的還是我們集體遺忘了動物性油脂的重要性，忘記了它才是滋養人體發展至今的根本。

擁抱文明的沉重代價

　　今日拖垮美國財政的首要主因，就是各種大小疾病：現在美國人受發炎、慢性疼痛、心理疾病、認知問題和代謝性疾病所苦的人數，正日漸攀升。尤其是肥胖，以及常與肥胖形影不離的心臟病、糖尿病、多囊性卵巢症候群（polycystic ovarian symdrome，PCOS）和中風等代謝性疾病，近日在美國的個案數更是以驚人的速度蔓延和成長。不僅如此，就連癌症和現在常被視為第 3 型糖尿病的阿茲海默症（Alzheimer's），其罹病率也節節高升。

　　根據美國疾病控制與預防中心（Centers for Disease Control and Prevention）的統計數據指出，到了 2020 年，重度憂鬱症（是最常見的心理疾病，患者以女性居多）就會成為僅次於缺血性心臟病（ischemic heart disease）的全球第 2 大失能原因。[8] 過去，醫界一直認為重度憂鬱症是神經傳導物質不足造成，但現在學者在這方面有了新的發現，故重新定義了重度憂鬱症的成因，認為發炎反應才是造成該項疾病的真正主因，[9] 而麩質誘發的免疫反應和對糖成癮的生理反應則是促成發炎反應的 2 大元凶。[10,11]

掌握 5 大原則，重拾「天生燃脂力」

每當我們一討論到「什麼是最適合人體的飲食」時，答案總是意見分歧、眾說紛紜，即便是以史前飲食做為討論的根基也不例外（還是大家對史前飲食的看法本來就特別分歧？）。所以想要讓大家對史前飲食達成共識，簡直就跟登天一樣困難，因為每一個人看重的地方都不太一樣。不過如今，大致上只要是標榜著由「真食物」製成的菜餚，大家似乎都能將它歸為「史前」飲食的一部分。比方說，「史前」藍莓起司蛋糕、手作墨西哥薄餅，甚至是白馬鈴薯和米飯這類完全不屬於史前作物的食物，也都因為是由「真食物」烹煮而成，被當作「史前」食物看待。

你猜的沒錯，我不贊同那種論調，因此我在史前飲食這個圈子裡，也並不是個人人都歡迎的人物！不論你是否有在關注這方面的議題，但在網路上的論壇、政策的宣導和某些人對健康飲食的爭辯，都讓一般民眾很難簡單明瞭地知道自己該怎樣保持健康，或是變得健康。

我之所以會撰寫《燃脂生酮 21 天啟動計畫》這本書，就是希望提供各位一個大概念，讓一般大眾知道我們身上傳承了祖先哪些基因，以及現在我們正面臨哪些艱困的挑戰。為了讓每一個人都能理解和遵循本書的理念，我把我的研究成果淬鍊成簡潔、易懂的篇章，它們不僅能幫助你解開心中的疑惑，更能帶領你走向一條通往健康的坦途。

就我個人的觀點，我們若不想違背人類長久演化出的本性生活，就必須掌握 5 大原則。這些原則是我們恢復原始生理平衡和重新找回健康必然要付出的努力，因為追根究柢，不論何時，只要曾做過有違身體本性的事，都會使身體產生某種程度的失序，而這些失序最終必定都將導致身體的運作亂成一團。或許聽完這番話會讓你感到有些不安，但請別擔心，本書的「燃脂生酮啟動計畫」將透過調整飲食，幫助你一一攻克這 5 大原則。當然，改變的過程可能不太輕鬆，但我相信你做得到。隨著從中慢慢重拾了與生俱來的強健體魄、心智和充滿活力的生活，你一定會深深體會到「燃脂生酮飲食」賦予你的能量和正面幫助。

找回人體喜愛的原始能量代謝途徑

雖然這方面很少被提到，但我們身體之所以會改變了主要的能量代謝途徑，其實就是「農業」導致人體健康衰敗的最大原因。乍聽之下，可能會覺得這有什麼好大驚小怪，認為改變我們的能量代謝途徑，只不過就像是換個不同廠牌的手機一樣稀鬆平常。錯，事情絕對沒像你想的那麼簡單，事實上，現代人身上的許多病痛，就是起因於能量代謝途徑的轉換。

農業出現之前人體主要是靠燃燒脂肪獲得能量，但農業出現之後我們身體主要的產能途徑卻成了燃燒糖類。由於史前人類的飲食富含肉類和油脂，又沒什麼碳水化合物，所以人體自然而然就會走向以脂肪為主的代謝途徑；換句話說，酮體（脂肪產生的能量單位）和游離脂肪酸就是當時人類的主要能量來源。燃脂的代謝途徑讓人體能夠有效率的獲得大量能量，因為單就熱量來看，脂肪提供的熱量大概就是等重碳水化合物的 2 倍，而當脂肪轉換成細胞真正能利用的能量單位腺苷三磷酸（adenosine triphosphate，ATP）後，其產量更是碳水化合物的數倍。此外，燃脂的代謝途徑還賦予我們一個本能，那就是把多餘的能量轉換為脂肪儲存在身上，即使在我們身形瘦弱的時候也不例外。事實上，燃燒身上儲存的脂肪是我們的先祖在漫長的歲月中，演化出的求生本能，多虧這項機制他們才得以順利度過沒有捕獲獵物的苦日子，以及面對生活中的無數挑戰。

　　身為營養師和熱衷探討史前飲食的研究員，過去我在進行研究時，始終假設早期的人類必定一直是以脂肪做為身體的主要燃料。畢竟，假如史前的女性是以碳水化合物為主要燃料，那麼她們肯定每 2 個小時就要停下手上的動作吃東西（這是以碳水化合物為主食的飲食中，經常出現的狀況）；在這樣的情況下，她們怎麼可能在史前的環境下生存呢？

　　此外，大約在 15 年前，生酮飲食領域的權威研究先驅維屈醫師（Richard Veech），在《紐約時代雜誌》（*New York Times Magazine*）發表了一篇突破性的文章，更增添了我這項推測的可信度。**維屈醫師在該篇文章中表示，就生理層面來看，燃脂模式是「人類代謝能量的常態」**[12]**，並將我們運用酮體做為能量的能力視為是一種「恩典」。**維屈醫師會這麼說，主要是因為酮體具有保護和提升身體機能的功效。血糖和荷爾蒙的劇烈波動是造成體重問題和疾病的關鍵，但以酮體為燃料卻可以避開這方面的風險，因為酮體能提供身體穩定、慢燃的能量來源，讓我們的血糖不必老隨著三餐大起大落；另外，根據維屈醫師的研究顯示，酮體還可以增加心臟和大腦高達 28% 的效能。[13]

　　沒錯，人體能因應外在的環境做出不同的反應，以彌補現狀的不足，但它所造成的結果不全然是好事。舉例來說，假如限制或排除飲食中的油脂攝取量，身體就會更有效率的把飲食中的其他物質（主要是碳水化合物），轉化為脂肪儲存起來。因此，一旦碳水化合物取代了脂肪在飲食中的地位，我們的身體就會下意識習慣以醣類當作燃料，漸漸荒廢了燃脂的能力。此時，唯有將飲食中的糖分和澱粉含量降得極低，才有可能讓身體重新以燃脂做為主要的能量代謝途徑。

　　幾個世紀以來，尤其是過去這半個世紀，儘管碳水化合物對血糖的衝擊隨著精製度的提升越來越高,但在這個過程中,人類卻也慢慢習慣了以葡萄糖做為主要燃料的「不正常代謝」模式。這項轉變對人類而言,簡直就像是一場可怕浩劫(不過像是納貝斯克〔Nabisco〕、卡夫食品〔Kraft Foods〕、通用磨坊〔General Mills〕和家樂氏〔Kellogg's〕等跨國性的食品企業,倒是從中獲取不少利益)。以糖分做為人體的主要燃料後,最顯而易見的後果即為體重直線上升;可是若真說到高糖飲食對人類健康的致命影響,其實是代謝性疾病、癌症、自體免疫疾病以及神經性疾病等病痛,因為它們既難以察覺,又極具殺傷力。

《燃脂生酮 21 天啟動計畫》所呈現的飲食計畫,就是為了要喚醒體內沉睡的代謝模式:利用低碳水化合物,同時含有大量健康、天然油脂的簡單飲食,開啟塵封多時的燃脂模式。如此一來,現代人就可以跟我們的祖先一樣,享有「燃脂力」的代謝優勢。

與脂肪和平共處

我們逐漸系統化食物的來源後,飲食中的新成員(穀類和澱粉類食物)就一步步的侵吞掉了原本舊成員(蘊含在動物性食物中的完整天然健康油脂)在餐桌上的分量。不過一旦飲食中的碳水化合物過多,這種新出現又不符合人體代謝本能的燃料,就會和飲食中的油脂產生驚天動地的化學反應,影響的範圍幾乎遍及全身,其中又以心血管健康受到的傷害最為嚴重。

另外,自從農業興起,我們身體能利用的油脂和脂溶性營養素就變少了,因為我們降低了動物性食物的攝取量(動物性食物是人體大量獲取各種油脂和脂溶性營養素的來源,有了這些養分的支持,人體才能夠正常運作),之後又適逢食品工業蓬勃發展,高度加工、精製的植物油陸續問世(植物油不僅剝奪了我們攝取到必需

omega-3 脂肪酸的機會，同時也迅速增加了我們在 omega-6 脂肪酸、酸敗油脂和反式脂肪方面的攝取量），更助長了發炎反應、心血管疾病在人群之間蔓延的趨勢，就連癌症和各種慢性病痛的盛行率也不斷攀升。

在過去短短 50 到 60 年間，開始有人把這些惡果都歸罪於包藏在動物性食物中的天然油脂，飽和性脂肪更是眾矢之的；一夕之間，大家對動物性油脂產生了一種說不出的恐懼和排斥感，不過這僅僅是人類「恐脂」的開端。後來，學界更衍生出了所謂「食用動物性食物中的天然油脂會導致膽固醇過高」的說法（儼然把食物中天然的膽固醇說得是一個大麻煩），並提出了動物性脂肪造成相關疾病的機轉——這一切對動物性脂肪的指控，簡直就跟驚悚、暗黑版的格林童話（Brothers Grimm）一樣扭曲。

雖然我要到第 8 章才會更深入的告訴各位「動物性脂肪有害心臟健康」的謬論，到底有多麼漏洞百出、大錯特錯，但現在我還是想簡單的先讓各位了解一下。

當時，不論是專家還是政策制定者，對動物性油脂的看法都徹頭徹尾的錯了。從古到今，動物性脂肪一直不是個壞東西；蘊含在動物性食物中的天然油脂，只要在沒有碳水化合物的情況下，其實對我們身體和大腦的健康好處多多。**只是當人造的油脂（包括精製、氫化和酯化的蔬菜和種子油）碰上現在我們飲食中大量不正常的碳水化合物，整個結果就不同了。這些**有違我們生理代謝本能的物質，才是真正導致我們罹患重大疾病的元凶。

《燃脂生酮 21 天啟動計畫》的飲食計畫將指引你正確的飲食方向，讓你吃進更多對人體真正有幫助，且有利於人類生存和演化的油脂。這些優質、天然且純淨的油脂除了能從健康、自然放牧的動物身上攝取到，少數植物性的食物小能供應我們這方面的需求（例

如：熱帶性油品、酪梨、橄欖和某些堅果）。同時，《燃脂生酮 21
天啟動計畫》的飲食計畫還會協助你減少糖分和澱粉類食物的攝取
量，因為來自這些食物的碳水化合物，只會對人體造成許多不必要
和不該發生的傷害和病痛。

拒吃潛伏在飲食中的危險份子：抗原性食物

今日我們徹底顛覆演化傳統的飲食方式，致使我們的健康蒙受
了極大的損失。其中，穀物、豆類和商業化的乳製品（對許多人來
說，甚至連未經加工的乳製品也包括其中）中帶有的「抗原性」，更
是影響深重（antigenic，即抗基因性〔anti-genome〕或抗人體性
〔anti-body〕）。

抗原性會誘發身體的免疫系統把這些食物當成是不受歡迎的入
侵者，展開不必要的攻擊，進而使得發炎反應在體內蔓延。只要我
們每雜交一次穀物，這些人工繁殖出來的穀物裡，平均就會多出 5%
人體完全無法辨認的蛋白質，而這些蛋白質就是抗原性食物中，誘
發身體免疫反應的「抗原」。整體來說，現代人身上的發炎反應和許
多農作物有關，而且並不只侷限在含有麩質的穀物。此外，現代隨
處可見的基因改造（genetically modified，GMO）食品，也會透過
各種我們目前尚未完全釐清的方式，造成人體發炎和不適。

抗原性食物引起的發炎反應，連帶提升了包括：橋本氏甲狀腺
炎、類風溼性關節炎、自閉症、多發性硬化症等自體免疫疾病，[14]
以及憂鬱症、焦慮症、過動症甚至是阿茲海默症等心理、心智方面
疾病的盛行率。[15] 抗原性食物也和肥胖、體重增加有所關連，並且
還會讓幼童和青少年的慢性病痛發生率來到歷史新高點。[16] 這些抗
原性食物甚至會損傷或破壞我們腸道吸收食物養分的能力，使我們
只能在已經不怎麼營養的食物中，吸收到更少量的營養素。

　　在本書的燃脂生酮飲食計畫裡，我們會移除掉飲食中最常見的抗原性和發炎性食物，只吃我們在演化過程中，人體本來就比較能接受和消化的食物。這一個動作可以讓我們遠離許多常見的慢性疾病（在第 8 章中，你可以讀到更多有關自體免疫疾病的資訊）。別擔心會餓肚子，本書的每一道料理都有大量富含營養素的食物，它們不僅可以提供身體的一切所需，還能讓你徹底擺脫老是「貪嘴」的惡習。

補足營養上的缺口

　　農業引爆的災難，不只傷及人體健康也衝擊環境。細數農業盛行後，它對地球造成的傷害，簡直多到不勝枚舉，包括：土壤的破壞、生態系統多樣性的失衡、地貌的改變、無數水文的受損等，而這一切的一切更導致今日地表有將近 2 / 3 的土地呈現沙漠化。有鑑於現代作物施灑大量的農藥和化學肥料，大批畜牧場以不健康、有違自然的非人道方式畜養動物，牛隻的飼料和人類的糧食皆充斥著基因改造作物，以及貪婪企業主宰了人類絕大部分的食糧來源等種種因素，皆讓現代人身陷在一個大麻煩中，即：以營養的角度來看，今日吃進的許多食物（如果它們還稱得上是食物），它所蘊含的養分都遠不及過去的食物。

　　地球的土壤、空氣和水源品質大幅衰退，以及食物供應方式的空前改變，已經讓當代食物中的微量營養素密度大幅降低。[17] 這造就了一個不幸的矛盾現象：儘管現代人擁有這麼富足的食物，但卻越來越少人能獲得充足的營養；此趨勢的嚴重性非同小可，因為它會對我們的日常活力、抵抗力和基因強健度，產生嚴重的影響。

　　早在 1936 年，美國參議院（United States Senate）就發表過這段言論：「現在我們有幾百萬英畝的國土在生產糧食，但是我們卻發現，這些出自我們國家的糧食有一個很大的問題，那就是它們不再能提供我們充分的維生素和礦物質。也就是說，我們無法單靠攝取我們自己生產的食物，獲取每日所需的必須營養素。」[18] 當時人們對於這樣的說法一笑置之，但是當時間快轉至 21 世紀，一項千禧年的研究清楚道出了這個我們不得不面對的真相：50 年前我們吃 1 份菠菜就可以獲得的礦物質量，現在我們要吃 10 份才可以獲得。[19]（或許菠菜是個極端的例子，但是它還是可以提供我們這方面的省思。）2001 年，美國國家科學研究院（National Academy of Science）發布了一篇具有警示作用的文獻提醒大眾，現在我們若要獲得每日所需的營養素，必須攝取比過往多 1 倍的蔬菜量才行。[20]

現代農業奉行高密度的生產模式，雖然一年四季都可產出大量的作物，但栽種期間所噴灑的大量殺蟲劑和除草劑，已經嚴重傷害了珍貴的土壤，使地力大減；可想而知，種在上面的作物根本不可能從土壤中獲取跟過去一樣豐富的養分，而我們當然也不可能從這些作物身上獲取跟以前同樣豐富的營養素。不僅如此，雜交後的作物，除了營養價值會變低，「抗原性」也會提升。再者，現代農民為了讓作物可以完好的送到消費者的手中，往往必須在作物成熟前就先提前採收，有時候是提早幾天，有時候則是提早了好幾個禮拜。

此外，千萬別被「有機」的標章蒙蔽，因為並不是標有「有機」的作物就比較好；假如「有機」的作物已經經過長途運送，其實它送到消費者的手中時，營養素的含量不一定會比一般大量生產的作物高，而且有時這些標有「有機」的作物也會噴灑防腐劑保鮮。

我剛剛說的還僅止於農作物，和過去相比，現代動物性食物中的油脂和營養素的變化甚至更為巨大。因此肉類，我建議各位食用大自然裡的野味，或是在戶外草地上自然放牧的家畜。這裡我所指的是標示「完全放牧式飼養」（exclusively pasture-raised）或是「完全草飼」（grass-fed AND grass-finished）的畜肉，意即草料就是這些家畜從小到大的唯一糧食；因為現在很多標示「草飼」（grass-fed）的畜肉，其實是表示「伴有穀飼的草飼」（grass-fed AND grain-finished），意即這些家畜大部分的時間採自由放牧，但是到了要宰殺前的一段時間，就會改以穀物飼養這些家畜。

這些在新鮮空氣和充足陽光下長大的家畜，能提供給的養分絕對跟那些養殖場以穀物餵養出的動物不同，同時這些完全放牧式飼養的家畜也比較不容易帶有抗酸性大腸桿菌（acid-resistant *E. coli.*）等這類危險的致命性病原菌。[21] 然而，儘管完全放牧式飼養的畜肉對人體的好處這麼多，但在全美這些肉品的銷量僅占有 3% 而已。這個數據意味著，今天我們吃到的絕大多數肉品，都是那些缺乏營養素，又帶有高度健康風險的劣質肉品。**有了這層認知後，日後在選購肉品時，請務必盡可能避免選購穀飼或養殖場出品的肉品。**

在不正常的耕作和畜牧方式的荼毒之下，人類終於自食了「營養不良」的苦果。根據世界衛生組織（World Health Organization）的調查，全球至少有 30% 的人正受缺鐵性貧血，還有至少 50% 的人有維生素 D（一種重要的脂溶性營養素）缺乏的狀況。事實上，營養不良已經成了一種「新常態」，全球有 1 / 3 的人口身受其害。2016 年最新發表的「全球營養報告」（Global Nutrition Report）直白地寫道：「每一個國家都正面臨營養不良所衍生出的嚴重公衛問題。」明確指出營養不良和肥胖正逐步毀損人類的健康，並衝擊各國經濟的現象。[22]

因此，謹守特定飲食規範的人（就算是立意良善的素食），幾乎都會出現營養不良的問題，最常見的是脂溶性營養素的缺乏，再來就是鎂、碘等礦物質，以及膽鹼和維生素 B_{12} 等重要的 B 群維生素。B 群維生素對整體健康非常重要,尤其是在腦部運作和發育方面;當然 EPA 和 DHA 等 omega-3 脂肪酸亦是飲食中經常攝取不足的部分。上述的營養素或許只是冰山一角,因為過去我們對營養素的概念還沒有像現在完善,很多人體內蘊藏的重要營養素種類都沒被測量過,比方說葉酸、類黃酮素等天然的植化素,所以根本無從判定現代人是否有缺乏的狀況。

營養不良造成的另一個問題就是肥胖,這兩者之間看起來有點衝突,不過當人體缺乏必需營養素時,為了讓身體順利的運作,便可能會產生一股想要繼續進食的衝動,下意識地想要透過持續的進食補足體內缺乏的某些營養素。只是體內的這股衝動往往會驅使你去吃一些「空熱量」(empty calories)食物,即空有高熱量,卻沒什麼營養價值的食物。這樣的結果無疑是雪上加霜,因為一段時間後你的體重只會變得越來越重,但身體卻仍舊無法獲得渴求的營養素,來維持生理代謝和免疫力的最佳狀態。

在第 4 篇我會告訴你如何以經濟實惠的方法,購得含有較高養分的優質放牧肉品和有機蔬果,並讓各位了解該如何從發酵蔬食中,獲取其他食物所無法提供的重要營養素。

如何在充滿毒物的世界裡,保持強健的體魄?

我們對優質肉品裡的豐富脂溶性營養素,和有機作物裡的大量抗氧化劑和植化素的需求量,比什麼時候都來得大,因為現在我們生存在一個充滿毒物的世界,必須仰賴這些營養素來化解毒素。

老實說,我們每天放進嘴裡的每樣食物和用在身上的每件物品,都含有有害健康的化學物質,這讓我們的身體承受著史無前例的負擔。因此,我們需要食用大量的葉菜類、非澱粉類蔬菜以及發酵蔬菜,強化我們對抗環境毒素的能力,例如:化學物質、輻射汙染物、電磁波和具有抗藥性的超級細菌等。我們需要盡量攝取最純淨無汙染的食物，這表示我們要竭盡所能的避免食用經過輻射、化學和基因改造處理的食物，並且多支持在地農家和以人道、永續方式飼養動物的牧場。

如果截至目前為止，你都有一個字、一個字的仔細讀過書中的內容，我想你或許會很好奇，為什麼我都沒有要各位多吃「海鮮」攝取基本的營養素呢？

正如這段文字的標題，我們生存在「充滿毒物的世界」，你很難知道你所吃進的海鮮有沒有受過甲基汞、多氯聯苯等毒物的污染，或是這些海鮮是不是曾經生活在墨西哥灣等曾發生過漏油事件的海域（除了油汙，清理油汙的化學物質也會累積在海鮮體內），亦或是游經受到輻射物汙染的流域（目前福島核災對海水造成的核汙染仍隨著洋流到處飄移）；基於以上種種原因，我對海鮮的安全性帶有很大的疑慮，因此實在無法放心大量攝取海鮮。

後來為了解開這個惱人的疑慮，我費了一番功夫搜索了相關的資料，終於理出了一個結論：北半球捕獲到的海鮮可能已經不再安全了。我明白這個論點可能不太受當代營養界的歡迎，因為它有點不合乎營養界的主流思想；而且基本上，受財團主導的主流媒體（corporate media）根本也不想報導這類的訊息。但是就單純以理性和科學的角度來看，現在吃魚這個行為的確不是那麼令人放心。不過，萬一你真的很愛吃海鮮，請向相對比較乾淨和安全的來源購買（詳情請見 P. 362 的附錄 2）。

此外，在第 4 篇我會介紹均衡享用動物性食物的方法：適量的肉類、幾顆蛋和偶爾（依個人喜好）吃一點優質的魚肉。你也會很享受飲食中那些支持排毒系統運作的豐富食物，像是具有抗癌吲哚類（indoles）和含硫配糖體（glucosinolate）的十字花科植物以及某些芽菜等大量的蔬菜（發酵蔬菜也涵蓋其中），因為它們不僅新鮮、美味還能幫助體內環保。

執行燃脂生酮計畫的 5 大原則

1. **視先祖食用的油脂為珍貴的寶物。** 把各種優質、天然、純正的油脂納入飲食，除了動物性油脂，諸如椰子、橄欖、夏威夷豆和酪梨等植物的油脂亦可多多食用。
2. **排除糖和醣類對人體的傷害。** 戒除飲食中的加工食品、汽水、果汁、穀物和澱粉類食物，改以富含纖維素的蔬菜、葉菜和少量水果和堅果取代之。
3. **改變飲食中巨量營養素的比例。** 主要的熱量來自油脂，搭配適量的蛋白質和極少量的糖類和澱粉（必須來自大量富含纖維素蔬菜、葉菜和發酵蔬菜）。
4. **選用人體基因最能適應的食物。** 以最天然、高品質的來源獲取。
5. **強化排毒能力。** 食用蘊含豐富植化素的蔬菜、飲用純水；甚至也可以服用一些品質良好的補充劑。

快樂也吃，壓力大也吃

現代人對食物的心理和情緒反應，跟我們在演化史上的表現完全不同。隨著生存不再是我們生活中的大問題，以及糧食變得豐饒又便宜，食物就漸漸成了一種帶有娛樂性質和慰藉空虛身心的安慰性物質，而非過去那個純粹為了提供人體良好營養素的糧食。食物不再只是食物那麼簡單，我們的生活多出了很多要靠食物填補的裂隙（或是說陷阱？）。

在人類的演化史上，我們從未像現在這般期待食用新奇、方便又愉悅人心的餐點。當然，這些想法並不全然是壞事，但這些想法卻常常會阻礙你做出正確的選擇。你身邊有多少人影響了你的營養價值觀？他們是不是常常力勸別人「及時行樂」，並且大口盡情享用自己最喜愛的甜點？於是在情感的投射和眾人的合理化下，頃刻間似乎吃任何會誘發疾病的有害食物，都變得無傷大雅！

身為一名臨床營養師，我經常建議我的病人，以比較長遠的角度思考一些問題：從短暫的放縱中獲取的高潮，是真的平安喜樂嗎？還是為自己做出正確、永續的選擇，讓身體和大腦的健康獲得支持，過著充滿活力、思慮清晰和無病無痛的人生才是人生真正的享受？另外，當你聽到「任何事物都要適量取用」時，你有以什麼標準來界定「適量」嗎？還是你都無條件把自己取用的分量合理化為「適量」？但是今天有哪一個人承擔得起「適量」的發炎反應、內分泌失調、免疫功能失常或健康受損呢？

單純情緒化的飲食固然有害健康，但在壓力籠罩下的情緒化飲食對人體的危害更嚴重。尤其現代人幾乎人人都受慢性壓力所苦，而長期的壓力會導致生理代謝失調。而食用含有大量糖類或澱粉類食物本來就會導致血糖飆升，促使胰島素大量分泌，但此時若你正處於壓力狀態，體內因「戰鬥或逃跑機制」（fight-or-flight mechanism）分泌的腎上腺皮質素（cortisol），便會和胰島素產生角力作用，使得血糖濃度老是忽高忽低，使身體不僅更容易出現發炎和焦慮感，更會對身心衍生更大的壓力！這一切的惡性循環會助長體內的「燃糖代謝」模式，並增加我們渴求糖分的欲望（為了紓壓）。

反之，轉變成燃脂飲食後，你能從許多面向感受到它對身體的幫助。首先會發現這份飲食餵飽了肚子，並賦予你清晰的思路，讓你可以在用餐時憑自己的意念做出正確的選擇，不必再受體內那股不受控制的飲食衝動挾持。再者，一旦身體達到良好的生酮狀態，神經系統和情緒狀態也會趨於穩定，如此一來就能以更好的方式處理壓力，不必再因動不動就過度活躍的神經系統感到焦慮。更不用說，如果能徹底排除飲食中的發炎和抗原性食物，這種身心平衡的狀態還會更上一層樓。

順帶一提，優質、營養且富含健康天然油脂的食物，絕對會讓你吃得開心又享受。我想只要嚐過淋上鴨油的蔬菜，或是拌入香濃椰奶的咖哩，就絕對無法否認這項事實！燃脂生酮飲食不僅有助你聰明選擇吃進嘴裡的食物，更能協助你擺脫對碳水化合物和垃圾食物重度依賴的飲食習慣。

力挽狂瀾：重啟上天賜予的本能

現代人在健康和壽命這方面的挑戰，似乎比以往更加複雜和嚴峻。在所有工業化國家中，美國人的健康受損的程度最為嚴重。短短幾年前，美國在工業化國家裡的平均壽命排名剛好落在中歐國家斯洛維尼亞（Slovenia）之後，名列第 26 名。[23] 現在美國花了更多的經費在每位國民身上，投注在醫療保健上的資金堪稱是全球之冠，但是今天我們的平均壽命排名卻更為倒退，跌落到全球第 34 名！沒錯，我們目前的排名就跟中美洲的哥斯大黎加（Costa Rica）相鄰，可是哥斯大黎加花費在他們每一個國民身上的醫療保健經費卻只有我們的 1／10。究竟我們花了更多的經費，排名卻更為倒退的原因是什麼？或許這是因為美國的醫療健保工業，首重營利，而非增進國民健康。根據統計報告顯示，光是 2011 年美國花在處置肥胖和相關代謝疾病的醫療保健經費就高達 2150 億到 3000 億美元；[24,25] 更有研究推估，到了 2030 年之際，這筆經費的額度還會翻倍。[26]

儘管現在科學如此發達，每一天都有許多針對營養、疾病和壽命的研究清楚表示，以碳水化合物為主的飲食對健康有多大的衝擊，優質的油脂又對健康有多大的幫助，但是這一切依舊沒有改變我們的飲食。為什麼這些新穎的資訊始終沒有引發一場飲食革命，讓人們重拾往昔的健康？事實上，只要改變我們飲食的型態，就可以免受許多病痛的糾纏，甚至是拯救自己的性命，還有什麼比這個簡單；為什麼這個觀念一直沒有在人們心中紮根？難道與前人相比，我們的大腦是真的自己縮小了嗎？還是這一切都是長期的營養不良惹得禍，只是大眾長久以來沒有意識到這個事實？又或者，我們已經消沉（或是對充滿娛樂色彩卻毫無營養可言的菜餚沉迷）到難以行動？說不定我說中了你的心聲。但現在我要告訴你，絕不要輕言放棄！把營養狀態調整到最好，仍舊有希望讓你擁有更好的思考力和決策能力。

　　陳年的迷思很難消滅，尤其是當這些觀念已經深得某些專家和權威的支持，或是牽扯到眾多跨國產業的龐大利益時，改革的推動就格外窒礙難行。一旦以利益為取向的企業不再只看重食物（或說偽食物）的產量，而是以食物的銷售量為獲利的目標時，他們就會動用勢力，影響營養諮詢者的思維，甚至是校園營養課程的綱要。他們這麼做是為了讓最常向大眾傳遞飲食訊息的營養專業人員，在不知情的情況下為他們散布錯誤的飲食理念，使大眾從一開始就墜入不健康的食物的掌控！另一方面，當大眾因為錯誤的營養建議染上病痛、求助醫療時，藥廠又可以從中賺取大筆利益。

　　如我稍早所言，造成美國經濟破產的首要主因，就是癌症、糖尿病、慢性疾病等重大疾病盛行。[27] 得到這些重大疾病要付出的代價極大，不只是金錢，還有生活的品質。因此不論你是有錢還是沒錢，是五百大企業家或是麥當勞的小職員，亦或是有沒有購買鉅額的醫療保險，只要得到這些疾病，你都免不了要受苦受難。

　　該是時候起身對抗「穀物」了，同時將燃脂生酮的正確理念分享給身邊正吃著錯誤飲食的鄰居、同事、家人和朋友。能夠在我們為自己爭取健康的時候，帶動大眾以自然人道的方式照顧家畜和植物，並且讓被人類破壞的地貌得以恢復生機，不就是最好的結果嗎？（追尋原始健康身心的男女一定很樂意這麼做，因為這正是他們最樂見的結果！）

德國知名的物理學家馬克思‧普朗克（Max Planck）曾經說過：「新的科學真理要為世人所知，並不用費力去說服反對它的人，因為這些反對它的人終究會死去；而從小就耳濡目染這項真理的新世代，自然而然會將它發揚光大。」他的這段話，道出了科學的發展就如同長江後浪推前浪，不斷向前推進、生生不息。

現在我們就要成為那個新的世代，喚起大家對這門新科學的注意力。我們必須建立起一套符合科學根據和人類演化歷程的健康新思維。這個行動並不如你想像中的困難，只要我們能充分了解自己所能執行的部分，就一定可以達成。採取這份飲食計畫就可以確保我們的身體得到了它擁有最佳狀態所需要的一切養分，並且盡可能避免身體受到不必要的傷害。

人體是一個神奇的生命體，它擁有自我維護健康的能力，有時甚至還可以靠自己的力量修復受損的部分。假如我們能夠讓身體獲取充分優質的營養素，以及攝取符合人體先天代謝模式的食物，那麼肯定可以大幅提升自己擁有最佳健康狀態的機率。好好體會體內那股對飲食的原始渴望，讓自己接受有別以往的挑戰吧！歷經挑戰的過程中，你會慢慢發現一套更適合人類生存的新方法。即便只是讓飲食中的一小部分回歸原始，它都會對你的身心產生意想不到的強大效益。

第 **2** 篇

誰是人體的最佳燃料？
碳水化合物和油脂的決鬥

**挑戰碳水化合物的主導地位，
了解油脂不會使人變胖的原因。**

　　我在美國奧勒岡州行醫時，找我諮商的人經常跟我説：「請不要花時間跟我解釋為什麼我要改變，只要告訴我需要怎麼做就好了。」我可以理解為什麼他們會説出這番話，因為來找我的人都很積極或渴望改變。不過，想要成功並堅守所做出的重大改變，確實是需要了解自己為什麼要這麼做的原因。理解你必須做出這些改變背後的基本科學原理，能讓心中有一個基準，而這個基準可以幫助你在改變的道路上找到屬於你自己的前進方式，並且在徬徨無措或是迷失方向時，將你拉回正軌。

　　因此，在第 2 篇，我們將進一步探討能量代謝的科學，了解燃脂或生酮狀態影響健康和壽命的基礎理論，以及説明為何燃脂代謝途徑具有減重成功、反轉疾病和獲得最佳體能狀態的潛力。

第4章

你可以任選身體的燃料，但拜託別選葡萄糖

幾年前，加拿大的杰・沃特曼（Jay Wortman）醫師規畫了一個長達 1 年的實驗。為了進行這個實驗，他在阿勒特灣（Alert Bay，位於加拿大卑詩省〔British Columbia〕溫哥華島〔Vancouver Island〕沿岸）的一個漁村裡，召募了 100 名加拿大的原住民作為受試者。之所以會以這些原住民作為受試者，是因為納吉斯原民自治區（Namgis First Nation）的居民，得到糖尿病和心臟病等代謝性疾病的人口日益攀升，其代謝性疾病的盛行率甚至是一般加拿大人的 3 到 5 倍，使整個社區的健康受到嚴重的威脅。

沃特曼醫師本身是梅提斯原民自治區（Métis First Nation）的一員，過去他曾經因為出現典型的糖尿病症狀，而被確診為第 2 型糖尿病的患者。當時，沃特曼醫師體重過重，老是覺得口乾舌燥、疲累不已，而且還有視力模糊和小解頻繁的症狀。由於不甘餘生都要靠藥物度日，沃特曼醫師在尚不知道史前飲食和食物對代謝的影響下，憑藉著自身的直覺在飲食上做了一些改變：移除飲食中所有的含糖和澱粉類食物，提升了天然油脂的攝取量，並且攝取少量的蛋白質。

後來這些改變帶來的成果，就連他自己也感到意外。他的血糖幾乎是馬上就獲得了顯著的改善，接著，他的體重也以 1 天 0.5 公斤的速度，大幅穩定的下降。不僅如此，其他糖尿病的症狀也開始

陸續消失：視力恢復清晰，不再頻尿和口乾舌燥，每天也能精力充沛的騎健身車。改變飲食後，他的血糖和血壓在短短的 4 周內恢復到正常值；也就是說，沃特曼醫師靠著這樣的飲食徹底反轉了過去的健康狀態。

回歸原始飲食的驚人實驗

　　意外獲得這份成果的沃特曼醫師認為，他應該把這樣的飲食良方分享給同樣生活在原住民自治區的族人，畢竟他們日漸嚴重的代謝性疾病和他們飲食習慣的轉變有極大的關係。現在，就算是生活在原住民自治區的居民，飲食也不再遵循傳統，因為現代西方飲食的高碳水化合物、低脂加工食品，已經大舉入侵他們的生活。這些疾病正蹂躪著原住民部落的健康，並製造了巨額的醫療負擔，舉凡檢驗、投藥和注射胰島素，甚至是將出現嚴重併發症（例如腎衰竭和截肢）、居住在極北端的患者運送到大醫院治療，都會消耗許多社會的資源。

　　更何況，即便相關單位已經為這個問題投注了大筆金錢，卻仍不足以翻轉這股趨勢；事實上，整體的健康狀況正每況愈下。沃特曼醫師曾說：「行經這些受代謝疾病所苦的聚落，你會發現得病的居民幾乎只能聽天由命，整個聚落瀰漫著一股死氣沉沉的氛圍。縱使是那些獲得額外援助，得以進行相關研究，來釐清能做些什麼改善現狀的部落，我們也無力反轉這些疾病帶來的驚濤駭浪，因為這個問題已經深深糾纏著當中的每一個人。」[1]

　　為了找到適合進行實驗的部落，沃特曼醫師遞交了不少計畫書到多家醫療和政府機構，卻連連碰壁，面臨巨大的阻礙。因為沒有一家醫療單位願意相信他的營養實驗安全無虞，更遑論說期待它能改善病人的病況了。好在，後來有一家位在阿勒特灣小村落裡的醫療機構，以開放的心胸允許了沃特曼醫師在當地進行實驗。此後在為期 1 年的時間裡，沃特曼醫師親自督導實驗中受試者的飲食，讓這些原住民食用酷似他們傳統飲食的高脂、低碳水化合物飲食。實驗期間，受試者只吃肉、魚、富含纖維素的非澱粉類蔬食和優質的油脂；油脂的來源主要是當地的太平洋細齒鮭和動物性食物，以及橄欖油這類的植物油。

實驗的成果相當驚人。1 年過去後，受試者的體重變輕了、血液指標改善了，而且還擺脫了各種的藥物治療；這一切結果都顯示，高脂、低碳水化合物的飲食足以反轉第 2 型糖尿病這種與高碳水化合物飲食關係密切的疾病。同時，隨著居民的整體身心狀態越來越好，也連帶重振了部落的氛圍。甚至更有加拿大廣播公司（Canada Broadcasting Corporation）的紀錄團隊以《我的高油飲食》（*My Big Fat Diet*）紀錄片，深刻捕捉了這段實驗的歷程。

身體獲得能量的奧祕：人體的 2 大燃料

沃特曼醫師在此集體實驗中使用的實驗方法，一方面強而有力的說明了，一旦移除現代西方飲食中的主要巨量營養素（含有大量糖分和澱粉的食物），並且把傳統飲食中的主要巨量營養素（油脂和少量蛋白質）放回原本的位置，人體就有辦法自行恢復代謝功能上的異常；另一方面，它也闡明了「燃脂生酮飲食計畫」的核心概念：想要甩掉贅肉、長久維持調整飲食後的成果，最重要的，是掌握食物的品質，而非斤斤計較吃進的熱量。（如果把這個想法濃縮，印在保險桿貼紙上，那就會變成「碳水化合物毫無營養可言！」、「油脂是人類必備的養分！」等標語）阿勒特灣的故事給我們的啟示是，沒有人非得以糖分作為身體的主要燃料，而且只要你給身體對的養分，每一個人都能擁有強大又鮮為人知的改變力量。

現在大多數的人都能接受「葡萄糖是身體的主要燃料，包括大腦在內，所有的組織每天都需要它」的概念，並且鮮少質疑它的真實性。教育網站 dummies.com 則用這樣的論述表達了這個概念：「碳水化合物是健康飲食中不可或缺的一部分，因為身體需要靠葡萄糖運作，而人體會將碳水化合物轉化為葡萄糖。」[2] 坦白說，只要你在搜尋引擎上輸入「碳水化合物」，就會跑出不少跟這番論述大同小異的文字。

然而，仔細看看這段文字，會發現這個「真理」誤導了大家，因為它必須在特定條件下才會成立，即：只有在飲食中充滿了澱粉類和含糖食物時，葡萄糖才會成為身體的主要燃料。因此，如果你攝取的熱量主要是來自健康的油脂，澱粉類和含糖食物的攝取量又不多，那麼身體整個運作方式完全就不是這麼一回事了；此時，身體會以油脂作為主要的燃料（不只吃進嘴裡的，就連囤積在身上的脂肪也會被燃燒為能量），供應它絕大部分的能量需求。

換句話說，人體的確有可能以葡萄糖作為主要的能量來源，但我們還有更好的選擇。畢竟，身體的「主要燃料」取決於你吃進了什麼樣的食物，而你選擇的食物種類也會深深影響身體的感受、思考和運作的模式。為了讓各位徹底明白這個道理，接下來我們就來看看身體到底是怎麼產生能量的吧！

人體的產能方程式

細胞產生能量的學問相當複雜，若要徹底搞懂它的脈絡以及在人體運作的方式，恐怕說個 3 天 3 夜也說不完。所以為了讓你能快速瞭解這門學問的初步概念，我們就先從人類細胞使用的能量「三磷酸腺苷」（adenosine triphosphate，ATP）說起。

三磷酸腺苷由粒線體製造。體內的絕大數細胞裡，都有粒線體這種微小的產能胞器存在，它們就像是細胞裡的小小發電廠，與健康有著唇亡齒寒的緊密關係。當吸進體內的氧氣溶解在血液中後、粒線體將醣類、脂肪或蛋白質轉化為能量時，必須和這些氧氣結合，才可以透過細胞的呼吸作用產生供給細胞使用的能量——三磷酸腺苷。這整個產能過程的規模浩大到令人嘆為觀止：一般來說，人體的一顆細胞裡，永遠都含有將近 10 億分子的三磷酸腺苷，同時粒線體會以大約每 3 分鐘 1 次的頻率，不斷補給細胞三磷酸腺苷，讓細胞有源源不絕的能量可用。[3] 從這個數字來看，你就明白人體對三磷酸腺苷的需求量有多麼龐大，所以粒線體才必須時時刻刻用我們吃進肚裡的原料，不停生產三磷酸腺苷。

　　為了滿足身體的需求，人體演化出了 2 大生成三磷酸腺苷的途徑。這 2 大途徑的燃料分別為，出自碳水化合物和少部分蛋白質食物的葡萄糖，以及出自油脂（飲食中或體內儲存的都行）的游離脂肪酸和酮體（事實上，人體還有其他生成三磷酸腺苷的方式，但是這 2 種代謝路徑的產量最大）。

　　為什麼身體要發展出 2 大能量代謝途徑呢？這都是為了防患未然。就像我們可以用鼻子呼吸，也可以用嘴巴呼吸一樣，這樣如果有一天鼻子因為感冒塞住或被異物堵住，我們至少還能夠從嘴巴吸入氧氣；自然的法則就是如此，當達成目標的變通方法越多時，生存的機會就越大。換言之，**人體發展出使用葡萄糖的代謝方式，絕對不是短視的想要我們以這種不穩定、不可靠又有害健康的原料作為主要燃料，而是把它當作一種「應急」的能量代謝方式！**

　　基本上，每一個人體內儲存的葡萄糖數量並不多，把全身轉換成肝醣形式儲存在肌肉和肝臟的葡萄糖換算成熱量，大概是 2000 大卡左右。葡萄糖在血液中的含量其實有一個固定的範圍，因為除了胰島素外，升糖素、腎上腺皮質素、腎上腺素和生長激素等荷爾蒙，也會調控它在血液中的濃度。但即便如此，一旦血糖濃度偏低時，難免還是會突然出現暴躁易怒、甚至是頭昏眼花的低血糖症狀。反觀脂肪，它是一個比較天然又符合人體需求的燃料，因為它穩定、可靠又慢燃。平均來說，一個人體內的脂肪存量，若換算成熱量，差不多都保持在 15 萬大卡左右（就算是最瘦的人，其身上的脂肪換算成熱量，可能也有將近 10 萬大卡）。另外，燃脂產生的能量可說是一種「人體綠能」，因為與葡萄糖相比，它不僅產出的能量高出許多，所衍生的有害自由基數量也比較低。

事實上，人類粒線體在演化過程中，本來就是以燃脂為主要的產能途徑（假如你是特別有科學精神的人，可以上網搜尋「真核細胞」〔eukaryotic cell〕，探索這段精彩的演化歷程；或者，也可以直接採信我的話！），而且「粒線體喜歡燃燒油脂」！由於粒線體至少供應了我們 95% 的能量，這意味著人體的每一個生理機能是否能順利運作，或是擁有強健的修復力，都必須仰賴粒線體的協助，所以，我們理當讓粒線體有個快樂的工作環境。燃脂的代謝途徑，不僅可以提供身體穩定、充沛的能量，更能讓我們擁有更好的免疫力和抗老化能力（更多說明可參考 P.106 的〈守護粒線體的健康〉）。

「你的身體會以你的飲食習慣，決定要用哪種物質做為主要燃料。反過來說，飲食習慣也會決定身體要用什麼方式代謝能量。」採取高碳水化合物的飲食，身體自然會以葡萄糖做為主要燃料；採取高脂、低碳水化合物飲食，身體則會以油脂做為主要燃料。我的朋友羅斯戴爾（Ron Rosedale）醫師，是第一位用一句話道盡了人體能量代謝途徑的人，這位傑出又受人敬重的代謝專家和醫學先驅說：「我們每一個人都是以『燃糖』或『燃脂』為主的幫浦。」

碳水化合物所暗藏的健康危機

「碳水化合物」這個名詞囊括了出現在水果、蔬菜（包括根莖類蔬菜）、穀物、米飯、豆類、種子、堅果和乳製品中的糖、澱粉和纖維素。所有在穀物、米飯、豆類、根莖類蔬菜和牛奶中，以糖和澱粉形式出現的碳水化合物，進入人體後幾乎都會快速的在血液中轉化成葡萄糖。基本上，澱粉就是一種高度濃縮的葡萄糖，不過水果中的糖不太一樣，它是果糖，進入人體後大多不像葡萄糖會刺激胰島素分泌，而是會直接經由肝臟代謝；話雖如此，果糖仍對人體的代謝有很大的衝擊。

葡萄糖的燃燒速度非常快，產生的能量又十分猛烈，這樣的特性讓它猶如火箭燃料，能夠在短時間內快速補給人體能量。就人類演化的角度來看，葡萄糖對人類求生有很大的幫助，因為它扮演著輔助油脂能量的重要角色。我們面臨緊急（例如：戰鬥或逃跑）的情況，或是短暫但需要爆發力（例如衝刺、抬舉重物等）的狀況時，身體就需要葡萄糖這種和油脂全然相反的燃料，來幫助我們達成目標。

葡萄糖進入血液後，如果沒有馬上被燃燒掉，就會轉為肝醣儲存在肝臟或是肌肉中以備不時之需，如此一來，等你真的需要用到它時，就不怕沒得用。聽起來或許會有點奇怪，但其實身體對葡萄糖的需求量很低，而且讀到第 5 章時你就會發現，就算不吃任何的碳水化合物，人體也是有辦法自行產出葡萄糖。

一位健康的成人，在任何時刻內，平均每 9 公升的血液裡，最多只會有 5 公克的葡萄糖（不到 1 茶匙）。對承襲自祖先的原始身體來說，這樣的血糖數值才正常，一旦超過了這個數值，就表示身體正遭遇危急的狀況，所以身體才會釋放大量葡萄糖。然而，你吃進的每一口碳水化合物，都會升高血糖值。想想你喝咖啡的時候

碳水化合物有好壞之分嗎？

　　一說到「有益健康的」碳水化合物，各位腦中想到的可能是澱粉類蔬菜和水果裡的複合式碳水化合物，而說到「有害健康的」碳水化合物，則可能想到精製的碳水化合物食物和糖類。不過，實際上，剛剛你所做出的這 2 項區別並沒有任何意義，因為對你的身體和大腦而言，它們吃進肚子裡後，通通會變成血液中的葡萄糖。1 顆普通大小的馬鈴薯，上升血糖的速度，甚至比 1 條糖果棒還快！

　　另外，常常被小看的還有酒精，它對人體的代謝和血糖的調控也有負面的影響。由於人體只有不到 1% 的胰臟在製造胰島素，加上胰島素是人體唯一能避免血糖過高的荷爾蒙，所以吃進上述這類碳水化合物很容易就使我們的血糖飆升。

　　那麼到底有沒有「有益健康的好碳水化合物」呢？答案是有的，就是長在地表上富含纖維素的蔬菜和葉菜，例如青花菜、蘆筍、羽衣甘藍和菠菜等。這些蔬菜的實際澱粉和含糖量非常低，構成它們的成分主要是纖維素，其次則是水分、礦物質、維生素和珍貴的植化素。

加入了 1 茶匙的糖（大約 5 公克），喝下這杯咖啡後，幾乎立刻就讓你的血糖翻了 1 倍！更不用說，如果去連鎖速食店吃了 1 份雞肉潛艇堡（它含有約 17 公克的糖分），再配上 1 杯含有 36 公克糖的汽水，會對你的血糖有多大的影響？光是喝下那杯飲料，就讓身體一瞬間喝入了相當於理想血糖狀態 7 倍的糖分。

　　你或許會說，全麥的墨西哥捲餅對血糖的影響比較低。但很抱歉我必須告訴你，事實並非如此。單單一個直徑 20 公分的全麥墨西哥捲餅餅皮，就含有高達 30 公克的澱粉和糖分，若再計入餡料裡富含澱粉的豆類或米飯的碳水化合物含量，你想它的碳水化合物含量有多驚人？簡直就像是一個恐怖的碳水化合物炸彈！接著，我們來看看午餐常見的飯後甜點：優格。如果你吃了 1 杯香草口味的優格，至少會吃進 30 公克的糖分，如果你吃的是水果口味的，吃進的糖量更將近 50 公克！

可怕的胰島素效應

從飲食中攝取到碳水化合物後（它們來自甜食、汽水和果汁，或是來自看似健康的穀物、豆類或馬鈴薯等澱粉類蔬菜，亦或是來自以大量澱粉和糖分製成的加工食品），身體就會立刻增加胰島素的產量，好讓這些有害健康的葡萄糖不會長時間在血液中流竄，並且促進葡萄糖進入細胞，轉化成可供細胞利用的能量。就根本來看，**胰島素做的事並不是為了控制血糖，而是為了把血液中過剩的營養素儲存起來，以供不時之需，例如饑荒。**由此可見，碳水化合物對人體和大腦沒有什麼結構上的價值，吃進肚裡的碳水化合物純粹只有提供「多餘熱量」的功能，自然一定會引起胰島素的強烈反應。

雖然，我們是需要少量的胰島素為身體防患未然，但是過量的胰島素卻會損傷動脈和組織，以及縮短壽命。血液中的胰島素濃度會升高，全是為了將過量的葡萄糖快速地運送到肝臟，讓肝臟把葡萄糖轉化為肝醣（由眾多葡萄糖緊密串連在一起的高分子醣類）儲存在肝臟和骨骼肌中。肝臟和肌肉中儲存肝醣的空間有限，一旦所有的儲存空間都被填滿了，肝臟就會把剩餘的葡萄糖轉換為三酸甘油酯（血脂），再運送到全身上下的脂肪細胞裡儲存，形成我們都不太喜歡的贅肉。

如果這個情況只是斷斷續續的發生，並不會對身體造成太大的負擔。然而假如你天天吃進大量的碳水化合物，長期下來細胞對胰島素的敏感性就會明顯地降低（這就有點像聽你的伴侶嘮叨久了，漸漸就會充耳不聞一樣）；一段時間後，與其說葡萄糖是給予身體能量的燃料，倒不如說它讓身體花了更多無謂的力氣去把它轉換成脂肪儲存。

所以，你會發現自己飽餐一頓後，不但沒有精神百倍的感覺，反而還覺得昏昏欲睡，因為身體正忙著把血液中過多的葡萄糖轉換成體脂肪儲存起來，這個需要耗費大量能量的轉換過程也能讓身體暫時性地逃離糖尿病的威脅。不僅如此，你或許也會一直想吃甜點，換句話說，這表示你想要吃盡更多的糖分，因為你的身體渴望能量。一方面是因為長時間受到胰島素的刺激，細胞難以再如過往那樣「敏銳」的接收到胰島素的訊息；另一方面則是因為身體必須努力地將過量糖分轉換為體脂肪，過程需要耗費許多精力，所以才會讓你在餐後反而感疲憊不堪。現代人這樣有違人體本性的飲食習慣，很容易讓整個生理狀態落入一種永不止息的惡性循環，因為大量的碳水化合物食物會不斷刺激胰臟分泌胰島素降低血糖，進而讓身體進入上述所說的一連串負面循環效應。

一陣子之後，身體對胰島素的敏感度會降低，不僅整個人會變得越來越胖，也越來越難甩掉身上的贅肉；這種失調的狀態叫做「胰島素阻抗」，它會干擾正常的生理運作，最終在體內引起一陣混亂。當血糖老是居高不下，葡萄糖和組織結合在一起的機會就越大，這會讓血管、器官和神經系統受到越來越多的傷害。如果這個狀況一直持續發展下去，沒過多久第 2 型糖尿病就會找上門，並且帶來一大堆問題和風險，包括：神經病變、視力問題、周邊組織循環不良導致的壞疽和截肢、腎損傷（糖尿病即第一大洗腎主因）等併發症；以及提高罹患心血管疾病、癌症、阿茲海默症和其他失智症的風險。

假如你血清中的三酸甘油酯濃度很高，又喜歡吃甜甜圈這類食物，就表示你的身體已經完全走向失常的「燃糖模式」。[4] 我常把這些人暱稱為「碳水化合物系動物」（carbovore）。他們血清裡的三酸甘油酯過高，並非是出自他們吃進的油脂，而是出自他們吃進的大量澱粉類和含糖食物。一旦體內的三酸甘油酯含量過高，要甩掉身上的肥肉就更是難上加難。因為此時身體會優先將葡萄糖當作燃料，而偏重燃糖代謝的下場，就是讓體內原始的燃脂代謝毫無用武之地。

再者，同時吃進又甜又油的食物並不是一件好事，因為血糖上升會刺激人體生成胰島素（儲存油脂的荷爾蒙），因此身體就會優先燃燒葡萄糖，把吃進的油脂儲存起來，待日後使用。照代謝生化學家理查・大衛・費曼（Richard David Feinman）醫師的說法，這個情況就好比碳水化合物是一條電器的保險絲，油脂則是觸發保險絲跳掉的危險引信。坦白說，油脂本身並沒有什麼問題，但如果它和碳水化合物碰在一起，便可就會在代謝上造成爆炸性的負面衝擊。

猶如玩命的飲食習慣

以碳水化合物為主食的人生，就猶如坐雲霄飛車般驚險萬分。就算是看似健康的豐盛燕麥粥，或 1 份現做佛卡夏三明治搭配 1 杯精釀啤酒，都會對血糖造成這樣的影響。為什麼呢？因為含有大量碳水化合物的餐點，會使血糖歷經一連串驟升和驟降，這對健康具有極大的破壞力。

首先，吃進一大堆碳水化合物後，血糖的濃度會快速上升，促使胰臟分泌大量胰島素，盡快移除血液中過量的葡萄糖，造成血糖大幅下降；但當血糖一下子降得太低，會讓身體感到十分恐慌，進而促發腎上腺皮質素或甚至腎上腺素等壓力性荷爾蒙的分泌，這些荷爾蒙會令你渾身焦慮不已，又渴求碳水化合物（來充新提振血糖、紓緩血糖過低造成的壓力感）。接著，由於這些壓力荷爾蒙會讓身體以為自己面臨戰鬥或逃跑的危急情況，所以身體又會釋放出大量儲存的葡萄糖當作應對緊急處境的燃料，此舉無疑又再度刺激了胰島素的分泌，然後又再度活化了壓力荷爾蒙……，如此周而復始，陷入一個永無止盡的惡性循環。

以碳水化合物為主食的人，就是這樣深陷囹圄。身體習慣以葡萄糖當作燃料後，每當血糖降低，就想要從烤馬鈴薯、椒鹽蝴蝶脆餅、水果甚至是酒精，來重新補足身體的活力。不僅如此，血糖的大幅攀升也會觸發大腦成癮區的運作，使人體對糖類成癮的機會大幅提升。反觀油脂，它不僅美味，還不會使人體成癮，可說是值得我們信賴的良好能量來源。

隨著碳水化合物日漸成為我們早餐、午餐或晚餐餐盤上的常客，我們的生理代謝模式就越容易走向失控。唯有擁有正常的代謝模式，人體才能擁有健康，因此不正常的代謝是一連串疾病的根源。除了是造成肥胖的主因外，代謝異常亦是引發心臟疾病、糖尿病、多囊性卵巢症候群、中風、神經性疾病和癌症等病症的重要原因之一。

仰賴碳水化合物為主要燃料，還會將我們推入另一個重大的陷阱之中。**當你成為一個燃糖幫浦後，無形之中會讓身體更有效率的把其他的物質也轉化為葡萄糖，而這個「其他的物質」主要就是儲存在肌肉和骨頭中的蛋白質。**在碳水化合物的攝取量不足以供應身體的能量需求時（例如晚上睡覺、沒有進食的時候），身體就會開始巧取豪奪這些儲存在體內的蛋白質，將它們轉變為葡萄糖，以滿足靠燃糖獲取能量的生理習慣。這樣聽起來實在是有點恐怖，因為這就像足另一種形式的吃人肉；身體的蛋白質被分解成葡萄糖後，不僅會降低瘦體組織的質量，還會損傷心肌肌肉，並且造成骨質疏鬆等其他問題。

穀物和糖分的小檔案

　　人類在演化的過程中，從未想要以澱粉類和含糖食物做為身體的主要燃料，因為它們供給能量的方式太不穩定，而且對人體具有破壞性和成癮性。因此，除非在飲食上開拓出一條與標準美式飲食完全相反的路，否則必然會讓自己陷入這種痛苦的處境之中。

● 身處西化的社會中，現代人每天差不多有 1 / 4 的熱量來自於各種形式的含糖食品；這還沒有把富含澱粉的穀物、豆類和根莖類蔬菜算進去，它們最終也全都會在體內轉化為葡萄糖，湧入血液中。[5]

● 至少有 8 成的加工食品，額外添加了糖分。

● 單就果糖的攝取量來看，現在的攝取量已經是 100 年前的 5 倍，而且過去短短 30 年間，果糖的攝取量翻了整整 1 倍。[6]水果、果乾和果汁裡都有果糖，雙醣的蔗糖裡也有一半是由果糖組成。除此之外，蜂蜜、標榜健康的龍舌蘭糖漿以及添加了高果糖玉米糖漿的加工食品和汽水裡，也都含有大量的果糖。果糖對人體的破壞力比葡萄糖高出許多（10 到 30 倍不等），目前它也是跟糖尿病和肥胖盛行率快速飆升最息息相關的糖類。

● 全穀類麥穀片和馬鈴薯造成血糖上升的速度，比巧克力棒還快；事實上，穀類造成血糖上升的速度和幅度比什麼食物都快。你只要想想，農家如果想要增加牛隻肉質的油脂量，通常會餵牠們吃穀物，大概就會明白吃穀物會造就怎麼樣的我們了。

　　話雖如此，以碳水化合物為主食的你聽到這裡也不必過度驚慌，因為還是有方法破解這個窘境，即：訓練身體重新走回燃脂代謝，而非燃糖，如此一來，良好的燃脂生酮狀態就能夠守護肌肉、組織和骨骼。

糖化的破壞力

　　所有的糖類都會增加胰島素阻抗的風險，只是時間長短的問題；同時，所有的糖類也都會透過「糖化」（glycation）使組織變得奇形怪狀又容易黏在一起。

　　「糖化」是血糖和組織中蛋白質、脂肪結合的過程。被糖化的組織在經過一連串的化學反應後，會產生一種名為「高度糖化終產物」（advanced glycation end product）的物質，英文縮寫為「AGE」，帶有「老化」的意涵。高度糖化終產物的縮寫取得很貼切，因為糖就是人體老化和失能的主因。

　　你有認識受慢性疼痛或慢性發炎之苦的親朋好友嗎？在某種程度上，糖化即是造成上述兩者的原因，另外，**許多和老化有關的不適症狀，也和糖化脫不了關係。所以千萬別用你的年齡將這些常見的病痛合理化，因為它們並非老化的必然結果。**

　　基本上，人體的正常代謝中，本來就會進行一定程度的糖化作用以維持生理機能的正常運作，這類的糖化作用對人體有益無害。這和自由基的道理一樣，電子不成對的自由基雖然在過量的情況下會傷害人體組織和 DNA，但是若要維持人體的正常代謝，我們體內還是需要一定程度的自由基。不過，上一段我說的是人體裡不受控制、非酵素性的糖化反應，這類不正常的糖化反應是因為攝取過多的澱粉和糖分所致。人體不需要這些過度的糖化反應以及它們所衍生出的龐大自由基，因為這些不正常飲食產生的糖化和自由基分子，對身體一點好處都沒有，只會讓我們的健康走下坡。這個觀念很重要，如此一來，才不會把正常的糖化作用和不正常的糖化作用混為一談。

很抱歉,沒有所謂「安全的」碳水化合物攝取量

大量的研究一直試圖找出一個「安全的」碳水化合物攝取量,在這個攝取量之內,我們不必擔心它對老化、內分泌、代謝或糖化產生任何負面的影響。也就是說,只要每天吃燕麥粥、麵食、三明治和馬鈴薯等碳水化合物的總量範圍,落在某一個合理的範圍內,不就可以避開這些過量攝取碳水化合物所衍生的病痛了嗎?

只不過事與願違,研究的資料顯示,根本沒有所謂的「碳水化合物安全攝取量」,因為即便是在正常血糖的狀態下,血液中的葡萄糖還是會對人體造成傷害。值得一提的是,這項研究並沒有特別區分受試者體內的血糖是來自 1 碗飯、1 顆馬鈴薯、1 罐汽水或是 1 條巧克力棒。由此可知:糖就是糖,不管它的來源是什麼,都會對人體造成傷害。

如何檢測血糖值?

想要了解體內長期的糖化狀況,可以透過簡單的血液檢測,測量糖化血色素(HbA1c)即可;糖化血色素就是被糖化的紅血球。紅血球是人體最敏感的組織之一,藉由測量它的糖化狀態,大概可以了解體內近 3 個月內的糖化狀態。要避免糖化的傷害,糖化血色素的含量最好保持在 5.4% 以下。糖化血色素造成的破壞力不容小覷,即便良好、低碳水化合物的生酮飲食也會經由丙酮(一種酮體)產生些許發炎物質,但是這些物質造成的破壞力沒有像糖化血色素這麼大。

另外,許多研究也指出,「燃糖」的代謝模式對人體的影響越來越大。因為一旦人體的代謝亂了套,我們應付偶爾放縱大吃大喝的耐受力就會越來越低,甚至就連對所謂「比較健康」或「比較天然」

的碳水化合物的容忍度也會減弱。現代人幾乎都有程度不一的代謝異常，這正是我們要探討前幾代先祖飲食習慣的原因，我們必須瞭解我們的先祖天天吃義大利麵或法國長棍麵包，可能對今天的我們產生怎樣的負面影響；此外，這也正是為什麼重新評估現代人的飲食型態是如此刻不容緩。

一位老先生的由衷感謝

前陣子，我收到了一封信，這封信是一位醫生轉寄給我的，他是我《原始身心》的書迷。之所以將這封信轉寄給我，是因為寫這封信的人，在遵循了我的燃脂生酮飲食後，整體健康獲得了極大的改善。

這個受惠於燃脂生酮飲食的主人公是一位 74 歲的老先生，採取燃脂生酮飲食前，他的體重超重將近 30 公斤，處於糖尿病前期（空腹血糖達 140mg/dL），膽固醇過高，必須靠藥物控制高血壓，另外還有視力模糊、攝護腺腫大（正在進行藥物治療）、膝蓋和髖關節疼痛、氣喘、雙手拇指疼痛和過敏等問題。

這位老先生採取生酮飲食的前 2 周就感受到顯著的變化：他覺得自己變得更強壯、更有活力，而且比較不會渴望吃東西和感到不舒服。然後在採取燃脂生酮飲食 3 周後，他的髖關節疼痛和晨間起床時的身體僵硬徹底消失了，雙手大拇指的疼痛感減輕了 9 成 5，過敏完全不見了，指甲和頭髮的強健度變得越來越好，排尿量也提升了不少。採取燃脂飲食 4 個半月後，他已經甩掉了 22 公斤的體重，並且不用再以藥物治療他的高血壓和攝護腺問題。

不僅如此，他的血糖和膽固醇回歸到了正常值，氣喘症狀和模糊的視力亦獲得了顯著改善。最後，這位老先生在寫給我的信末，大大的寫道：「您的恩惠我沒齒難忘。」

守護粒線體的健康

　　粒線體不單純是細胞裡辛勤工作的微小發電廠，同時也肩負維護生理健康的重責大任。粒線體使我們擁有適應各種環境、氣候和條件的能力，多虧粒線體的幫助我們才得以順利演化為人類。一般來說，粒線體有屬於自己的 DNA，它們的 DNA 不會附屬在細胞核裡的 DNA 中。與細胞核裡的 DNA 相比，粒線體 DNA（mitochondrial DNA，mtDNA）受到的保護少了很多，因此它們非常脆弱，很難抵禦自由基和突變的傷害。[7] 粒線體缺陷除了會引起遺傳方面的疾病，它還是一個評估器官、組織和大腦細胞老化狀態的重要生化指標。研究報告顯示，70 歲長者大腦細胞裡的粒線體損傷率，比中年人高出了 50%。[8] 這是一個值得關注的現象，因為粒線體損傷會增加阿茲海默症和癌症的罹患率。光是 2015 年，阿茲海默症的的病例數就增加了 540 萬筆，而目前盛行率仍持續攀升中。

　　粒線體在進行細胞呼吸作用和基本的產能步驟時，必須經過克氏循環（Krebs cycle）這道手續，而酮體就是在這個過程中注入它神奇的魔力。許多過重和罹患阿茲海默症等疾病的人無法正常進行克氏循環，因為克氏循環必須仰賴丙酮酸去氫酶（pyruvate dehydrogenase，PDH）的幫忙，但他們粒腺體裡的丙酮酸去氫酶卻不能有效工作。酮體就沒有這方面的困擾，因為它不需要丙酮酸去氫酶的幫忙就可以進入克氏循環。此外，酮體還可以透過阻礙組蛋白脫乙醯化酶（histone deacetylases， HDACs）這類酵素的作用，抑制老化的發生。整體而言，這些酵素會抑制 Fox03a 和 Mt2 這 2 個基因的表現，但增長體內的酮體 β-羥基丁酸（BOHB）濃度能夠活化這 2 個基因的表現，此舉不僅可以提升人體對抗氧化壓力（萬病根源）的能力，還可以帶來諸多健康好處。為此，科學家更樂觀推測這個機制將有效延緩人體細胞老化對健康產生的負面衝擊。[9]

　　讓身體不再採取燃糖模式，重返燃脂模式就是保護粒線體健康的最佳方法。以下是 3 大原因：

1. 長期採取燃糖代謝，所衍生的自由基和糖化作用會損傷粒線體 DNA。

　　每一個人身上當然或多或少都會發生這類不受控制又非酵素性的糖化反應，且隨著年齡漸長，這類的情況還會更為嚴重。但是如果我們的血糖過高，更會助長這股不正常的糖化勢力，讓它迅速地在體內侵城掠地。唯有盡可能降低人體長期暴露在大量血糖和胰島素的情況，以及增強身體的抗氧化力，才能粒線體受到傷害和老化對人體的衝擊降到最低。[10]

2. 燃脂代謝有助於提升粒線體的效能，這項事實顯而易見。

　　許多人為了減肥，拼命地透過各種方式加快身體代謝速度，例如不斷運動，盡量多燃燒一些熱量；或是跳入冷冽的水中，藉由產熱效應達到燃脂效果；甚至服用咖啡因補充劑等。然而這些行為就算沒有立即的危險性，也稱不上是明智之舉，因為粒線體的 DNA 就赤裸裸的位在粒線體的內膜中，而我們細胞產熱和產能的工廠也在粒線體的內膜裡日以繼夜的運轉。

　　粒線體內膜就像是一座悶熱的鍋爐室，不斷將爐內的氧氣燃燒掉，但假如故意把燃燒的火力加大，過於猛烈的火勢就會在燃燒的過程中產生大量的有毒過氧化物（自由基），使同樣位於粒線體內膜的粒線體 DNA 直接受到傷害；此舉完全牴觸原本想要改善健康和壽命的目標。想要健康的瘦下來，應該從飲食下手。生酮飲食有助你重啟健康的燃脂代謝模式，藉由燃脂模式緩慢而穩定的供應人體能量，除了可以擁有健康的體重，更能使細胞遠離氧化壓力的傷害。

3. 紅肉裡的營養素能促進脂肪酸進入粒線體中，讓粒線體燃脂產能。

　　這個能幫助脂肪酸進入粒腺體細胞膜的營養素就是肉鹼（L-carntine），它在紅肉裡的含量最為豐富，特別是羊肉。沒有肉鹼的話，粒腺體就很難燃燒大量的脂肪，或是提供肌肉足夠的能量。除了讓粒線體更有效率的燃燒脂肪，肉鹼也能讓心臟更強而有力的跳動！從這裡你就可以知道，想要擁有優質的燃脂效果，為什麼一定要適量的食用肉類了。

　　這是一個非常龐雜的主題，但我相信透過本書簡要的介紹，現在各位的腦中已經對這個主題有了基本的概念，明白為什麼我們要以飲食中和體內儲存的豐富油脂做為主要燃料，以及明白為什麼我們要避免食用碳水化合物；這一層的認知將賦予你為自身健康改頭換面的強大力量。

油脂，才是持久穩定的燃料

　　在明尼蘇達州長大，讓我練就了一番生火取暖的好功夫。由於當地冬季嚴寒，家家戶戶幾乎都有一座燒柴的暖爐，柴燒暖爐最重要的就是生火技巧，因為火生得好才能夠確保整間屋子可以穩定的盈滿熱氣，不分晝夜的長保溫暖。我在解釋糖和油脂對我們健康、體重和能量的影響有多麼不一樣時，總是會以我位在明尼蘇達州北方小木屋裡的壁爐做為例子。

　　還記得只要吃進肚子裡，就會變成血糖的碳水化合物嗎？所有的碳水化合物都會被我們轉化為能量，只有纖維素不會，因為人體無法消化它們。假如人體代謝是個大暖爐，那麼碳水化合物扮演的角色就相當於一開始生火的火種，例如小樹枝、揉皺的紙片或點火專用的燃油。擁有小樹枝般點火能力的碳水化合物食物有：糙米、豆類、全穀類、馬鈴薯和麵食，白馬鈴薯、麥穀片、白米、麵包和麵食等則相當於揉皺的紙片；最後，含糖飲料、果汁、運動飲料和各種酒精飲品則相當於點火專用的燃油。這當中以小樹枝的火力最為持久，紙團和燃油則只能短暫的燃起烈焰而已。不過整體來看這 3 類火種都僅能為壁爐帶來短暫的熱力，不可能讓壁爐的爐火（或者說你的代謝）長保興旺。

　　倘若真的想要單靠小樹枝這類燃料讓爐火持續燃燒，最後恐怕會發現自己淪為一個離不開爐火的奴隸。因為為了讓爐火持續燃燒，必須全神貫注的注意爐火的狀態，撇開白天必須不斷在爐火旁添柴不說，夜裡也必須多次從被窩裡爬起來添柴。整個過程不但費時、費力，而且龐大的燃料需求量還要花費大把的金錢和儲存空間，才能確保不會在寒冬中凍死。只是，這樣活著還有樂趣嗎？別忘了現在我們說的這個暖爐就相當於人體代謝的狀態，而現在大部分的人都是以這樣的方式維持生理代謝的運作。

然而，當人體倚賴糖類和澱粉類食物為主要燃料，也會面臨同樣的窘境。你會一直渴含糖或澱粉類食物，因為只有常常吃它們，才能讓代謝持續燃燒，獲取滿滿的能量。晚上睡覺時，你可能會落入低血糖的狀態，此時習慣以「燃糖」產生能量的身體就會以為處於緊急情況，進而刺激腎上腺皮質素或腎上腺素的分泌，讓血糖重新回歸正常的濃度。不過，在血糖上升的同時，你會睡的不太好，甚至是從睡夢中醒過來。

別以為身體只會靠荷爾蒙提升血糖的濃度，同一時間它還會把腦筋動到儲存在骨骼和肌肉裡的蛋白質，企圖透過分解蛋白質製造出更多的葡萄糖，以滿足代謝上的需求。另外，這些**靠碳水化合物為主要燃料的人，如果在白天無法保持穩定的血糖，很容易會出現暴躁易怒的現象**。你身邊也這樣的人嗎？他們看起來有一點嚴厲、敏感、神經質、愛生氣、難相處或是毛毛躁躁的。你以為他們天生就是這樣喜怒無常嗎？其實往往這都是他們的飲食搞得鬼。

要是我們把火爐的燃料改成又粗又大的段木，會怎麼樣呢？這個又粗又大的段木就像是油脂，如果選擇用它來當燃料，不僅可以輕鬆獲得穩定的爐火，還可以省下很多的時間和精力去做更重要和更有意義的事，甚至晚上也可以一覺到天明；如果起床後發現爐火變得比較小，你需要做的就是在壁爐裡放入另一根段木。這個早上添入壁爐裡的段木就相當於早餐吃少量富含油脂的蛋白質，或是喝

1 杯濃郁香醇的肉湯搭配 1 湯匙「純粹印度食品」（Pure Indian Foods）出產的發酵印度奶油（Cultured Ghee，譯註：此款印度奶油透過發酵的程序移除奶油中常造成過敏的酪蛋白和乳糖）或薑黃印度奶油（Turmeric Superghee），在第 4 篇的內容你會找到更多美味又營養的食材。這個轉變將令你獲得難以言喻的解脫感，因為你會突然多出很多時間和精力，得以好好享受人生！

　　儘管用油脂做為身體主要燃料的好處多多，但傳統思維和主流營養學所推崇的飲食，卻依舊是那種以碳水化合物為主食的飲食，這也使得許多遵循專家建議的人，在無意間搭上了這台有損健康的碳水化合物失速列車。

美國人的矛盾

　　你或許聽過「法國人的矛盾」，即：雖然法國人的飲食含有大量的飽和脂肪，但是他們得到心臟疾病的機率卻比美國人低。身處現代美國社會的人民現在正處於一種我稱之為「美國人矛盾」的不幸處境中，因為只要你越遵循美國官方的飲食指南，你的健康往往就會越糟糕![11]

　　美國農業部（USDA）不斷向美國國民宣導，每天的飲食要以低脂和澱粉類食物為主，並勤於運動；可是美國人的肥胖率和其他健康問題卻始終不減反增。老實說，這是一個橫行全球的矛盾現象，例如印度糖尿病的盛行率屢創新高，而南印度素食者的壽命則是位居全球末位。

　　在搞懂這一切矛盾真相的過程中，你或許就有點像掉入兔子洞裡的愛麗絲，覺得一切的事物都顯得既混亂又荒謬。現在就讓我們來簡要的看看我們所處的狀態吧！美國食品研究和行動中心（Food Research and Action Center，FRAC）的數據指出，美國人在奉行政

府推行的低脂、高碳水化合物飲食數十年後，出現了下列問題：[12]

● 68.5% 的成年人過重或肥胖，成人的肥胖率則為 34.9%。
（1971 年的成人過重比率才 42%）
● 31.8% 的兒童和青少年過重或肥胖，兒童和青少年的肥胖率
為 16.9%。
● 30.4% 低收入戶的學齡前兒童過重或肥胖。

　　此外，另一篇於 2015 年發表的研究，在檢視了美國飲食指南對
美國國民健康的影響之後，發現了一個驚人但不可爭辯的事實：美
國人的肥胖率和糖尿病得病率大幅增加。[13] 政府官方建議的飲食計
畫都是為了預防國人出現過重、肥胖、糖尿病、癌症等慢性疾病，
但事實上這套飲食不僅沒有達到這樣的效果，反而還加重了美國國
民在慢性疾病的得病率。[14] 面對這樣的事實，美國官方並沒有打算
重新設計飲食指南，而是以各種理由合理化這個結果。沒錯，美國
執政黨把來自美國心臟病協會（American Heart Association）和美國
農業部等官方飲食指南的失敗完全歸咎於執行者，也就是人民；因
為都是我們沒有確實遵守這套飲食指南，還有運動量不夠多的關
係。[15] 換句話說，我們會又肥又病，一切全是咎由自取。
　　這樣不實的指控，嚴重削減了我們的士氣，因此在我們繼續下
面的內容前，我想要先澄清這個部分。首先，我要聲明的是，我們
都有謹守美國政府的飲食指南。以下是美國飲食指南的每日建議攝
取量（Recommended Daily Allowance，RDA）與我們實際攝取量之
間的比較：

● **總脂肪攝取量。** 每日建議攝取量要我們一日的油脂攝取量不

要超過總熱量的 35%，實際上我們每天都攝取了占總熱量 34% 的油脂。（儘管如此，這一點卻不值得我們開心，因為我們吃最多的油脂，竟然是來自基改黃豆的部分氫化油，這種油脂對人體的傷害極大！）

● **飽和脂肪。** 每日建議攝取量要我們一日的飽和脂肪攝取量不要超過總熱量的 10%，實際上我們每天的飽和脂肪攝取量不超過總熱量的 11%。（與政府建議的攝取量相比，這樣的攝取量並不算太離經叛道。）

● **碳水化合物。** 每日建議攝取量要我們一日的碳水化合物攝取量約占總熱量的 55～65%，而且最小的攝取量不得低於 45%，如此才能滿足人體（沒有事實根據的）「最佳飲食需求」。實際上我們每天都攝取了超過總熱量一半的碳水化合物，這樣的攝取量足以讓身體陷入一個有害健康的燃糖代謝模式中。

● **蛋白質。** 每日建議攝取量要我們一日的蛋白質攝取量約占總熱量的 10～35%，實際上我們每天的蛋白質攝取量占總熱量的 15%。

如你所見，美國人的攝取量都有滿足飲食指南的標準，而且為了符合低脂、高碳水化合物的原則，飲食中囊括了大量的碳水化合物，並避開了大多數的蛋白質。可是我們聽到的說法卻是，美國人之所以會過重和出現一大堆心臟病之類的健康問題，全是因為我們吃進了過多的動物性蛋白和飽和脂肪；這樣的說法不是很奇怪嗎？

美國食品研究和行動中心綜觀這幾年來的飲食歷史後發現，1971 到 2011 年間，美國人的油脂攝取量從總熱量的 45% 跌到了 34%，碳水化合物攝取量則從 39% 躍升到 51%；這段期間，美國的肥胖率足足攀升了 25% 之多。過去 50 年來，我們一直照著官方訂出的飲食規範，努力增加碳水化合物的攝取量，並減少動物性油脂和膽固醇的攝取量，然而這份努力帶來的後果卻是我們越變越胖。這場災難的蔓延，當然有一部分有要歸因於食品工業，舉凡加工食品裡添加的味精等化學物質、基改食品裡的基改作物、植物油裡的氫化和酯化脂肪酸，以及高果糖玉米糖漿這類有害健康的食品添加物，都是促成這場災難的幫凶。只不過，**若要說造成這場災難的主因，官方的飲食建議還是必須承擔大部分的責任**，要不是它一再向大眾宣揚低脂、高碳水化合物的飲食原則，全體國民的飲食狀態也不至於一起走向這個不正確的方向。最後，美國食品研究和行動中心做出了一個許多科學家也認同的結論：碳水化合物攝取量的提升，才是導致美國過重和肥胖人口大幅增加的原因。

只要多運動，就不用擔心變成大胖子？

接下來，讓我們來打破另一則重挫我們士氣的迷思：美國會變成一個大尺碼的國家，全是因為我們的活動量不夠多（說白一點就是，我們既懶散又無知）。2012 年，一項研究為了證實這個「只要多動一點，就不用擔心變成大胖子」的理論，[16] 特別找了一群居住在非洲坦桑尼亞（Tanzania）北部的哈扎人（Hadza）做為受試者，打算比較他們和西方工業國家人民熱量消耗量的差異。

哈扎人的生活形態和新石器時代的人類先祖非常相近，每天必須靠著大量奔走狩獵和採集食物，所以他們的身形精瘦強健。一開始科學家假設活動量極大的哈扎人消耗的熱量會比工業國家的人多，但在科學家測量了 2 組受試者每日的熱量消耗量，並排除了兩者之間的變數後，竟得出了出人意表的驚人結果：2 組受試者每天消耗的熱量根本一模一樣。因此，研究人員認為，哈扎人能擁有如此有別於工業化國家人民的健康和精實體魄，主要是他們的傳統飲食習慣所致。這個發現和當代的減重觀念有密切的關聯，因為即便是專業的健身教練都會告訴你，想要健康的瘦下來，至少有 7 成取決於飲食。**活動和規律的運動對健康的好處當然很多，但這不表示，在營養狀況漏洞百出的情況下，它還可以發揮同等的功效。**

錯誤的科學理論和利益導向的政策，讓我們陷入今日這場困境中，但政府卻對這個結果輕描淡寫。所以我想，現在是時候將這個天大的錯誤公諸於世了。

由於美國政府最早在推動全國的飲食習慣時，就把飲食中的油脂（尤其是動物性油脂）視為健康的頭號公敵，所以後來在制定飲食指南時，整個政策也都延續這個原則：「假設」限制油脂的攝取量能夠降低肥胖率並促進國民的健康。坦白說，今天還是有很多人擁戴這套醜化油脂（尤其是動物性油脂）的「油脂假說」，但現在已經有大量人體研究證明這種說法並不成立。所以依照目前這套美國國民飲食指南對我們造成的後果，我們終於可以證明「油脂假說，只不過是一套建立在一堆錯誤假設上的推論，它帶給我們的，除了苦難再無其他」。

為什麼在這套假說問世 50 幾年後，真相才得以大白？這一切都是龐大農業經濟的說客和政策制定者的陰謀，他們一方面為了謀求眼前利益，另一方面則為了要避免官方顏面掃地，所以一直刻意隱埋大眾這些最新的科學成果。2015 年，世界衛生組織甚至依據薄弱的流行病學證據，將紅肉列入「極可能致癌物」的名單，這是非常嚴重的誤導。他們不應該任意地把草飼動物的內臟或肉品，與穀飼的肉品和那些添加了大量化學物質、容易促發人體發炎反應的臘腸、熱狗等加工肉品混為一談。

只要美國農業部的營養政策與推廣中心（Center for Nutrition

Policy and Promotion）不斷灌輸我們錯誤的觀念，讓我們認為自己
會受到疾病和肥胖的折磨，都是因為沒有遵守他們的飲食原則（這
全是謊話），那麼我們就會不斷否定自己的努力；這還不是最糟的，
最糟的是我們在如此否定自己的情況下，為了獲得健康，仍舊不得
不繼續強迫自己繼續奉行這套飲食原則。這樣看來我們的飲食習慣
大多是照著官方的規則走，如果真要追究我們自身應該負起的責
任，大概就是喜歡吃含有高碳水化合物的甜食了吧！甜食不但完全
不符合人體的生理需求，還只會讓我們生病。

完全不碰碳水化合物，會怎樣？

　　或許看到這裡，你已經知道我會說出怎樣的答案。因為你已經
知道，身體可以，也喜歡用油脂當作燃料。不僅如此，接下來還將
知道更多從油脂製造出葡萄糖的機制。所以當我說出：「我們其實
不用吃任何碳水化合物」時，你可能會覺得很合理（或是覺得很
極端，端看你個人的見解）。不過你注意到了嗎？這個答案和我們今
天每人每天需要吃 6 到 11 份碳水化合物的飲食標準，不太一樣。

　　老實說，人體每天需要吃多少碳水化合物，才能讓身體正常運
作的概念，並沒有任何科學根據，這個規範都只是大眾約定俗成
（或者說以訛傳訛）所建立起的攝取量。由於碳水化合物的攝取量牽
涉到農業和食品工業的龐大利益，所以許多說客會動用關係促使國
家的飲食政策，走向有利產業獲利的方向；再加上，現代人或許都
是個奉公守法的「好公民」，對專家說的話深信不疑，所以才會讓這
項毫無科學根據的飲食規範，逐漸積非成是。

　　除非你有密切關注最新的科學文獻，否則便很難發現**已經有大
量的研究成果，正在挑戰官方制定的碳水化合物每日建議攝取量**。
直到今天，美國國家研究委員會（National Research Council）皆尚

未訂定出碳水化合物的每日建議攝取量，因為他們認為，人體能接受沒有碳水化合物的飲食，並自行製造出它所需要的葡萄糖。[17]2010年的美國飲食指南表示：「在攝取充足蛋白質和油脂的情況下，人類幾乎不用再攝取任何碳水化合物。」[18]

也許你會提出質疑：「我們每一個人的需求不是都不太一樣嗎？或許真有少數非比尋常的人能適應完全沒有碳水化合物的飲食，但我相信大多數的人還是需要吃『一定程度』的碳水化合物才能活下去。」誠如我在本章一開始的回答，在此我必須再次告訴你，答案是否定的。所有的現代人都是源自同一個基因框架，我們在這裡討論的，當然也是每一個人身上都具備的生理機制。基本上，我們每一個人的基礎代謝能力和能量需求相差不遠，而那些人與人之間的些微生物差異性，根本微不足道。我們之所以會有這樣的想法，大多是因為對個體差異的誤解和受到營養政策的操弄（有時則是自己的一廂情願）。我很喜歡糖尿病暨血糖專家伯恩斯坦（Richard K. Bernstein）醫師下的這番註解：「我們有可能會缺乏胺基酸，我們也可能缺乏必需脂肪酸，但我們卻絕對不可能缺乏碳水化合物。」

透過科學的角度檢視現代的飲食，你會發現組成食物金字塔底部的大量碳水化合物，十分荒謬。可是如果不遵循官方的飲食建議，我們又該怎麼吃進健康呢？你有一個更安全且務實的替代方案，這個方法人人都可以做到，那就是：盡可能放大人體的燃脂能力，並減少對碳水化合物的需求量。

第5章

善用超級燃料，啟動燃脂幫浦

　　唯有在血糖和胰島素濃度很低時，人體才有辦法靠燃脂產生能量。在我們空腹和挨餓，或一直把飲食保持在低碳水化合物、適量蛋白質的狀態時，就可以達到燃脂的條件，為身體開啟一道以油脂為燃料的大門。剛開始進入燃脂模式時，人體會先分解飲食中的油脂釋出游離脂肪酸，爾後才會分解體內儲存的脂肪（三酸甘油酯）。[1] 這些游離脂肪酸可以進入粒線體經過 β-氧化（β-oxidation）的程序燃燒產能，或直接被送往肝臟轉化成酮體。

超級燃料「酮體」的成員

　　人體有 3 種酮體，分別是 β-羥基丁酸（β-hydroxybutyrate）、乙醯乙酸（acetoacetate）和丙酮酸（acetone）。丙酮酸基本上是乙醯乙酸降解後的產物，不過有些研究成果顯示，如果人體有需要，丙酮酸也具備了幫助人體自行合成葡萄糖的能力。[2,3] β-羥基丁酸才是酮體裡的主角，它不只能做為身體的燃料，還是個「超級燃料」，產出能量的效率比葡萄糖或脂肪酸都高。[4]

　　當血液中的酮體流經組織或器官時，細胞內的粒線體就會利用這些源自油脂的獨特能量單位生成 ATP。另外，在我們歷經 24 小時到 72 小時沒有碳水化合物的飲食後，人體便會開始生成大量酮體。當酮體隨著血液進入循環，心臟、大腦和肌肉裡的細胞就能夠逐步使用它們。短短 3 天內，大腦的能量就有 25% 是來自酮體；4 天後，這個數值甚至會高達 70%！[5] 沒過多久，你的身體也能夠從身上的體脂肪分解出游離脂肪酸，並且生成酮體。[6]

　　一旦達到這個狀態，就表示身體的能量代謝途徑已經從「燃糖」轉換成「燃脂」了。簡單來說，只要你的身體開始靠燃燒身上的脂肪並獲得能量，就表示你已經成功適應了生酮狀態。你說，天底下會有哪一個正常人不想擁有這樣的燃脂能力？

　　假如你已經維持這個狀態好幾個星期，接下來我就要告訴你一套不必餓肚子，也能夠讓身體保持在燃脂狀態的健康飲食。這套飲食沒有什麼碳水化合物，主要是由適量的蛋白質和充足的油脂組成，有助人體規律利用酮體和游離脂肪酸產能。在身體徹底進入「良好生酮體質」（effective ketogenic adaptation，EKA）的狀態時，體內的 β-羥基丁酸濃度往往會介於 1～3 毫莫耳（mmol）之間，不過如果你的數值沒落在這個區段也不必擔心，因為只要 β-羥基丁酸的濃度是位在 0.5～7 毫莫耳這個範圍內，皆對健康有所助益。

　　這套飲食賦予你一項非常有利燃脂的條件，讓你能在需要能量時，隨意取用體內存量豐富的脂肪，產生穩定的能量。換句話說，**只要吃進足夠的油脂，就會讓身體覺得「狩獵成果豐碩」，進而安心地釋放出身上儲存的脂肪產生能量**。所以這份飲食就像是一把能開啟一座放滿食物的儲藏室的鑰匙，這也是為什麼一旦開啟燃脂模式後，就算沒有一直吃東西（不管你是為了醫療需求刻意進行安全、短暫的「間歇性斷食」，或是因為忙碌的行程沒時間好好吃飯），也能安然自在的原因。即便是在間隔了好幾個小時的三餐之間，燃脂模式也能讓你輕鬆維持體內的能量狀況、保持清晰的思路，不再被嘴饞的念頭綁架。試想，這樣的轉變對你的人生有多麼大的影響！

　　另外，即使你不胖，也能受惠於燃脂生酮的代謝模式，因為你身上還是存有一定數量的脂肪，可以做為轉換能量的燃料。別擔心你的體重會因此一落千丈，如果有好好遵循「燃脂生酮的飲食計畫」，你一定能吃進充足的養分，並在維持原本健康體重的前提下進行燃脂代謝。若你是局部肥胖的人，「良好生酮體質」的狀態或者說健康、良好的燃脂狀態，也能幫助燃燒掉這些囤積在腹部、腰間、臀部和大腿等處的多餘脂肪。除非是身體有某些特殊的狀況或疾病（第 8 章時我會針對這個問題詳加介紹），讓身體無法有效利用或是製造腎上腺皮質素，否則基本上人體都很喜歡燃脂的能量代謝模式，因為撇開它能提供我們穩定的能量不說，事實上，我們細胞對它的利用率比燃糖好太多了。這個部分我稍後也會再進一步向各位詳細說明。

此外，燃脂代謝模式還能避開許多長期攝取碳水化合物造成的隱形傷害，例如：代謝上的紊亂和失調、過度的發炎和自由基反應，以及導致器官和生理系統功能異常和老化的糖化反應等。不僅如此，燃脂代謝也能守護粒線體的健康、避免粒線體受到傷害，遠離失能、疾病和癌症的威脅。再者，良好的燃脂生酮狀態更可以從根本矯正細胞不正常的代謝狀況，也就是這樣，第 4 章一開始提到的沃特曼醫師，才能靠著燃脂代謝一舉成功反轉糾纏他多時的糖尿病，迎向健康人生。

「燃脂生酮」的好處

良好的燃脂生酮狀態，可以為身體帶來許多好處，包括：

● 減肥更輕鬆，不再老是感到飢腸轆轆或渴望吃東西。
● 穩定大腦裡的神經運作狀態，不容易出現偏頭痛、驚慌感、心情大起大落或其他神經方面的疾病。

● 提供身體和大腦持久、穩定的能量，即使沒有正常吃三餐，一整天下來仍舊可以獲得充足的能量。

● 抗發炎和抑制自由基的活性，減少組織受損的機會。

● 避免大腦處於低氧狀態（hypoxia）。

● 增加大腦的血流量，進而改善大腦整體的功能、認知和記憶能力，並降低罹患阿茲海默症的機會。

● 避免瘦體組織流失。

● 改善睡眠。

● 提升粒線體的效率。

● 降低血壓。

● 增進免疫功能。

● 擁有更健康的肌膚。

● 減少糖化血色素等血糖方面的問題，改善其他與肥胖和糖尿病等代謝疾病相關的生化指標。

● 提升甲狀腺的效能

● 改善心血管的生化指標：提升好膽固醇 HDL 的含量，同時降低壞膽固醇 LDL 和三酸甘油酯的濃度。

● 有機會降低罹癌的風險。

● 抗老化，促進細胞新生和 DNA 修復。

最重要的是，研究和臨床經驗皆顯示，以正確的方式讓身體保持在良好的燃脂生酮狀態，不僅安全無虞，還對許多疾病有正面的助益，之後幾章我將更詳細的探討這一部分。

你或許會擔心，是不是讓自己變成「燃脂幫浦」後，身體就不再會利用葡萄糖產能。這點你大可以放心，因為所謂的「燃脂體質」或是「燃糖體質」是表示你的身體以哪一種物質做為「主要」燃料，畢竟人體本來就會同時利用這 2 大類燃料。因此我們對「燃脂體質」的生理意涵應該要這麼解釋：假如開始以酮體和游離脂肪酸做為主要的燃料，那麼你對葡萄糖的整體需求量就會大減，但不會到完全沒有，因為人體對葡萄糖還是少許的需求性。人體大部分的組織和器官都比較喜歡以酮體做為燃料，唯一的例外是肝臟，因為肝臟只能生成酮體，無法利用酮體，但肝臟可以利用脂肪酸。因此，當人體出現酮體時，體內的各種細胞就會依各自的需求挑選適合的酮體類型進行代謝。

而心臟和大腦是粒線體密度特別高的 2 大器官，它們的細胞最喜歡的燃料就是 β-羥基丁酸。β-羥基丁酸不僅是一個乾淨、穩定又無害的燃料，更能保護這 2 大器官的健康。當然，骨骼肌也很喜愛靠燃脂產能。

除了肝臟外，某些沒什麼粒線體的細胞，例如腎臟髓質（即腎臟內部）、白血球和睪丸的細胞；還有極少數完全沒有粒線體的細胞，例如：紅血球和眼睛裡的視網膜、角膜和水晶體的細胞，也無法利用酮體。這些細胞由於缺乏粒線體，所以只能仰賴葡萄糖當作它們唯一的能量；不過它們的葡萄糖需求量非常的低，低到身體根本不必另外吃進任何碳水化合物，也可以自行生成這些葡萄糖。

糖質新生作用（gluconeogenesis）就是身體為你做出葡萄糖的方法。它能利用飲食中的蛋白質和油脂，或身上儲存的脂肪（三酸甘油酯）做為原料，生產出身體所需要的葡萄糖。而糖解作用（glycogenolysis）則是另一個身體獲得葡萄糖的管道，它是透過分解儲存在肝臟或肌肉中以備不時之需的肝醣，釋放出葡萄糖。跟「燃糖代謝」不同的是，在燃糖狀態時進行的糖解作用，單純只是為了要滿足身體的不必要嗜糖性；但當你處於「燃脂代謝」時，除非是相當緊急的狀態，否則身體絕對不會輕易進行糖解反應，動用肝醣（還有瘦體組織），因為對燃脂代謝來說，肝醣就像是人體的「救命符」，不到緊急時刻絕對不會使用。

換言之，糖質新生只會發生在飲食中缺乏碳水化合物的時刻，而且它非常精打細算：身體需要多少葡萄糖，做出來的葡萄糖量就是多少。如此，身體不僅可以獲得必要的葡萄糖，還不必因為吃進一大堆澱粉類或含糖食物，承受龐大的代謝、氧化和內分泌壓力。另外，大腦可能也還是需要非常少量的葡萄糖，但是比例一定不會超過大腦總能量需求的 10～15%。至於肌肉則僅會在突發的緊急狀況，或是進行某些需要大量耗能的（無氧）動作時，才會利用少量的葡萄糖當作提供爆發力的「火箭燃料」。

我明白，要接受葡萄糖非人體的必需品，實在是一項大變革，你或許會忍不住回過頭去檢視自己過去學到的每一件飲食大小事，然後思考究竟是誰，或者說，是什麼利益，決定了現在的飲食原則。我想這個有別以往的觀念，一定或多或少對你造成某種程度的不安和混亂，所以我想跟你分享羅斯戴爾（Rosedale）醫師說的一段話：「過去 20 年來我發現所有的跡象都顯示，『健康和壽命，絕大部分是取決於一生中燃燒了多少油脂和碳水化合物』，而且至今我還找不到一個可以相悖這段論述的證據，因為這一句話確實道盡了所有與健康和老化有關的問題。」希望仔細思索這段話後，能幫助你跳脫以往的框架，坦然的接受這個事實。

吃油，真的不會變胖嗎？

儘管大多數飲食的減肥效果都不太好，又很容易復胖，可是我卻發現，大家往往還是很最難接受「吃油不會發胖」的觀念。實際上，如果吃的正確，油脂反而還能幫助你燃燒掉更多的脂肪。

現在我們就用具體的數值來說明這個概念。平均來說，分解和利用脂肪所產生的能量，是碳水化合物或蛋白質的 4 倍以上，但油脂的熱量密度才僅是碳水化合物的 2 倍。因此，儘管吃油會讓你吃進比等重碳水化合物多 1 倍的熱量（這一點會讓許多對熱量錙銖必較的人大驚失色），不過油脂為人體帶來的能量卻是 4 倍之多。這也是為什麼我常說，在減肥時對熱量斤斤計較根本是白費力氣的原因，因為你根本不曉得這些食物進入人體後的能量轉換率如何。

再說，**人體會怎麼利用吃進的食物，並不是取決於食物的熱量，而是取決於食物與體內荷爾蒙和酵素之間的繁複交互作用。**人體不是機械化的發電機，而是一座複雜的生化工廠；決定食物能量轉換效率的，最首要的條件就是食物的結構和生化特性，所以人體不論是要使用能量，或儲存能量，都需要經過重重的生化關卡。此外，你吃進的油脂必須先滿足了人體在結構上或功能上，對油脂的大量需求後，才有可能被轉換成人體可以利用的能量，或是儲存在你大腿上的脂肪。

以油脂作為主要的原料，還能經由幾個不同的機制影響你的胃口。首先，攝取充足的油脂可以促進身體分泌瘦體素（leptin），協助人體控制食欲。瘦體素是由脂肪組織分泌的一種荷爾蒙，能幫助大腦判斷是否吃飽了，或是該不該燃燒或儲存脂肪。對人體來說，瘦體素可說是最重要的荷爾蒙，因為它掌控了人體整體的代謝運作模式。萬一吃進的油脂不夠多，瘦體素就會讓你覺得飢餓難耐，催促你趕快從其他食物（例如碳水化合物）中製造更多的脂肪，但你卻不會因為這些作為感到飽足，反而是更加渴求食物。

其次，移除飲食中的含糖和澱粉類食物，並攝取充足的油脂，有助削減飢餓素（ghrelin）的分泌。飢餓素，顧名思義就是一種讓你感到飢餓、刺激食欲的荷爾蒙。一方面，只要飲食中蘊含的優質油脂和營養素越多，人體的飢餓素分泌量就會越少，飢餓感自然也會隨之減弱。另一方面，長期處於良好的生酮狀態也有助於降低人體的飢餓素分泌量。[7] 假如一味遵循傳統計算熱量的減肥方式，恐怕只會讓你對食物的渴望越來越強烈，並且更加難以壓抑大吃大喝的衝動。

相反地，減肥時如果採取燃脂飲食，讓人體進入良好的燃脂生酮狀態，不僅不會覺得更餓，反而還會更容易感到飽足，讓食欲獲得更好的控制。[8] 何況，在良好的生酮狀態下，身體就不需要再生成這麼多的胰島素，自然也會降低將飲食中的能量轉換為脂肪儲存的機會，光是這一點，可能就能讓你不費吹灰之力的減去了不少重量。減重最重要的，就是要吃優質的食物，讓身體用正確的方式代謝能量，而攝取充足的油脂更能讓減重事半功倍。別擔心你會吃進過量的油脂，這幾乎是不可能發生的事，畢竟油脂的質地非常濃厚又極具飽足感。我敢說，你大概沒看過有幾個人能夠大口的狂吃豬油吧？因為只要一點點的油脂，就足以讓身體獲得滿滿又持久的飽足感！

最終，高脂、低碳水化合物的飲食會進一步啟動某些基因表現，讓生成有助於提升燃脂效率的特殊蛋白質。有了這些特殊蛋白質的幫助，甚至可以讓你在運動時的燃脂能力更上一層樓，就算是在做比較高強度的無氧運動也不例外。

綜觀以上種種的好處，我想各位應該可以理解，為什麼會有這麼多出色的研究認為，生酮飲食很適合做為肥胖患者的飲食，因為它不僅安全，還能有效地幫助他們減去體重，不易復胖。[9] 其他研究成果也顯示，生酮飲食能顯著降低血液中三酸甘油酯、總膽固醇、壞膽固醇（LDL）和葡萄糖的濃度，同時大幅增加好膽固醇（HDL）的含量。[10]

甩掉肥肉，和它永遠說再見

　　近幾十年來提倡的減重方法，大多強調限制油脂攝取量和總熱量的做法。一開始，這樣的策略確實會減去一些體重，不過沒過多久，就會發現自己的體重停滯不動。因為人體對攝取過少的油脂產生反應，需要一點時間，一旦身體開始真正領悟到油脂的攝取量很少時，便會積極地把身上儲存的脂肪視為珍寶，不讓這些脂肪輕易離開身體。在此同時，或許也會發現自己對食物的渴望更為強烈。這都是因為身體以為正處於饑荒的環境中，所以想要竭盡所能的驅使你去尋覓更多的食物，以補足體內欠缺的熱量和脂溶性營養素。更糟糕的是，身體還會降低代謝率，這不只會阻礙減重的速度，當你一停止減重，重返比較正常的熱量和油脂攝取量時，還會無可避免地快速復胖。

　　然而，若能攝取充足的油脂，持續讓身體和大腦感受到油脂的來源不虞匱乏，那麼身體就沒有理由再緊抓著身上的贅肉不放，而會放心的啟動燃脂模式，慢慢地燃燒掉多餘的體重。加上油脂天生容易令人感到飽足的特性，更可以輕鬆解決老是覺得肚子空空或想吃東西的衝動，使你得以心平氣和地做出更好的飲食選擇，如此一來，就可以長期有效的管理自己的體重。換言之，**啟動燃脂生酮模式後，就算吃進了少量的碳水化合物，它們大多也只會轉化成肝醣儲存在肝臟和肌肉中，以備日後的急用，不會轉換成脂肪。**

　　一則研究指出，每 6 位過重或是肥胖的成人，只有 1 位能在減重 1 年後，仍維持至少減去 10% 體重的狀態。[11] 其他研究則推測，若採取傳統減肥飲食，這個長期維持減重成果的比例可能還更低。[12] 反觀生酮飲食，目前已經有大量研究證實，這樣的減重飲食安全又有效，而且還不容易復胖；採取生酮飲食的減重者，大多可以保持健康的體重長達 1 年以上（許多飲食都無法達到這樣的成效）。[13] 針對這些成果，該研究的研究人員做出了這樣的結論：「我們在 1 萬 9000 名患者身上實施燃脂生酮飲食，發現該飲食能快速減去患者 10% 的體重，且減去的重量有 57% 為脂肪。另外，整個實驗過程中，患者皆沒有產生任何負面影響。因此我們認為這個飲食法安全、平價、成效又快，而且不易復胖，能讓使用者維持長達 1 年的減重成果。」

因此，你何不試試這個更合乎自然的飲食方式，看看究竟這套「吃油甩肉」的飲食將對你產生怎麼樣的影響？輕鬆減重只不過是「燃脂生酮飲食」的其中一小項附加價值，更重要的是它也有助於你身心的健康，因為我寫本書的目的，本來主要就是為了讓大家活得更健康和長壽。燃脂生酮飲食和其他市面上流行的飲食不一樣，它除了更正面、有建設性外，也比較不會讓你產生自我否定、自我批判的負面情緒，以及強烈渴求食物的念頭。再也沒有哪一套飲食比燃脂生酮飲食更棒了，它不單單滿足了人體真正的需求，更排除了所有會干擾身體正常運作的因素，使身體獲得全面性的保護。

從紀錄片中，見證燃脂生酮的功效

或許，現在你仍對這套「吃油甩肉」的說法心存疑慮，所以我想推薦各位看一部非常棒的紀錄片《麥片殺手》（Cereal Killers），這部電影可能有助你從別人的親身體驗中，具體了解燃脂飲食的影響力。

該影片紀錄了一名年輕男性，企圖用高脂飲食逃離家族性心臟病威脅的過程。影片中，他在南非運動營養專家提姆・諾克斯（Tim Noakes）的監督下，進行了 1 個月油脂比例占了 7 成的極低碳水化合物飲食，每天都攝取大約 4000 大卡的熱量。這段期間，他每個禮拜只做 1 次為時差不多 8 分鐘的高強度運動。結果 1 個月過去後，他的成果相當斐然，不論是在體格或是血液指標方面，皆獲得了大幅的改善。

如何啟動燃脂生酮的開關？

現在，我們要來思考一個重要的問題：到底要如何從「燃糖模式」轉換為「燃脂模式」？

兩者之間的轉換，其實就決定於飲食中的碳水化合物含量，也就是每天吃進體內的實際「可利用碳水化合物含量」。在計算「可利用碳水化合物含量」時，要減去碳水化合物中所含的纖維素量。舉例說明，1 顆中型蘋果總共含有 25 公克的碳水化合物，但有 6 公克是纖維素，因此剩下 19 公克才是身體的實際「可利用碳水化合物含量」。雖然臨床和研究人員對啟動燃糖模式的「可利用碳水化合物含量」定義範圍很寬鬆，從每天 65 到 180 公克不等，但知名的生酮專家卡喜爾醫師認為，要脫離燃糖模式，每天攝取 100 公克的碳水化合物就綽綽有餘，而大部分的生酮專家則建議，若要維持良好的生酮狀態，每天的「可利用碳水化合物含量」最好不要超過 50 公克。

事實上，每一個人啟動燃糖模式的閾值，絕大多數是和個人的胰島素敏感度有關，有些人天生就要比其他人吃進更多的碳水化合物，才會觸發身體以「燃糖模式」為主，但這些人畢竟還是少數。因此，燃脂生酮的飲食計畫才會把碳水化合物的含量設定在一個比較大眾的標準，只要不要超過這個攝取量，每一個人都可以蒙受其利。依我個人的經驗來看，現代人的代謝能力太容易受到干擾了，再加上現代人的生活形態和環境的壓力太大，很容易就會瀕臨或落入觸動燃糖模式的碳水化合物閾值。

我發現大部分成功達到良好生酮狀態、順利減重並獲得各種正面健康成效的人，每天吃進的可利用碳水化合物大約在 50 公克左右（取自含有少量碳水化合物的蔬菜、堅果或是些許莓果），並且大量攝取富含纖維素的蔬食（別擔心，在執行燃脂生酮飲食時，可以放心的大口吃菜，只要不要吃任何澱粉類蔬菜，基本上攝取的可利用

油脂對人體的無窮妙用

　　除了水，油脂是人體全身上下含量最豐富的營養素。我們的身體有 55～65% 是由水分組成，而根據美國運動協會（American Council on Exercise）的數據，非肥胖成人的平均體脂肪含量，男性最多為 24%，女性最多則為 31%。不過，這個數值其實並未涵蓋身上所有的脂肪含量，因為它並沒有把構成細胞膜的脂肪、器官和組織裡的必需脂肪酸、讓免疫和內分泌系統順利運作的油脂或大腦中的脂肪和膽固醇計算在其中。我們吃進的油脂會優先供給身體在結構或功能上的需求，而剩下的部分才會被儲存起來或燃燒成能量。（這一點和碳水化合物非常不同，碳水化合物對人體結構的貢獻非常少，頂多只有 2%。）正因為油脂供應了人體很多在結構或功能方面的需求，這也再次說明了吃進大量的油脂，並不等於一定會發胖。

　　接下來，我就要大略和大家介紹一下，我們吃進肚裡的油脂都跑到哪裡去了，又做了些什麼。看完之後，我相信你就會明白，油脂在轉換成熱量前，到底先滿足了人體多少的需求。

- 神經系統和保護神經細胞的髓鞘是由一種名為「鞘磷脂」（sphingolipid）的重要脂類構成，如果人體沒有這種脂類，神經系統根本完全無法運作。

- 飽和脂肪、膽固醇、磷脂質、omega-3 脂肪酸和 omega-6 脂肪酸，都是組成人體每一顆細胞的重要元素。

- 油脂就跟許多脂溶性營養素一樣，在免疫系統的運作中扮演重要的角色。大部分的油脂進入人體後，馬上就會被淋巴系統吸收，不會流入血液。只有少部分的短鏈和中鏈飽和脂肪可以不必經由消化作用，直接經由血液吸收，這些脂肪在血液中具有強大的抗微生物特性，並且可以發揮近似游離脂肪酸和酮體的功效，即時補給細胞所需的能量。飽和脂肪也可以賦予白血球摧毀入侵細菌、病毒和真菌的能力。此外，良好的生酮狀態還能抑制腫瘤的生長，因為生酮飲食剝奪了癌細胞最喜歡的燃料：葡萄糖。

● 人體的內生性大麻系統（endocannabinoid system）熱愛脂肪，畢竟，人體自行生成的「內生性大麻醇」（endocannabinoid）本來就是由脂肪酸構成。內生性大麻系統除了肩負著維持體內每一種荷爾蒙和神經傳導物質恆定性的重責大任，確保我們的神經和生理系統可以穩定運作外，它還可以讓人體遠離疾病和發炎反應的傷害。omega-3 和 omega-6 脂肪酸是組成內生性大麻系統的基礎，因為該系統必須仰賴這 2 種脂肪酸生成內生性大麻醇和大麻素受體（cannabinoid receptor）。不過，不宜攝取過量的植物性 omega-6 脂肪酸，因為它有促發炎的效果，會阻礙 omega-3 脂肪酸抗發炎的功效。

● 心臟比較喜歡以長鏈飽和脂肪當作主要的燃料（心臟也可使用酮體做為燃料，且酮體最多可以提升心臟 28% 的效能），例如有 18 個碳的硬脂酸（stearic acid）和 16 個碳的棕櫚酸（palmitic acid)；而骨頭則需要飲食中的飽和脂肪和脂溶性營養素幫助它有效吸收和利用鈣和其他的礦物質。荷爾蒙利用膽固醇做為基質，又利用某些飽和脂肪做為它們發號施令的獨特標記；肺臟用抗氧化的飽和脂肪棕櫚酸合成肺部的表面張力素（surfactant），為脆弱的肺組織形成一道保護屏障。

碳水化合物含量，很難超過 50 公克）。卡喜爾醫師在他的研究中說道：「假如每天飲食的碳水化合物（即澱粉和糖類）含量超過 100 公克，生酮作用就不可能發生（酮體濃度＜0.1mM）。另外，在執行生酮飲食時，除了碳水化合物的攝取量要限制，也不宜攝取過多的蛋白質。」[14]

一旦人體達到良好的生酮狀態，血液中的酮體 β-羥基丁酸的濃度，就會介於 1～3 毫莫耳 / 公升之間（稍後我會告訴該怎麼在家自行測量）。部分用於治療疾病的生酮飲食，甚至可以讓酮體的濃度更高（最多達 7 毫莫耳 / 公升），不過這部分我們就不多加討論，因為它已經超出了本書要討論的範圍。除非是病況控制不佳的第 1 型糖尿病患者（P.195 有針對第 1 型糖尿病患者寫的重點），否則燃脂生酮飲食很難會造成可怕的酮酸中毒（酮體濃度超過 15～25 毫莫耳 / 公升），所以正常人在進行燃脂生酮飲食時，其實不必監控酮體的濃度，但如果你覺得生酮效果不如預期，或是你是一個一板一眼的人，當然也可以自行測量體內酮體的狀態。

21 世紀的生酮熱潮：燃脂生酮飲食的定位

我參與過許多有關史前飲食的研討會，聽過的「史前」飲食定義多到不勝枚舉。無獨有偶，各專家對「生酮」的定義也五花八門，他們會依據各自看重的部分提出定義和風格迥異的生酮方法。其中有些生酮方法既有效又健康，但有些卻不然，萬一你一不小心走錯了路，很可能就會讓自己置身於風險之中。各位必須明白，每一種生酮飲食都「不一樣」，現在就讓我們來仔細檢視和生酮飲食有關的面向。

首先，我要澄清的是，燃脂生酮飲食計畫，絕對不是一套盲目追求酮體濃度的飲食。沒錯，酮體這些簡單的有機化合物，的確可以做為是否從燃糖模式轉變為燃脂模式的簡便指標（我在第 4 篇會解釋這一點），但這個飲食之所以會如此有益健康，重點並不在於你能有效的燃燒酮體，而是你能夠以「燃脂模式」為主要的代謝方式。酮體只不過是燃脂代謝中的一部分，所以千萬別以為酮體的量越高就越好。例如，吃高蛋白、極低碳水化合物的飲食可以讓你產生酮體，甚至是變瘦，但是它卻無法讓你的身體進入良好的生酮狀態；又例如，你也可以靠不吃東西，或是採取含有大量芥花籽油的低碳水化合物飲食產生酮體，但是這些做法卻絕對不可能讓你和健康沾上邊！更何況，現在市面上還有各種人造的酮粉和補充劑，能讓你快速達到生酮狀態。各位一定要了解，**想要獲得酮體對健康的幫助，根本之道就是要讓身體自然而然地轉換到安全的燃脂代謝模式，因為唯有如此，身體才有辦法進入良好的生酮狀態**，有效地利用酮體，否則就算靠吃進大量的中鏈三酸甘油酯（MCT）或昂貴的酮粉大幅增加了體內酮體的含量，身體也不見得能有效利用它們，反而徒增身體的負擔。

我撰寫本書的其中一個動機，就是為了幫助大家釐清關於其他生酮飲食的不恰當之處。目前大部分我們聽到的生酮飲食，幾乎都把重心放在巨量營養素的比例上（也就是飲食中油脂、蛋白質和碳水化合物的比例），鮮少著墨在這些巨量營養素的品質或來源，或是整套飲食的微量營養素身上。

在某些圈子裡，生酮代謝甚至跟餓肚子脫不了關係。不過，本書不僅絕對不會讓你餓肚子，還會以前所未見的豐富營養素滋養你。其他生酮飲食也經常沒有排除掉，許多看似有益生酮狀態的食物，因為這些飲食的設計者根本沒考量到自體免疫疾病和過敏的盛行率正迅速攀升，諸如奶油、芥花油、大豆油、代糖、大豆、乳製品和基因改造食品等常見食物，可能都帶有潛在的致過敏反應風險。想要透過飲食獲得健康，絕大多數的時候，避開促發炎的食物，遠比你吃進了多少比例的巨量營養素重要得多。這也就是為什麼燃脂生酮飲食計畫堅持選用完整、無汙染、無加工的有機純放牧肉品，因為這些純淨的食物，才最符合人體先天的需求。

儘管醫學界利用生酮飲食治療癲癇、巴金森氏症和肌萎縮側索硬化症（amyotrophic ateral sclerosis，ALS；也稱之為盧‧賈里格症（Lou Gehrig's disease），俗稱「漸凍人症」）等疾病的作法，已經行之有年，生酮飲食也確實有辦法快速化解這些重症患者的部分症狀，但這些患者卻不見得可以因此重獲最佳的健康狀態。因為這些傳統的生酮飲食療法，往往都是以人工管灌品取代患者的正餐。這些管灌品不僅含有部分氫化或酯化植物油（即反式的玉米油、芥花油和大豆油等）、玉米糖漿、人工風味劑、奶粉，甚至是高果糖玉米糖漿等；就連蛋白質的來源，也大多來自高度加工，且經常造成人體過敏的牛乳、玉米、大豆產品或基改作物等。

另外，這些具備醫療功效的飲食，開出的菜單有一大特色，就是常以養殖畜肉製成的漢堡排和人工代糖（取代碳水化合物）入菜。看到這裡，我相信你應該不難理解，為什麼每每說到生酮飲食，醫生總是說它既「不美味」又「難持之以恆」。（假如你深受神經性退化疾病之苦，第 8 章我將告訴你，成為燃脂幫浦的好處。）

啟動燃脂力，才是擁有健康的關鍵

再者，我們要討論到的是蛋白質的攝取量。1960 年代晚期，羅伯特‧阿特金斯（Robert Atkins）醫師發表了著名的「阿特金斯生酮飲食」。該飲食中，阿特金斯醫師大力鼓吹所謂「攝取大量蛋白質有益建立良性生酮狀態」的觀念，但這個觀念卻恐怕在無意間導致許多擁護者，無法順利達到良好的生酮狀態，因為蛋白質仍舊有利人體進行燃糖代謝，只不過效率沒有碳水化合物那麼好罷了。或許這也就是許多阿特金斯飲食者，難以征服內心渴望碳水化合物衝動的原因；因為坦白說，他們的主要能量代謝模式從未徹底由燃糖轉變為燃脂。

另一方面，阿特金斯飲食也不怎麼強調食物的品質。以阿特金斯飲食的標準來看，芥花油和酸敗培根肉的油脂，跟來自草飼動物的新鮮獸脂或有機初榨椰子油沒什麼兩樣。許多市面上販售的高度加工、精製碳水化合物和代糖食品，更是乘著阿特金斯飲食的風潮熱賣。

阿特金斯飲食這類高蛋白、高油脂的飲食，的確可以在缺乏澱粉和含糖食物的情況下，生成大量酮體，但身體卻可能一輩子都無法有效利用它們，尤其是原本採取高碳水化合物飲食的人。請記住，如果有很長一段時間都以碳水化合物做為主要燃料，**之後就算飲食中沒有碳水化合物，已經習慣以燃糖模式代謝能量的身體，也很容易利用飲食中的蛋白質或肌肉、骨骼和器官中的蛋白質轉化為葡萄糖，進行能量代謝。**因此，假如一下子從高碳水化合物飲食轉換為高蛋白飲食，身體便會盡可能將飲食中過量的蛋白質轉化為葡萄糖，以彌補飲食中碳水化合物不足的情況；這個生理機制不僅非常不討人喜歡，也增加了執行者持之以恆的難度。

身體保持在燃糖代謝和渴望碳水化合物食物的狀態，就是許多採取高蛋白質、低碳水化合物飲食減肥者，體重停滯不降的其中一項原因。此外，高蛋白飲食也會將你置身於相當大的風險之中（更多說明，詳見 P.136〈蛋白質，不是理想的能量來源〉）。

從某個角度來看，低碳水化合物雖然囊括了高蛋白飲食和燃脂飲食，但它倆的本質卻天差地遠。況且，大多數低碳水化合物飲食的主張都太過狹隘，老是一廂情願地認為減肥就能獲得健康，過於簡化了影響健康的眾多因素。老實說，減肥成功不代表就一定可以獲得健康！沒錯，當你將自己調整到最佳的健康狀態時，身體通常也會隨之恢復到健康的體重，這是很棒的附加價值；但單純變瘦，並不代表血糖、血脂、DHA 濃度、發炎標記濃度、腸道健康和營養素的吸收率等，就可以恢復健康。我們必須從一個宏觀的角度，去看待整個身體和大腦系統之間複雜的運作狀態，就會了解想要擁有健康的身體，最基本的條件還是要攝取高品質、營養豐富又沒有受汙染的食物；而這一點正是膳食療養和燃脂生酮飲食的核心概念。

去除飲食中的碳水化合物、適量地攝取每日所需的蛋白質，並盡量攝取豐富的脂肪，滿足飽足感、刺激瘦體素分泌（它會讓身體認為「狩獵成果豐碩」，因而放心釋放出某部分的脂肪作為能量代謝之用），方能逐步開啟身體的燃脂能力，讓身體達到最佳的燃脂生酮狀態。永遠不要忘記，獲得健康的首要條件不是你有沒有製造了大量的酮體，而是你有沒有啟動身體的燃脂力。

燃脂生酮，不是高蛋白飲食

「當我們減少飲食中碳水化合物的含量後，難道就不能用『蛋白質』取代『油脂』填補這個飲食缺口嗎？」這個問題貌似合理，但答案卻是否定的。了解背後的原因很重要，因為現在一提到「低碳水化合物飲食」一詞，大家馬上就會聯想到「高蛋白飲食」，將它們畫上等號；其實，這是個天大的錯誤。

低碳高蛋白的減肥飲食允許攝取大量的肉品、乳製品、魚類和蛋白粉，以及極少量的碳水化合物，至於脂肪的攝取量和種類則依飲食的不同有不少差異，只不過通常這些飲食所列出的油脂來源都不太可靠。許多高蛋白質飲食計畫的頭銜都有「史前」這個字眼，但長期使用蛋白質做為能量來源一點都不健康，事實上還非常危險。

各種提高體內酮體濃度的方法

　　任何一種飲食，一旦在大眾間造成流行，難免就會衍生出一些讓人「更輕鬆達到飲食功效」的潮流產品；生酮飲食也不例外。在保健食品商家的貨架上，你可以找到一大堆的酮體補充劑。不過，我並不推崇這些補充劑。

　　酮酯（ketone ester）就是一種酮體補充劑，生產自實驗室，多半用於醫療用途。假如你有癲癇的狀況，它或許可以帶來一點幫助，但是對一般人而言，這類酮體補充劑既昂貴又不易取得，所以現在廠商把腦筋動到了高品質的中鏈三酸甘油酯和人造酮鹽（ketone salt）身上，因為它們價格相對親民，又可以達到類似酮酯的效果。

　　儘管這些產品能否減緩由燃糖轉換到燃脂過渡期的能力，有待商榷，但可以確定的是，它們沒辦法促使身體達到最佳的健康狀態，甚至還可能搞垮健康。我對一切聲稱「速效」的補充劑和方法抱持高度的懷疑，因為這些東西全都背離了自然的生酮法則。不僅如此，吃進這些人造的酮鹽後，還有另一個問題，就是很難準確地測量出它出現在血液中的濃度，因為它和生體自行生成的酮體結構相當不一樣，市面上傳統的血酮測量儀根本無法測出它在體內的正確濃度。

　　因此，我強烈建議各位不要輕易使用任何號稱可以快速達到生酮狀態的補充劑或是產品，以免弄巧成拙。萬一在進行燃脂生酮飲食時，確實在達到良好的生酮狀態或減重方面碰到瓶頸，在本書的第 4 篇我將告訴你該如何運用少量的中鏈三酸甘油酯油（MCT），自然地突破過渡期的障礙。畢竟，在這場燃脂戰役中，穩紮穩打才是致勝關鍵。千萬謹記「欲速則不達」，唯有每天確實地改善飲食習慣，才有機會贏得最終甜美的果實。

這正是燃脂生酮飲食雖囊括了豐沛的油脂，但卻僅含有「適量」蛋白質的原因；在燃脂生酮飲食中，其大部分熱量都是來自這些優質的油脂（且多半是動物性油脂）。

　　現在，我們來仔細看看蛋白質對人體有哪些功用。基本上，蛋白質是生成荷爾蒙和神經傳導物質的必備原料，以及維護、修補人體細胞基本結構的重要建材，不過我們吃進的蛋白質如果在做完這些事後仍有剩餘，最終就會被轉變為葡萄糖（糖尿病專家伯恩斯坦醫師的著作中寫到，蛋白質轉換為葡萄糖的轉換率大約是 36%），進入跟碳水化合物一樣的燃糖代謝模式。[15]

蛋白質，不是理想的能量來源

　　攝取高蛋白飲食之所以會對身體造成龐大的壓力和負擔，和蛋白質的獨特化學性質有關。碳水化合物和脂肪主要是由 3 種元素構成，即碳、氫、氧，但蛋白質除了三者外，還多了氮這個元素，當身體要利用蛋白質時，一定要經過一道去胺作用（deamination）。

　　這道程序由肝臟和腎臟進行，是一個很吃重的工作，因為肝臟把蛋白質的胺基切下後，胺基會轉變為帶有毒性的氨（ammonia），肝臟必須要先將氨轉化為毒性較低的尿素（urea），腎臟才有辦法透過尿液將這些代謝蛋白質產生的有毒副產物排出體外。因此，身體對蛋白質的處理有限，尤其是缺乏油脂的情況下。因為油脂可以稀釋蛋白質的濃度，增加身體對蛋白質的利用率和吸收率。當總熱量的 50% 都來自沒什麼油脂的蛋白質時，就會觸碰到身體代謝蛋白質的上限，必須為消化和代謝多餘的蛋白質付出代價，並且把自己置身在罹癌和加速老化的高風險之中。反之，假如蛋白質是來自富含油花的草飼肉品，或是將少許的瘦肉搭配豐富的動物性脂肪一起享用，便可避免觸及身體代謝蛋白質的上限；誠如剛剛所說，**油脂可**

以透過稀釋作用降低身體代謝蛋白質的毒性負擔，並提升身體對蛋白質的利用率。

這就是為什麼我說 20 年前蔚為風潮的史前飲食中，且今日仍舊為某些圈子推崇的瘦肉高蛋白飲食有重大缺陷的原因。早年擁護史前飲食的人，總是在餐盤上放滿了瘦肉片，有時他們還會用榨自植物種子的油品烹調這些肉，這真的是一個很不恰當的作法，因為這些植物油在受熱的時候很容易氧化，產生有害健康的氧化物。我想，過去這類飲食能為大眾所接受，大概是因為我們的文化很排拒油脂，尤其是動物性油脂；如果是我們遠古的祖先，肯定不願意選擇這樣的飲食方式。

誠如我在第 1 篇說的，史前人類在生活環境嚴酷的舊石器時代，為了生存一定會選擇最肥美的肉品來填飽他們的胃和滋養大腦。如果飲食偏離了這條道路，吃進過量的蛋白質和低脂食品，則會惹禍上身，讓自己處於高氨血症（hyperammonemia）的狀態——即大量的氨堆積在體內。高氨血症會導致虛弱、腹瀉、嚴重乏力、心臟問題，甚至是在短短數週內一命嗚呼。[16]

北極土生土長的住民把「高血氨症」稱之為「兔肉果腹後遺症」（rabbit starvation），因為當地居民狩獵不到大型哺乳類動物時，就僅能靠捕食兔子這類身上沒什麼脂肪的小動物果腹，在這種情況下很容易出現高血氨症。[17]（這說明了為什麼北極極地探險家菲爾加摩爾·史蒂芬森會說，肥美的肉品才有辦法供給完整的營養素。）1970 年代的流質蛋白飲食風潮，就因此引爆了一場「兔肉果腹後遺症」風暴，[18] 最近隨手可得的蛋白粉更加劇了這個令人憂心的局面，因為每天人人都可以靠著 1 匙蛋白粉和 1 台調理機，輕鬆地不斷以非天然的方式攝取大量蛋白質。

我完全不推崇這種做法，過量的蛋白質除了會衍生不必要的葡萄糖（這還是最小的問題），更會造成身體沉重的代謝負擔、加速老化和促進 mTOR 路徑的表現。mTOR 路徑的表現，能強力促進各種細胞的增生，就連腫瘤細胞也不例外。因此，如果想要獲得最佳的健康狀態，適量但不過量的攝取蛋白質，就跟限制碳水化合物的攝取量一樣重要。

為此，千萬不要因噎廢食，完全不敢碰含有蛋白質的食物。管理自己的蛋白質攝取量並不困難，燃脂生酮飲食計畫也會協助各位輕鬆達成目標，以下就是一些在管理蛋白質攝取量時，必備的 5 大基本認知：

1. 蛋白質的種類。我們需要吃一定量的完整動物性蛋白，因為它們富含維持人體最佳狀態的油脂。許多植物性蛋白質（例如：穀類、豆類、大豆或米飯等）的結構不僅人體對它很陌生，更挾帶著大量的澱粉和致過敏凝集素（lectin），而且幾乎沒有什麼人體所需的油脂，即便是在有機環境下生長的穀類也一樣。對身體而言，從動物性食物裡攝取到的蛋白質，才是最天然、最棒的選擇。

2. 品質。挑選動物性蛋白，最重要的就是它的品質和飼養方式。在屠宰前全程採自然放牧和草飼的動物才是最佳的肉品來源；至於那些以圈養、不人道和汙染環境的方式畜養，並餵了穀料、豆料或其他雜七雜八飼料的動物，則應極力避免食用。

3. 料理方式。為了讓蛋白質在體內發揮最好的功效，必須在食用蛋白質時，搭配一些優質的天然油脂。有 2 種方法可以達成這個目標：一個是直接享用富含油脂的肉品，另一個則是將瘦肉和健康的油脂一起料理，例如豬油、牛脂或椰子油等。當然，不論選擇用哪一種方法享用肉品，都別忘了要搭配上充足的蔬菜。若要烹調魚類，更適合運用豬油、椰子油這類的飽和油脂料理，因為魚肉裡富含的 omega-3 脂肪酸，在過度受熱時，很容易發生氧化反應，產生生有害物質。此時利用飽和油脂料理魚肉，恰好可以利用飽和油脂的耐熱度保護魚肉裡的 omega-3 脂肪酸，而且也可以增加身體對 omega-3 脂肪酸的利用率。

4. 拿捏分量。蛋白質的攝取量要恰到好處，過與不及都不好。要知道自己身體需要的蛋白質量有多少，可以利用這個公式估算：理想體重（公斤）×0.8＝身體所需的蛋白質（公克）。這條公式算出來的蛋白質重量，通常都會和蛋白質的每日建議攝取量範圍相符。然而，有時還必須依照個人的特殊條件，例如：年齡、生理階段、健康狀態或運動健身需求，稍作調整。

5. 消化狀態。如果你現在的蛋白質攝取量比以前少，最重要的就是要幫助你的消化系統更有效率地利用蛋白質。身體能否獲得充足的養分，並不取決於吃進的食物多寡，而是身體對食物的利用率。想要讓動物性的食物獲得最好的消化，細嚼慢嚥是必須的，如此一來胃酸和胰泌酵素才能充分的消化它們，供身體吸收利用。

之後的內容，我將告訴各位如何在實作中，一一攻克這 5 大基本原則，攝取到適量的優質蛋白質。只要用對方法，不僅可以在有限的蛋白質攝取量中吃進豐富的必需胺基酸、滿足身體修復和新生細胞的需求，更可以同時兼顧餐點的美味、讓身心獲得滿足。最棒的是，這樣雙贏的局面，還能幫助你化身為最健康和最有效率的「燃脂幫浦」！

熱量限制、間歇性斷食和燃脂生酮的共通點

熱量限制和間歇斷食，是由抗老化學者和主流營養學學者創造出來的飲食方式，因為這樣的飲食可以模擬我們捕獵時期的生理狀態，刺激身體回歸到燃脂狀態。現在我們就來看看它們和燃脂生酮飲食有什麼樣的共通點。

● 熱量限制飲食（Caloric Restriction）

已有研究證實，安全的熱量限制飲食能延長壽命、提升大腦功能，並且避免疾病纏身。（一項以年長者為受試對象的有趣研究，就發現熱量限制飲食保護大腦和記憶功能的方法。）[19] 但最近的研究顯示，這套飲食之所以能衍生這麼多的健康上的好處，事實上是因為它限制了會促發胰島素的碳水化合物和蛋白質的攝取量。也就是說，在執行熱量限制飲食時，完全不必去限制油脂的熱量，亦能受惠於這項飲食的所有好處，獲得更靈活的大腦、長壽的壽命和不易被疾病糾纏的強健體魄。[20]

造就熱量限制飲食好處的主要機制，就是它降低了身體對胰島素的需求量，以及抑制了體內 mTOR 路徑的表現。胰島素是導致我們快速老化，得到代謝性疾病（例如糖尿病和肥胖）和認知退化的最大推手。透過調整飲食中的蛋白質攝取量，能讓我們在不過量的情況下，吃進滿足身體需求的蛋白質；以及避免吃含糖和澱粉類食物，如此，幾乎就能排除了主要觸發身體不斷分泌胰島素和啟動 mTOR 路徑的因素。

接著，良好的生酮狀態將激發身體最大的修護能力、最佳的 NAD^+ 生成率（粒線體運作和細胞代謝的關鍵基質），並提升 NADH 轉換為 NAD^+ 的比值（有助於對抗自由基、電子輻射和發炎反應）和充分開發粒線體的健康和效能。因此，只要吃進充足的油脂，再加上沒有攝取超乎身體需求的蛋白質，身體就不太可能會自行利用吃進或是體內的蛋白質生成葡萄糖。

採取熱量限制飲食後，身體會把全副的心力都放在如何修補現有的細胞上，而不會浪費力氣和能量去增生一大堆不一定用得到的新細胞（無謂的新生細胞動作可能也會淪為癌細胞的順風車，讓癌細胞趁隙壯大）。坦白說，熱量限制飲食限制的，只有碳水化合物和

蛋白質攝取量，飲食中的優質油脂並沒有設到任何限制，可以隨意
取用，做為身體的燃料。你大可依照個人的胃口，盡情享用這些令
人滿足的健康油脂，而且它們先天富有的飽足感，不僅會讓整體食
量下降，更可以讓在滿足口欲之際，不再有任何貪嘴的念頭。這是
一個雙贏的結果：贏得了健康，也守住了荷包！

● 間歇性斷食（Intermittent Fasting）

間歇性斷食很普遍，尤其是在健身界，大家對這套飲食的解釋
都不太一樣。不過基本上，間歇性斷食，顧名思義就是在正常飲食
的狀態下，短暫的斷食，每次斷食的時間大約是 14 小時左右。這類
飲食方式能產生有點類似熱量限制飲食的健康效益，有助某些人改
善健康狀態。但是它並不能讓你徹底地轉換為「燃脂幫浦」，也無法
徹底改善健康狀況和壽命。

因此，在沒有搭配其他的配套措施下（如改善飲食內容），單獨
執行這類間歇性斷食，至多只能讓執行者獲得短暫的好處。例如，
間歇性斷食的確能增加執行者體內的酮體濃度，但這不表示，執行
者就有辦法有效利用這些酮體，因為此刻他們的身體尚未達到良好
的生酮狀態。畢竟，想要讓身體完完全全適應生酮狀態、有效利用
酮體，至少需要連續 3 個星期的努力，有時甚至還需要長達數月。
況且，假如在進行間歇性斷食時，依舊沒有禁食含糖和澱粉類食
物，或是不符合先天代謝能力的食物，那麼你從間歇性斷食獲得的
小小好處，也不敵錯誤飲食對健康所帶來的龐大傷害。

單純採取間歇性斷食會把身體帶到一個代謝的中間灰色地帶，
讓你處於一種既非以燃脂，也非以燃糖為主的代謝狀態。雖然間歇
性斷食確實可以模擬我們先祖在狩獵期間，短暫經歷饑荒或是營養
不足的狀況，不過這不代表它就能完全符合現代人的生理需求。反

觀燃脂生酮飲食，絕大多數的時候它都沒有間歇性斷食需求，只有在「減肥」之類的特殊情境下，燃脂生酮飲食才會將間歇性斷食做為一種輔助手段。

綜觀上述，燃脂生酮飲食截長補短了熱量限制飲食和間歇斷食的優缺點，先是延攬了這 2 項飲食增進壽命和健康的機制，同時又特別著重飲食中食物的品質；如此一來，不僅改善了另外 2 項飲食的缺點，更融合出一套最棒的飲食模式。我想，只要正確執行這套囊括了老祖宗智慧和現代研究成果的燃脂生酮飲食，肯定可以順利贏回健康，因為再也沒有一套飲食比它考量的更周全了。

第6章

成為燃脂生酮飲食的終生會員

　　凱芮是一位專業的法學人士，她來就診的時已經停經，飽受情緒起伏、腦袋混沌和慢性關節疼痛之苦，不過，這一切都不是她來找我的原因。她來找我，主要是希望我幫她改善體重的問題。凱芮的體重早已符合臨床上的肥胖標準，血液生化指標的數據則顯示她體內有多項代謝出現異常，因為她的：空腹血糖過高、三酸甘油酯過高、膽固醇過高、糖化血色素略高，還有血清中的維生素 D_3 也不太夠。所幸，即便凱芮的生化指標有這麼多紅字，但她卻沒有任何甲狀腺方面的相關問題和糖尿病。

　　看了凱芮的相關病史後，我懷疑凱芮可能有自體免疫方面的問題，因為她的兒子就患有自體免疫疾病（這種疾病通常都是家族性疾病），而且她的症狀實在太過頑固了。可惜的是，當時並沒有 Cyrex Labs 這類先進的免疫檢測公司（它可以幫助患者在極早期的狀態，就及時發現自己是否患有自體免疫疾病或是食物過敏症），所以我們也只能就手邊有的資源，盡可能化解凱芮面臨的健康問題。另外，凱芮還因為有一點缺鐵性貧血的關係，常常感到疲憊不已。

優質的好油與食物，能撫平情緒

　　凱芮從一開始來找我時，就展現出了積極的態度，所以當我告訴她在飲食上需要改善哪些部分後，她立刻展開了行動。首先，她將所有的穀類、乳製品、加工食品以及含糖和澱粉類食物，徹底逐出她的飲食。接著，她仔細地估量自己飲食中的蛋白質攝取量，只攝取恰好滿足身體需求的分量；並且確保自己每天都有吃進充足的健康油脂和必需脂肪酸（主要是服用南極磷蝦油膠囊，它是一種純淨、濃縮的必需脂肪酸來源，富含重要的 omega-3 脂肪酸，DHA 和 EPA）。為了落實燃脂飲食的每一項原則，凱芮甚至開始在當地的農民市集選購食材，並在家裡親手醃漬發酵蔬菜和熬煮大骨高湯——在這個過程中，她發現自己樂此不疲。最幸運的是，凱芮家裡的每一個人都很支持她，後來他們也慢慢跟著凱芮一起改變了飲食習慣；這是一個很大的轉變。

凱芮積極的態度，是她對抗體重問題的重大資產。即使她為此大幅改變了生活的習慣，卻不曾聽過她抱怨過隻字片語。凱芮將這些轉變視為一場激勵人心的冒險（我非常讚許她這樣的想法），因為要不是為了落實燃脂生酮飲食，她不會重新去尋找購買優質食物的商家，到農民市集裡和農家面對面交談、了解他們農場的狀況，更不會沉醉在自己烹煮的美味佳餚裡。事實上，她常打趣地說，她做的那些油光閃閃又讓人大快朵頤的菜餚，簡直讓她忘了自己正在減肥。從她的言行來看，我敢肯定的說，這一切的轉變帶給她的是滿滿的喜悅。

凱芮就這樣在 6 個月左右的時間內，穩定地甩掉了超過 18 公斤的體重。之後她就把生活的重心從減肥轉移到健康上，學著為自己的人生做出健康的選擇。隨著凱芮體重的下降，她的代謝生化指標以及鐵蛋白（ferritin）和維生素 D_3 等數值，又重新回到了正常值，就連她原本容易因壓力起伏的情緒也變得平靜許多。之前凱芮常常靠吃來平衡這些負面情緒，現在她可以用比較清明的思緒看待眼前的事物，並知道自己有能力處理好手邊的每一件事。

自我們第一次會診後的幾年來,凱芮始終樂在其中地保持著這樣全新的生活型態和健康狀態。慢慢地,凱芮終於擺脫了她惱人的過重問題,並且更深刻的體悟到「真正優質食物」對健康的力量和恩惠。

燃脂生酮飲食,到底可以吃什麼?

燃脂生酮飲食,不是一個為 3 分鐘熱度的人設計的飲食計畫,它是為真正想要獲得長期最佳健康效益,且不怕改變現狀的人打造的健康方略。因此,採取這套飲食時,在心態上必須有所調整。燃脂生酮飲食可不適用什麼 80 / 20 法則,即:只要飲食狀態有 8 成是遵守飲食概念,另外 2 成可以隨心所欲吃喜歡吃的東西;燃脂生酮飲食是一套必須百分之百遵守的飲食,因為唯有如此,才可以滿足燃脂生酮設下的高標準,贏得顯著的成效。

要讓身體達到最健康和最佳的生酮狀態,必須有 70～80% 的熱量來自飲食中的油脂,同時嚴格管控蛋白質的攝取量,讓它保持在「適量但不過量」的狀態。要知道自己身體需要的蛋白質有多少,可以利用這個公式估算:理想體重(公斤)×0.8=身體所需的蛋白質(公克)。一般來說,正常人 1 天所需的蛋白質應該介於 50～70 公克之間,換算成肉、魚或蛋等富含蛋白質的食物,大約是 170～200公克。請放心,這些我都會透過本書一步步帶你達成,絕對不會讓你只吃椰子油度日,或是必須在飯桌上埋頭苦算各種食物的分量。

除此之外,還必須徹底剔除飲食中的含糖和澱粉類食物,改以大量富含纖維素的非澱粉類食物蔬菜入菜。青花菜、白花椰菜、蘆筍、羽衣甘藍、菠菜、野菜、生菜、高麗菜、球芽甘藍等蔬菜,都是可以盡情享用的食物(欲了解完整燃脂生酮飲食的食材名單,請參閱第 11 章)。這些蔬菜富含豐沛的鉀、鎂、植化素和抗氧化劑,不僅有助遠離許多癌症的侵擾，還能幫助身體排毒。

不只新鮮的蔬菜，就連天然發酵、富含益生菌的食品（全部都可自己動手做，經濟又實惠），例如德國酸菜、椰子酸奶（coconut kefir）、其他非單純鹽漬的發酵醬菜和淡啤酒等，也都對健康大有幫助，而且經過發酵的程序，甚至還能讓這些植物性食物的營養價值大幅提升。由於發酵蔬菜先經過了益生菌的消化，額外蘊含了許多酵素和其他的營養素，所以和新鮮的蔬菜相比，反而更有利於人體的消化和吸收。

為了養成和持續保持在良好的生酮狀態，讓酮體成為身體主要的燃料，也必須徹底避免食用甜甜圈、調酒、麵包、洋芋片或披薩這類高碳水化合物的食物。因為就算處於良好的生酮狀態，但只要一不小心嘴饞吃了這類食物（不論是 1 塊香甜的蛋糕或是 1 袋玉米脆餅），大概就必須再花 1～2 天的時間才有辦法重回良好的生酮狀態。不僅如此，還會重新燃起對這類食物的渴望。更何況，這些食物中的麩質是人體強大的過敏原（乳製品也是），很可能會損傷腸道和大腦。因此，千萬別為了一時的口腹之欲把這些食物吞下肚，它們絕對不值得你付出這麼大的健康代價。

瘋了嗎？以後一點碳水化合物都不能碰？

要完全杜絕飲食中所有碳水化合物是不可能的，除了蔬菜和堅果中，本來就會含有少量的碳水化合物外，你偶爾可能也會想要吃 1 碗莓果、嚐一點黑巧克力（淺嚐的情況下，確實無傷大雅，但需要看清食品標籤，確認它不含麩質）或是喝 1 杯香檳慶賀特殊的日子。**生活中總會有些值得稍微放縱一下的時刻，但分寸的拿捏很重要，否則稍有不慎便很可能就會過度合理化這些放縱的行為，讓燃脂生酮飲食功虧一簣。**

　　吃含糖的甜點、在女孩之夜豪飲 1 壺瑪格麗特或雞尾酒、在 Netflix 的平台上看影片時大嗑爆米花或在出遊的路上停下來大啖毫無營養可言的速食，都極可能對好不容易重建的燃脂體質造成嚴重的負面影響。你說不定會在一夜之間重了好幾公斤、覺得過去貪嘴的惡習又找上門來，或是有好幾天都無法持續規律的減輕體重等。另外，對有自體免疫疾病和有偏頭痛、癲癇或是情緒障礙的患者來說，這樣的飲食失誤甚至還會衍生更加嚴重、更無法收拾的後果。所以千萬別讓自己養成這種「假怡情之名，行放縱之實」的壞習慣，這種行為很容易有一就有二，因為一旦吃了含有大量碳水化合物的食物後，身體大多立刻就會被嘴饞的衝動掌控，尤其是那些本來就很嗜糖的人，更容易發生這種狀況。

　　你要知道，就為了那一時的口欲，你可是得付出好幾天的心力才有辦法讓身體重新回到燃脂生酮的正常軌道。因此，要避免這類情況的最好辦法，就是盡可能謹慎拿捏碳水化合物攝取量的分寸，在合理的狀態下，淺嘗即止。

　　每一個人對碳水化合物的耐受力有些許的差異，這主要是取決於個人的胰島素敏感度和代謝狀態。沒有過重或是體格健壯的人，在進入良好的生酮狀態後，對碳水化合物的耐受力通常比其他人稍微好一點；也就是說，他們可以比一般人多吃一點碳水化合物，也不會影響到整體的生酮狀態。不過，其實一旦身體完全適應了燃脂生酮的能量代謝模式，酮體就會成為身體裡最有效率的產能燃料，不管是葡萄糖或是游離脂肪酸的產能效益皆無法超越它，而且酮體對身體帶來的好處也是無人能出其右。換句話說，不論你是胖是瘦，只要能越有效率的利用油脂產生能量，人人都能贏得更好的健康狀態！當然，如果你在燃脂生酮飲食的路上越能心無旁鶩，最後收成的果實自然也就會越甜美。

確保燃脂生酮飲食正常運作的 2 大消化程序

　　沒錯，對燃脂生酮飲食而言，食物的營養素和品質都很重要，但若說到身體的細胞究竟可以吸收進多少來自這些食物的養分，還是得仰賴體內的消化系統；因為唯有正確的消化程序，才有辦法確保這些營養素能順利滋養健康。在人體繁複的消化過程中，主要有 2 大消化程序關乎燃脂生酮飲食的成效，現在就讓我們一一檢視。

● 胃酸

　　胃酸是人類充分分解蛋白質（以及吸收維生素 B_{12} 和礦物質）的必備利器，可是現代有不少人的胃酸分泌量不足。舉凡：年紀（40 歲以上的人胃酸比較少）、壓力、甲狀腺問題或缺乏維生素 B 群、鋅之類的營養素等，皆可能是造成胃酸分泌量不足的原因。這個問題本身就是個麻煩，不過對必須適度攝取蛋白質的燃脂生酮飲食來說，它更升級為一個大麻煩。

　　因為如果沒有足夠的胃酸，恐怕就很難在有限的蛋白質來源中，吸收充足的蛋白質。由於人體的消化系統是由上到下，因此胃可說是所有食物的消化起站，所以擁有正確的胃酸酸鹼度，整個消化系統才有辦法順利啟動後續的所有消化過程。然而，人體只有在滿足以下情況時，才能夠生成出充足的胃酸，分別是：副交感神經平靜、放鬆的運作，以及擁有 17 種不同的營養素。

　　沒有足夠的胃酸，除了根本無法把食物中的蛋白質順利分解成胺基酸和胜肽，提供人體合成所需的蛋白質之外，也無法順利消化和吸收飲食中的各種礦物質，以及重要的維生素 B_{12}（就算你吃了很多動物性食物也是一樣）。萬一又同時患有腸漏症（leaky gut，小腸的腸道屏障受損），這些未經完整消化的蛋白質，最終很可能會成為引發食物過敏症的源頭，導致身體產生一連串發炎反應和自體免疫症狀。另外，蛋白質消化不良，也很容易造成肌肉流失、無法合成膠原蛋白和落髮等現象。撇開消化方面的問題，胃酸分泌不足也會增加許多疾病的風險，例如幽門螺旋桿菌（H. pylori）感染引起的胃潰瘍、胃食道逆流、腸道菌相失衡（dysbiosis）和寄生蟲感染等。

誠如上述，如果胃酸無法正常分泌，身體消化和吸收維生素 B$_{12}$ 的能力便會受到影響。其中，維生素 B$_{12}$ 是一種動物性的營養素，對人體認知功能和血球的健康非常重要。若缺乏維生素 B$_{12}$，將會導致惡性貧血（pernicious anemia）、睡眠不佳、認知衰退、大腦萎縮、記憶力問題和阿茲海默症之類的失智症疾病。

基本上，若人體的甲狀腺出了狀況，通常也會連帶影響胃酸分泌的狀況。因為甲狀腺掌管了部分人體分泌荷爾蒙胃泌素（gastrin）的能力；只要人體偵測到餐點裡含有蛋白質，原則上都會分泌胃泌素刺激胃酸分泌。整個消化系統就像是一個分工嚴謹的交響樂團，一旦胃酸無法正常分泌，身體的其他消化功能也就無法順利運轉。

因此，如果有任何消化不良的徵兆或症狀，在胃和食道沒有任何發炎的前提下，用餐時服用胃酸補充劑幾乎都能有效改善消化狀況。不過，如果你的胃和食道有發炎的情形，請優先治好它們。（順道一提，用藥物治療胃食道逆流絕對不是個好辦法，因為這類藥物治標不治本，除了會加重病況外，它們還可能跟失智症等其他疾病有關。）[1] 儘管坊間藥局就可以買到胃酸錠劑或膠囊，但用量的拿捏並不容易，因為每一個人的需要量差異性可能相當大；所以在服用它們時，請務必尋求專業醫療人員（家醫科或是胃腸科的醫師特別熟悉這方面的問題）的協助，讓他們帶著你一步一步地找出適合自己的最佳劑量。

服用胃酸補充劑一段時間之後，如果胃酸分泌狀況有改善，或許就可以慢慢減少補充劑的用量，只不過有些人確實就必須一直仰賴這些補充劑維持正常的消化狀態。一般來說，70 歲以上的人特別需要額外服用胃酸或胰臟消化酵素補充劑，如此一來他們才能有效利用飲食中的蛋白質、維生素 B_{12}、礦物質和其他營養素。不僅如此，這些補充劑或多或少也能間接改善膽道的健康狀況。

由此可見，燃脂生酮飲食關心的不只是吃進肚裡的食物，它更鼓勵你多多關注自己的消化狀況。消化系統牽一髮而動全身，胃酸和胰造消化酵素分泌不足，以及甲狀腺的問題，全都可能導致膽道出現狀況──千萬不可讓你的膽道出問題，因為你得要有一副健康的膽囊，才有辦法充分消化你吃進的油脂和脂溶性營養素。

胃酸過少的常見症狀

● 打嗝、脹氣、灼熱感，或是餐後出現短暫「胃酸逆流」的現象。
● 餐後的飽脹感過於強烈和（或）持久。
● 消化不良和（或）便祕（因為食物沒有被好好消化）。
● 貧血（對鐵和維生素 B_{12} 吸收不良造成的）。
● 其他症狀：記憶力問題、疲累、落髮、腿部和足部抽筋、不寧腿症候群（Restless leg syndrome）、自癒能力差、皮膚問題、指甲脆弱、甲面不平整、膽囊（膽道）問題、骨密度低和多重食物過敏症。

● **膽囊**

雖然膽囊的體積不大，又未受到應有的重視，但是擁有一顆健康的膽囊，卻能賦予身體消化大量油脂的能力，這對身心的長期健康極為重要。許多人，尤其是在醫療機構服務的人，認為吃動物性油脂或採取高脂的生酮飲食會導致膽結石，但這個理論根本沒有科學根據。的確，膽管阻塞通常都發生在吃完富含油脂的餐點後，但前提是你的膽囊裡早就已經有了膽結石。真正造成膽結石的原因，其實似乎是低脂、高碳水化合物的低熱量飲食，以及細胞內鎂離子過低的緣故，後者是食用高碳水化合物者常出現的狀況。

　　快速地帶各位認識一下膽囊：膽囊位在肋骨右側的肝臟下方，主要功能是收集、儲存和釋出肝臟製造的膽汁，讓飲食中的油脂和脂溶性營養素能適當地乳化、消化和吸收。膽汁也會將失效的水溶性荷爾蒙和其他物質乳化，好讓它們透過糞便排出體外。我們每一個人生下來就有膽囊，只有一個原因，那就是：為了讓人體能攝取大量蘊含在飲食中的天然油脂。不過，假如我們沒有解決消化和營養方面的問題，以及諸如糖尿病、腹部肥胖、雌激素過量或肝硬化之類的毛病，那麼這些事情就會聯手降低膽脂的流動度，使它越變越濃稠，最終在膽囊裡形成了膽結石。

　　膽結石會對健康造成嚴重的後果。由於攝取富含油脂的食物會促使膽囊收縮，無意之間便會把一或數顆的膽結石擠入膽管，此舉很可能導致膽管阻塞，引發劇烈的疼痛和發炎反應；嚴重的話，還必須進行手術。即使結石不大，或只是膽汁比較濃稠，尚不至於阻塞膽管，但是當它們流經膽管時仍可能造成一定程度的疼痛感。因此假如在餐後，發現肋骨右下方有疼痛的狀況，請務必多加留意，並找專業健康照護人員做相關檢查，因為這很可能是身體發出的重要警訊。萬一你遲遲沒有去理會身體發出的求救訊號，膽囊便很可能會慢慢轉變為感染的狀態；或是當膽管徹底堵塞時，你就必須立開刀動手術才能夠解決了。

　　但是，我必須再重申一次，膽結石並不是高脂飲食所造成的，事實恰好相反。高碳水化合物的飲食才是導致膽結石的兇手，因為它讓膽囊毫無用武之地，久而久之膽囊也就只能離你而去。對膽囊功能正常的人來說,高脂飲食不但完全沒有問題,而且還是最符合身體需求的飲食。再者,一項以肥胖者做為受試者的減重研究發現,比起低脂飲食,高脂飲食反而更能預防膽結石的生成。[2] 高碳水化合物、低脂的飲食才會增加人體出現膽結石的機會。[3,4] 2014 年,一項研究做出了這樣簡短俐落的結論:「與低脂飲食者相比,高脂飲食能減少受試者產生膽結石的風險。」[5]

燃脂生酮飲食中的部分食物具有支持膽囊的效果,比方說富含 EPA 和 DHA 的食物,還有甜菜淡啤酒(beet kvass)。甜菜淡啤酒含有甜菜鹼(betaine),又稱為三甲基甘氨酸(trimethylglycine,TMG),是重要的甲基貢獻者,能增進肝臟細胞的新生和膽汁的流動性,以及促進脂肪代謝。我由衷地鼓勵各位,照著本書的食譜自製甜菜淡啤酒,並經常享用它。另外,諸如大蒜、洋蔥、薑黃和白蘿蔔等家常蔬菜,益有助於膽功能的正常運作。

如果你已經知道自己有膽囊方面的問題,或是已經完全切除掉膽囊,在採取燃脂生酮飲食前,請務必先詳閱 P.153 的方框內容。

透視身體產能代謝的切換過程

就像你將家裡的能源改為太陽能,或是把汽車的燃料改為生物柴油一樣,在將身體的能量代謝模式從「燃糖」轉為「燃脂」時,一定需要做出一些調整。在這個轉換的過程中牽涉到大量的代謝路徑,雖然不太簡單,但是卻很值得你花點時間去了解,因為對絕大多數的人來說,徹底遠離以碳水化合物為主的飲食是件大事,而且老實說,這個改變還必須維持一輩子。因此除非你對這方面一點興趣都沒有,否則現在就跟著我的腳步,一起了解這個轉換過程吧!

假如膽囊已經切除（或膽囊有問題），該採取哪些行動？

是的，即便沒有膽囊，你還是可以成為一名燃脂幫浦！只不過必須更加條理分明且聰明的採取行動：

● 首先，要找出導致你切除膽囊的主要原因。羅馬不是一天造成的，走到膽囊切除這一步，肯定是有什麼潛在的因素在作祟。有可能是甲狀腺問題、雌激素過量、自體免疫疾病或食物過敏症等；不管是哪一個原因，請務必揪出它。因為雖然膽囊切除後，你不會再感到疼痛，但實際上，這些問題卻仍會持續危害整體健康狀況。

● 沒有膽囊，會降低消化油脂的能力，你很可能會因此變胖，或是缺乏某些重要的必需脂肪酸或脂溶性營養素。為了順利徹底消化餐點裡的油脂，你大概每餐都必須服用膽鹽補充劑（通常以「乾燥牛膽」〔ox bile〕這個名謂販售）。在飲食中添加來自非基因改造食物的卵磷脂，也可以稍微幫助油脂乳化的更好。別因為沒有膽囊就退卻，只要有這些輔助，還是能夠成功執行燃脂生酮飲食。

● 如果你有膽囊問題——不過許多人都不曉得自己有膽囊的問題，所以在此先提供你一些蛛絲馬跡做為參考：吃完富含油脂的餐點後感到不舒服（對飲食中的油脂沒有耐受性），或常常在飯後感到右腹疼痛時，請盡速找肝膽專科的醫生的幫忙，這樣才有機會按照醫生的囑咐，一步一步地恢復膽道的健康，敞開雙臂迎向燃脂生酮飲食。

荷爾蒙敏感脂解酶（hormone-sensitive lipase）這個獨特的酵素，是整場轉換過程的關鍵。一般的情況下，它的作用會被胰島素抑制，但是一旦停止攝取含糖和澱粉類食物，胰島素退場，荷爾蒙敏感脂解酶就得以大展身手。

荷爾蒙敏感脂解酶能分解三酸甘油酯，形成游離脂肪酸，讓它們成為身體的能量來源。這些游離脂肪酸在轉換成能量前，要先經由周邊循環系統運送到肝臟，到了肝臟後，它們才可以在肝臟的粒線體中進行 β-氧化（β-oxidation），轉換成乙醯輔酶 A（Acetyl-CoA）。

現在，只要是以碳水化合物為主食（即處於「燃糖模式」），這些乙醯輔酶 A 就會進入三羧酸循環（tricarboxylic cycle）。首先乙醯輔酶 A 會先和草醋酸（oxaloacetate）結合；草醋酸是丙酮酸（pyruvate）在一般燃糖狀態（糖解作用）下，產生的衍生物。不過在攝取的糖類不足以製造出草醋酸時，燃糖模式就會由糖解作用轉為糖質新生作用（gluconeogenesis），讓身體自行合成葡萄糖，而累積在體內的乙醯輔酶 A 就會由別的路徑轉換為酮體。你看，你現在不是就開始製造從油脂轉換來的能量單位了！遺憾的是，**身體不會這麼快就放棄對葡萄糖的依賴，所以一開始製造的酮體，絕大多數都會被它當做廢物處置。**

當身體開始大量產生酮體之際，身體也會死命地刺激各種血糖荷爾蒙（升糖素、腎上腺素和腎上腺皮質素），企圖創造出更多葡萄糖。起初，這些荷爾蒙會透過分解肝醣來提升血糖（此作用叫做肝醣分解〔glycogenolysis〕），讓細胞有更多的葡萄糖可用。這一切全發生得非常迅速，甚至比你看這段文字的時間還短。剛開始進行燃脂生酮飲食時，越嚴格地限制含糖和澱粉類食物攝取量，其升糖素（提升血糖的荷爾蒙）釋放的量就越大。此時，你或許會發現血糖出現短暫升高的現象，因為你的血糖荷爾蒙，正試圖大力補償飲食中缺乏葡萄糖的狀況。升糖素知道身體即將發生什麼狀況，所以它在尋求幫助的同時，也會開始刺激荷爾蒙敏感脂解酶，間接地透過分解身上的三酸甘油酯，釋放出更多的游離脂肪酸。接著，升糖素就會促進肝臟和其粒線體吸收這些脂肪酸，這樣這些脂肪酸就可以開始被轉換為能量。

只要身體的能量需求一走到這個階段，人體就會更進一步地提升酮體的生成量，最終身體便會利用酮體做為燃料。對大部分的人來說，這整個適應酮體的過程大約需要 3 到 6 週。即便在生成酮體的過程中，升糖素也扮演了重要的角色，但是要它卸下一般提升血糖的功能、發揮燃脂的功效，僅有在胰島素極低的情況下才有辦法做到。[6] 最後，這整個複雜的轉換過程，之所以得以順利進行，其實還承蒙瘦體素和胰島素這 2 大荷爾蒙之間的相互調節。

在開啟燃脂生酮模式前，請先繼續看下去。第 3 篇的內容將讓各位了解平時我們經常忽視的脂溶性營養素有哪些重要性，以及燃脂生酮飲食是怎麼幫助我們對抗大量的現代文明病，又是怎麼成為我們達成最佳運動和健身目標的堅強後盾。

第 **3** 篇

所向披靡的燃脂生酮力

提升健康狀態、預防和化解疾病，擁有巔峰體能。

　　之所以有這麼多人在變成燃脂幫浦後，明顯感受到身心狀態提升，主要是因為主流飲食缺乏許多人體所需的重要營養素，使身體一直處在一種迫切渴望補足這些營養素的狀態；因此當他們轉而採取燃脂生酮飲食時，其中所蘊含的優質、高營養密度食物，正巧提供了人體細胞、組織和器官發揮最佳狀態的脂溶性營養素，讓執行者獲取近年來，甚至是這輩子以來，最充足的脂溶性營養素。

　　因此，本篇將從一般大眾都不太認識的脂溶性營養素開始介紹，並進一步說明燃脂生酮飲食如何改善許多常見的慢性疾病，以及在當今運動員界，運動員是如何從過去高碳水化合物的飲食補給，改以「低碳水・中蛋白・高油脂」的生酮飲食，獲得更好的運動表現。

第7章

認識脂溶性營養素

　　我認為，脂溶性營養素可說是燃脂飲食中名副其實的無名英雄。雖然目前的史前飲食都著重在巨量營養素的比例分配，並把酮體拱為讓我們贏得健康的大紅人，但實際上我們從動物性食物中攝取到的「微量營養素」，或許才是真正值得我們重視的對象，因為有它們，我們才得以發揮人體真正的本能——**但前提是，飲食中的豐富油脂必須要來自優質的食物。**

　　如果你對脂溶性營養素不太了解，也不必擔心，很多人跟你一樣。大部分的人對脂溶性營養素都只有模糊的概念，就算約略知道這之中涵蓋了哪些維生素、礦物質和其他微量營養素，以及它們對人體的作用，但卻鮮少有人知道，這些維持人體正常代謝，還有心臟和大腦健康運作的脂溶性營養素，絕大多數只能從健康、自然放養的動物身上攝取到。若想單憑傳統飲食原則的「一日五蔬果」達成這個目標，我可以明白地告訴各位，這是絕對不可能的事。

服用補充劑，填補環境污染造成的營養流失

　　人體需要的很多重要營養素，都必須從富含油脂的動物性食物中攝取，儘管有部分的植物性食物也含有這些營養素，但最終它們還是得仰賴飲食中的油脂（而且胃酸的分泌也需要動物性的完整蛋

白質協助）才可以充分被身體吸收、利用。脂溶性營養素包辦了身體的大小事，不僅與我們的免疫系統和骨骼建造密不可分，甚至還能直接影響人類基因的轉錄和表現。我們的祖先可以擁有強健的身體、快速演化的大腦和對抗疾病的強大免疫力，很大的原因就是他們能一直從飲食中穩定獲取脂溶性營養素；反觀現代人的飲食，低脂又忌諱以有益健康的動物內臟入菜，不但造成脂溶性營養素處於瀕臨不足的危險邊緣，更衍生出了心血管疾病、癌症、骨質疏鬆症、失智症和神經性疾病等慢性疾病。[1]

了解這些，你就知道為什麼將飲食中的食物轉變為自然放養的動物性食物，同時移除掉阻礙微量營養素吸收、利用的穀類，會對健康帶來這麼大的幫助了。規律攝取肉類、內臟和來自百分之百純放養草飼動物的油脂，可以滿足身體大部分的脂溶性營養素需求。千萬不要用穀飼的動物（也就是集中養殖場的家畜）濫竽充數，因為就算牠們吃的是有機穀料，提供給身體的營養成分也遠不及草飼動物，根本無法讓人體從中獲得什麼好處。因此食用肉品時，請務必確認吃下肚的，不是來自這些穀飼動物！

讀到這裡，你或許會想問：「所以一旦我們執行燃脂生酮飲食計畫，是不是就可以不必再額外服用補充劑，來補充維生素和礦物質之類的必需微量營養素呢？」很遺憾地，我必須說，或許還是得靠一些額外的補充劑才能完全滿足身體的需求。

為什麼呢？現在有不少研究顯示，土壤中的養分太過貧脊且受到太多污染，導致大地孕育出的食物無法徹底滿足我們的需求，所以適度服用補充劑或許是我們彌補這方面不足的必要手段。此外，倘若本來就有一些健康狀況或是免疫問題（例如癌症、自體免疫疾病、阿茲海默症／失智症或是憂鬱症等），我一定會建議各以策略性的方式，聰明的使用補充劑。

現代飲食暗藏的危機

大量攝取現代加工食品或工業化畜養肉品，以及某些有違原始生理機制飲食的結果，就很容易缺乏下列各種食物所相對應的營養素，而燃脂生酮飲食正是助你跳脫這個困境的對策：[2]

- **糖**：缺乏維生素 B 群、鎂和鉻。
- **汽水**：除了涵蓋吃糖會缺乏的營養素之外，還會有其他礦物質不足的現象。
- **養殖畜肉或魚類**：缺乏 omega-3 脂肪酸。
- **工業化飼養的家禽和蛋品**：缺乏 omega-3 脂肪酸、維生素 A、β-胡蘿蔔素、維生素 D 和維生 素 E。
- **穀類和豆類**：缺乏各種礦物質（尤其是鋅）、omega-3 脂肪酸和左旋色胺酸（L-tryptophan）。
- **素食**：缺乏維生素 B_{12}、維生素 A（視網醇，retinol）、維生素 D_3 和 K_2；輔酶 Q10（CoQ10）；多種礦物質，尤其是鋅、鎂和鐵；蛋白質和左旋色胺酸、肉鹼（L-carntine，常見於紅肉，乃提升燃脂功率的重要營養素）等多種胺基酸；以及長鏈 omega-3 脂肪酸（EPA 和 DHA）。
- **低脂飲食**：缺乏重要的脂溶性維生素，例如：類胡蘿蔔素和維生素 A、維生素 E、D_3、K_1 和 K_2；必需脂肪酸，例如 omega-3 脂肪酸和 γ-次亞麻油酸（gamma-linolenic acid，GLA）；輔酶 Q10；多種礦物質。
- **壓力**：缺乏鎂、鋅、電解質和水溶性維生素，例如：維生素 B 群和維生素 C。
- **胃酸分泌量不足或胃食道逆流**：缺乏胺基酸和蛋白質；多種礦物質，尤其是鋅、鐵、鎂、鈣和磷；以及維生素 B_{12}。
- **飲用蒸餾水**：缺乏礦物質。
- **食用傳統栽植、非有機的農產品**：缺乏多種礦物質、維生素、抗氧化劑和植化素。

採取燃脂生酮飲食後,如果你本身有哪方面的需求,也可以進一步評估自己的整體狀態,另行補充特定的補充劑。不過,這個評估過程我建議尋求專家的協助,因為單靠自己的認知盲目服用補充劑,恐怕會產生許多惡果;輕則傷財,重則傷身,不可不慎。

脂溶性維生素一家親:它們如何相輔相成?

微量營養素並非各自為政,它們若想要充分被人體吸收、發揮自己的功效,就必須相輔相成。事實上,脂溶性維生素就像一個大家族,進入人體後,它們便依循著一定的規律相互合作,同心協力的幫助人體維持正常的 DNA 表現、良好的免疫力和豐沛的生命力。

以維生素 D 的吸收為例,人類細胞上的維生素 D 接受器上,都配有一對動物性維生素 A(是視網醇,不是 β-胡蘿蔔素,β-胡蘿蔔素只是維生素 A 的前驅物)的接受器。[3] 因此,如果想要妥善利用體內的維生素 D,除了維生素 D 外,還必須要有充足的維生素 A 才行;也就是說,唯有在維生素 D 和維生素 A 兩者比例正常的情況下,才能夠攝取順利攝取到這 2 種維生素,否則不論是哪一方過剩,都會導致另一方的吸收率相對降低,使人體出現營養缺乏的狀況。[4] 更重要的是,人體利用維生素 D_3 時,還需要蘊藏在動物性食物中的維生素 K_2 幫忙,因為其實維生素 K_2 就是活化仰賴維生素 A 和維生素 D_3 運作的蛋白的激活劑。[5] 同時,維生素 D_3(體內活化的維生素 D)在幫助我們吸收鈣質之類的礦物質後,還得靠特殊的蛋白質將各種礦物質運送至身體所需之處,而這些蛋白質也需要維生素 K_2 的幫忙。萬一人體沒有維生素 K_2,那麼吃進肚裡、透過維生素 D_3 吸收的鈣質,恐怕就會跑到不對的地方堆積,例如動脈、心臟、關節和大腦等,對健康造成傷害。此外,維生素 K_2 也可以防止人體吸收過多維生素 D,尤其是在服用過量補充劑的時候。[6]

進一步來看，維生素 A、D 和 K 若要在人體充分發揮效能，除了互相扶持外，它們也需要某些礦物質的協助；例如，維生素 A 和 D₃ 就需要充足的鋅和鎂才可以在人體內各司其職。然而，從另一個角度來看，假如想要從食物中獲取這些礦物質，首要之務便是飲食中要富含油脂和這 3 種脂溶性維生素，以及我們的胃必須分泌出足夠的胃酸，才能讓這些存在於動物性食物中的營養素，得以順利被人體完整消化，進而吸收。

總之，每一種營養素之間都環環相扣、缺一不可，而食用優質的天然食物，則能讓我們一舉獲取這些維持人體生理運作的重要元素。另外，有一點必須特別留意，由於現在土壤養分流失嚴重，單靠植物性食物不太可能滿足人體對鎂等礦物質的需求，所以攝取放養肉品和來源安全的海產就成了獲取這類營養素的重要管道。

維生素 A、D 和 K 是脂溶性維生素的 3 大主角，它們之間就像三劍客一樣，總是合作無間的並肩作戰；維生素 E 則是它們的最佳後援手，尤其是在飲食中的油脂含量較為豐富時，維生素 E 扮演的角色就更顯重要。

維生素 A：一直未獲得應有重視的要角

維生素 A（又稱視網醇）對人體的好處多到說不完。它負責調節基因表現、是人體強大的抗氧化劑、讓甲狀腺接受器正常運作，更與細胞的生長和分化息息相關（這一點對預防或治療癌症的意義相當重大）。不過上述幾項例子或許比較難讓我們實質感受到維生素 A 對人體的重要性，所以請容我再舉一些具體的事證。

舉例來說，心臟、肺臟、腎臟和其他器官之所以可以正常運作，有一部分必須歸功於維生素 A，因為是它幫助人體對這些器官傳達正確的訊息；[7] 此外，維生素 A 也是擁有良好視力、皮膚、免疫力、生育力和細胞溝通力的必備要素。

　　你曾經想過為什麼以前祖母總是要每天耳提面命的督促孩子吃下 1 湯匙的魚肝油（富含維生素 A）嗎？第 2 次世界大戰後，在抗生素發明之前，維生素 A 甚至一直是醫學界用來治療感染和增強免疫力的主力。[8] 這是因為 1930 年代，科學家發現，服用魚肝油補充劑能大幅降低受試者 1／3 的感冒發生率。直到今天，在科學家持續努力不懈的研究下，我們已經對維生素 A 有更深入的了解，瞭解它究竟是如何強化和恢復人體免疫細胞的能力，以及幫助我們對抗各種嚴重感染性和免疫性疾病的機制。

　　綜觀上述，維生素 A 確實對人體健康有許多正面幫助。充足的維生素 A 可以讓身體保有：正常的荷爾蒙和甲狀腺分泌、穩定的情緒、健康的膚質、優良的生育力、良好的消化和吸收能力、適當的腎上腺皮質素反應和抗壓能力等；然而，一旦維生素 A 不足，這些生理功能便難以正常運作。

　　如果你打算靠吃胡蘿蔔滿足人體對維生素 A 的需求，我必須老實的說，這是不可能的事。你有這樣的想法我並不意外，因為一般大眾對胡蘿蔔常有這方面的誤解。現代食品工業的標示很容易讓人誤以為胡蘿蔔裡富含維生素 A，但胡蘿蔔裡富含的根本不是維生素 A，而是 β-胡蘿蔔素。

　　β-胡蘿蔔素是一種廣泛蘊藏在黃、橙和紅色蔬果中的營養素，它只是維生素 A 的前驅物，人體若要將 β-胡蘿蔔素轉變成維生素 A，還需要經過一連串複雜的生化步驟，才能轉換出極少量的維生素 A，非常沒有效率。因此，就算吃了滿肚子的胡蘿蔔，恐怕也難以靠吃胡蘿蔔獲取人體所需的維生素 A。更遺憾的是，萬一你有甲狀腺、乳糜瀉（celiac disease）或糖尿病等問題（很多人都有這些問題），甚至完全無法將 β-胡蘿蔔素轉換成維生素 A，只能靠我稍後列出的食物補充維生素 A；而不滿 6 歲的孩童也有同樣的情況。所以我才會一再強調，務必讓孩子從小就養成喜愛吃嫩肝佐培根或野味肉醬這類既美味又營養的菜餚（詳細食譜請見第 12 章）。

瑪莉・安寧格（Mary Enig）博士是我心中的偶像，身為世界知名的營養暨生化專家，[9] 她非常不贊同番茄罐頭或其他加工食品貼有「高維生素 A」這類的標語，因為這些產品充其量只含有大量的 β-胡蘿蔔素（但美國食品及藥物管理局卻允許廠商標註這些似是而非的文字）。真正富含維生素 A 的食物只有動物性食物，而肝臟更是其中之最。當你吃進來自有機、完全放養動物的食物，不僅維生素 A，還會連帶獲取到許多重要的維生素 A 輔因子（cofactor）和脂溶性營養素，例如維生素 D_3、維生素 E、維生素 K_2、鋅和膽固醇等。

● 維生素 A 的最佳來源

維生素 A 在肝臟、完全放養的肉品、富含油脂的魚類（例如：沙丁魚和肥美的鮭魚）、魚卵、蛋黃、甲殼類、鸸鹋油、發酵印度奶油和草飼牛隻製造的奶油（前提是沒有對乳製品過敏）中，含量相當豐富。**假如真的無法接受肝臟這類的食物，那麼富含維生素 A 和 omega-3 脂肪酸的魚肝油或許是不錯的選擇，只不過魚肝油所含的營養成分當然不可能跟整顆肝臟一樣。**

服用維生素 A 補充劑時，必須同時補充足夠的維生素 D_3、K_2、鋅和其他營養素，才能達到最佳的補充效果。假如服用的是魚肝油這類補充劑，我建議最好避開「發酵型」（fermented）的魚肝油，因為這種形式的魚肝油比較容易酸敗。

現在，美國官方建議的維生素 A 攝取量實在是低到有點荒謬，舉例來說女性每天的維生素 A 建議攝取量是 2000IU，但研究卻顯示每天要攝取 30,000～50,000IU 的維生素 A 才能對健康帶來正面的幫助，當然這個劑量對人體的安全完全無虞。事實上，只要吃進 1 塊 85 公克重的牛肝就可以獲取超過 20,000IU 的維生素 A，所以不管是成年人或孩童，每周吃一次牛肝就可以顯著改善他們體內的維生素 A 狀態；如果你喜歡，一周吃個好幾次也不成問題。另外，食用 2 顆來自完全放養（非單純「有機」）飼養雞隻的雞蛋，也可以獲得多達 5,200IU 的維生素 A。

關於肝臟的真相

有些人之所以對動物的肝臟敬謝不敏，是因為他們認為肝臟是儲存毒素的地方；但事實並非如此。動物的肝臟可不是用來儲存廢物的地方，而是動物體將毒素食物和環境中的各種物質轉換成毒性較低或是可利用狀態的場所。當然，先決條件是，必須確認吃進的動物性或植物性食物都是在最健康、最天然的環境下生長。

假如你曾經聽過吃太多肝臟會讓體內累積過量的維生素 A，並造成中毒的說法，請別擔心，因為目前尚未有任何紀錄顯示食用肝臟有這方面的憂慮。根據溫斯頓・普萊斯的研究成果，他發現 1930 年代，保持傳統飲食的原住民，攝取到的脂溶性營養素含量是現代西方飲食者的 10 倍之多；而且該研究中缺乏脂溶性營養素的西方飲食者，還經常食用天然豬油和牛油。由此可知，西方飲食裡的脂溶性營養素是多麼缺乏，所以即便是今天努力執行燃脂生酮飲食原則的人，也很難出現什麼脂溶性營養素中毒的情況。何況，燃脂生酮飲食中的天然食物同時含有多種脂溶性營養素，這些營養素之間也會相互牽制人體吸收營養素的比率，讓人體不容易出現維生素 A 攝取過量的狀況。

維生素 D：脂溶性維生素界的超級巨星

維生素 D 又有「陽光維生素」或「維生素界的搖滾巨星」之類的封號，是一種家喻戶曉的脂溶性營養素。依維生素 D 對人體的作用來看，與其說它是一種維生素，倒不如說它是一種荷爾蒙，因為身體裡每一個細胞和組織的運作都少不了它的幫忙。維生素 D 除了是骨骼健康的後盾，對免疫系統也很重要；不但具有維持免疫力的正常運作、緩和自體免疫疾病病況的能力，甚至還有抗癌的潛力。另外，維生素 D 還有抗發炎的能力，能守護大腦的健康，確保體內重要又精巧的不飽和脂肪酸 EPA 和 DHA 不受外力傷害。

維生素 D 在人體裡幾乎無所不為，舉凡協助人體腸道內襯和心臟的正常運作、保護我們免受癲癇和偏頭痛之苦，甚至是預防蛀牙和牙齒相關疾病（這部分和維生素 K_2 的關係也相當密切）等，都是維生素 D 對我們的照顧。

麥穀片和牛乳製造商雖然在他們的產品裡另外添加了維生素 D，宣稱「強化」了商品的營養成分，可是他們卻沒有告訴你，只有活化型式的維生素 D_3（別稱膽鈣化醇，cholecalciferol）才能賦予人體上述的好處，單純靠攝取添加在食物裡的植物性或合成性維生素 D_2 是無法達到這些成效的。[10]

因此，獲取維生素 D 的最佳管道是什麼？儘管人體可以利用膽固醇的化合物（它是類似維生素 D_2 的維生素 D 前驅物，多半來自植物性食物或是菇類）製造出維生素 D_3，或透過充足的日照，利用紫外線 UVB 來生成維生素 D_3，但過程卻不是那麼簡單。假如要以日照的方式獲取身體所需的維生素 D，需要每天近乎全裸的在日正當中之時，讓肌膚在太陽底下曝曬好幾分鐘，甚至是 1～2 個小時，才有辦法達到；而曝曬時間的長短，則取決於所在的緯度、所處的季節和當時的雲層狀況，以及先天的維生素 D 接受器數量、種族等。

是否需要服用補充劑？

　　鮮少人知道的一個事實：將近 70% 的補充劑品牌是由大藥廠生產。這意味著大部分的補充劑都是用最廉價的原料製造出來，且常含有添加物、有毒化合物、膜衣和填充劑等人工物質，這些物質不僅會影響補充劑的效能，更會對安全上造成疑慮。假如你打算服用補充劑，我建議最好別去那些低價銷貨的藥局選購，也盡量別買大廠牌的補充劑。

　　另外，若你問我一個人到底該服用多少的補充劑才夠，我必須老實說，這一個問題我實在無法一概而論。畢竟，在這個章節要強調的是，飲食中的哪些營養素對人體有多重要的幫助。假如你吃進的動物性食物和各種油脂，都是來自百分之百有機且純放養的動物，而且目前身體健康狀態良好、沒什麼異狀的話，基本上，這份飲食本身就可以提供所需的充足養分。是否應該要服用補充劑，主要取決於身體有沒有出現營養不足的症狀（各營養素缺乏的症狀，我會在每一個營養素的內容中提及），但是也有一些營養素例外，維生素 D_3 就是其中一個例子。

　　由於維生素 D_3 對人體非常重要，一旦出現缺乏症狀往往對健康影響甚鉅，所以不論你是否有相關功能低下的狀況（維生素 D_3 濃度低於 40-60 ng/mL），我都強烈建議你一定要養成定期檢測維生素 D_3 濃度的習慣，以確保維生素 D_3 攝取量充足，且不過量。一般來說，若出現了本書所提及的營養素缺乏症狀，就表示可能需要額外補充一些補充劑。不過，這不表示就可以任意服用這些補充劑，在服用這些補充劑之前，請務必先和專業的營養師或健康照護人員諮詢相關的資訊，以利安全。

最重要的是，你還必須住在陽光普照的地區，同時要能在白天的時候外出，並且生活在一個天體營的環境中，才有機會在不妨害風化的情況下，完成這個目標……。好啦，天體營我是開玩笑的，像我住在奧勒岡州，當地全裸曬日光浴的民眾並不少見。我要強調的是，如果真要靠日照產生足量的維生素 D_3，勢必得長時間且大面積（也就是說，不能只是露手、露臉，也不能擦任何防曬乳）的曝曬在陽光底下。

我當然鼓勵大家多走向戶外、享受太陽，但對現代人來說，這恐怕並不容易，所以在我們奉行這個原則的同時，飲食上，我們也必須仿效過去居住在北方高緯度地區祖先，看看他們是如何在有限的日照中，靠食物獲取充沛的維生素 D。這些靠漁獵維生的先民，主要是從大型的哺乳類動物身上獲取活化型的維生素 D_3。

以美洲北方的原住民為例，他們主要是從大型海洋哺乳類動物（例如：海豹、海象和鯨魚）和富含油脂的魚類（尤其是牠們的頭部）攝取維生素 D；至於澳洲的原住民，則藉由昆蟲、幼蟲和鴯鶓等生物的肉和油脂補充。值得一提的是，單胃的動物，例如熊、鴯鶓和豬等，其脂肪組織裡蘊含的維生素 D_3 含量最為豐富。回過頭來看看身處現代社會的我們，生活中我們又可以從哪些食物獲得豐富的維生素 D_3 呢？大致上，動物性油脂和富含油脂的內臟，諸如牛羊身上的油花、大腦、舌頭、骨髓和各種內臟，都可以提供豐沛的維生素 D_3，**其中，又以來自放養豬隻的豬油最為豐富，所以要提升體內維生素 D 含量最簡便的方法，就是趕快用豬油做菜吧！**

● 維生素 D_3 的最佳來源

完全採取放養的豬隻豬油、其他動物的油脂、骨髓、內臟、沙丁魚、鮭魚、魚卵和蛋黃都是很棒的維生素 D_3 來源。除此之外，家禽的油脂，尤其是澳洲鴯鶓這類大型鳥類，也是很棒的來源。反觀今日大眾非常推崇的魚肝油，事實上，它反倒是一個比較差的維生素 D 來源。

如果你一直有從天然食物中攝取維生素 D_3 或是大量曝曬在陽光下的習慣，只要同時從飲食中攝入充足的維生素 A（視網醇）和 K_2，幾乎不太需要擔心會出現維生素 D 過量的問題。目前維生素 D 的每日建議攝取量大約只有 600 IU，可是近日的研究顯示，這個數值或許需要往上調高 10 倍之多。[11]

● 是否應該服用維生素 D_3 的補充劑？

如果是居住在四季分明或北方地區，又或者整天在室內工作，我想，適時的服用維生素 D_3 補充劑是必要的。我建議服用液狀、乳化形式的維生素 D 補充劑，因為這類型的補充劑不僅可以讓身體比較容易甩掉多餘的體重，也比較好吸收，就算是在脂肪消化方面有問題的人也可以輕鬆吸收。但如果本身有慢性發炎的病症，例如自體免疫疾病，或許服用維生素 D_3 補充劑就成了不分季節，每日必做的事情，因為體內維生素 D_3 的含量與免疫系統的運作關係相當密切；當然，服用期間也必須定期檢測自己血液中的維生素 D_3 含量，以隨時對補充劑的劑量做出調整。

另外，倘若打算完全靠補充劑來獲取維生素 D_3，建議最好也定期檢測血液中的維生素 D_3 含量（更精準的專業說法是測量「血清中 25-羥基維生素 D_3〔25- hydrovitamin D_3〕」的含量），1 年至少 2～3 次；萬一有慢性的免疫問題，則更應頻繁的檢測這方面的數值，以確保你攝取充足卻不過量的維生素 D_3；因為過量的維生素 D 補充劑會累積在體內，過高反而會對人體造成傷害。

至於人體的維生素 D_3 含量到底多少為佳？最新的研究成果認

為，大約是 40～60 ng/mL 之間，最低則絕對不可低於 35 ng/mL。一旦維生素 D_3 的含量低於 35 ng/mL，人體便會出現許多毛病，像是骨骼問題、情緒和認知疾病、心血管疾病、癌症以及各式各樣的自體免疫疾病。[12] 相反的，當維生素 D_3 的含量高於 60 ng/mL，最新的研究也發現它會對健康造成負面的影響，所以千萬別以為維生素 D_3 是多多益善。[13] 假設你正在與慢性感染、自體免疫疾病或癌症奮戰，那麼體內的維生素 D 耗損量肯定相當大，因此適時服用維生素 D 補充劑是必要的。切記，要讓維生素 D_3 對人體產生幫助，一定要有來自動物性來源的脂溶性維生素 A 和 K_2 在一旁相互輔佐，否則再多的維生素 D_3 也毫無用武之地。

因此如果可以的話，我還是比較推崇從飲食中的天然食物攝取這些營養素。尤其是有耳垂斜向皺褶的人（diagonal earlobe crease，這可能是得到心臟疾病或動脈鈣化症的徵兆），如果在補充維生素 D 時沒有同步補充維生素 K_2，恐怕只會招致反效果。假如你確實有這方面的問題，請不要再額外服用任何鈣補充劑，並盡快尋求專業人員的協助。永遠別忘了，維生素 A、D 和 K 就像三劍客一樣，缺一不可！

維生素 K_2：脂溶性維生素界的搖滾新星

聽我說，現在維生素 K_2 是僅次於維生素 D 之後，最受矚目的脂溶性營養素。溫斯頓・普萊斯是第一位把這個奧妙營養素介紹給大眾的人；當時，他把維生素 K_2 稱之為「活化子 X」（Activator X），提出它是傳統飲食中賦予人體強健體魄的關鍵要素。之後，學界才將這個物質命名為維生素 K_2，歸類為脂溶性營養素的一員，且發現它是維生素 K 家族中，對人體比較有貢獻的一個（它的另一個手足是維生素 K_1）。如果你有在關注健康社群網絡，會發現有不少討論史前飲食的部落格或網站，都有提到維生素 K_2 這個營養素，可說是一個相當熱門的營養素。

你或許對維生素 K_1 不陌生，它是植物裡的維生素 K，舉凡羽衣甘藍、萵苣、青花菜和菠菜等綠葉蔬菜都含有這個成分。典型的西方飲食中，大概有 9 成的維生素 K 都是維生素 K_1，而它主要的作用就是增加人體的凝血功能（這是上天對我們的恩賜，尤其是在受傷的時候。不過若凝血的功能太強，也意味著，發生中風或是梗塞的機率也比較高）。只是和現在當紅的維生素 K_2 相比，維生素 K_1 對人體的幫忙簡直是相形見絀。

維生素 K_2 是存在於動物體內的維生素 K 形式，維生素 K_2 本身也有幾種不同的結構式。一般存在於動物身上的維生素 K_2 是 MK-4，我們先祖在富含油脂和動物內臟的飲食中，主要獲取的就是這類維生素 K_2，僅少數的維生素 K_2 則是來自發酵或腐敗食物的 MK-7 形式（有關維生素 K_2 形式的詳細介紹，詳見 P.174）。然而，時值今日，不論是哪一種形式的動物性維生素 K_2，在西方飲食中的維生素 K，差不多只有 1 成左右是維生素 K_2。也就是說，絕大多數的人都相當缺乏維生素 K_2；這是一個大問題。首當其衝的，就是人體的許多蛋白質將無法正常運作，因為我們體內大約有幾十種的蛋白質都必須靠維生素 K_2 活化。

骨鈣素（osteocalcin）就是深受維生素 K_2 影響的重要蛋白之一，[14] 它是一種支配骨頭和牙齒組織中鈣質和磷酸鹽（phosphorous salt）沉積狀態的蛋白質。唯有在維生素 A（視網醇）和維生素 D_3 的存在下，人體才會從成骨細胞（osteoblast）裡製造、分泌骨鈣素，至於維生素 K_2 則是活化這種重要蛋白的主要物質。一旦骨鈣素受到活化，它就能將體內的鈣帶入骨頭中，讓成骨細胞進一步將這些鈣質納入骨基質（bone matrix）。不僅如此，維生素 K_2 和維生素

D_3 結合時，還能抑制蝕骨細胞（osteoclast）的作用；顧名思義，這類細胞會溶蝕並吸收人體的骨質（bone resorption）。[15] 總而言之，**如果飲食中少了維生素 K_2，就算吃再多鈣，這些鈣質也無法進入骨骼細胞中，做為建造骨骼的材料，反倒還可能造成其他不該鈣化的部位出現鈣化的狀況，例如心臟、動脈和關節等。** 因為維生素 K_2 在活化骨鈣素的同時，也會活化另一個叫做鈣化抑制基質 GLA 蛋白（matrix GLA protein，MGP）的蛋白質，這種特殊的蛋白質可以移除體內過多的鈣質，避免它們堆積在動脈和靜脈等柔軟的組織裡。

我想你應該知道，假如動脈因硬化而失去彈性、變得脆硬（即所謂的動脈硬化症〔arteriosclerosis〕），出現中風的機率就會大增。雪上加霜的是，這些鈣不只會影響血管，也會影響心臟；堆積在心臟的鈣質會讓心跳越來越無力。簡單來說，飲食中缺乏動物性油脂和維生素 K_2 這件事，很可能會讓你的人生因此被宣判死刑。想要避免這類組織或血管鈣化的憾事發生，最有效的方法就是攝取充足的維生素 K_2，讓體內的鈣化抑制基質 GLA 蛋白活化，因為鈣化抑制基質 GLA 蛋白不僅可以發揮預防效果，甚至還能反轉已經出現的動脈硬化症狀。[16]

缺乏維生素 K_2 或許就是殺死我父親的元凶。當時，我父親已經切除膽囊好多年了（就在他奉行了多年低脂飲食之後），但是他仍然固執地堅守他的低脂飲食原則，直到他蒙主寵召的那一天。他生前曾經跟我討論過他冠狀動脈硬化的問題，並堅信自己最終極可能會因為這個疾病一命嗚呼；因此，他極力避免攝取油脂。在他切除膽囊後，由於對油脂的消化能力下降，他更是鮮少食用油脂。除此之外，我父親的耳垂上也有斜向皺褶，這意味著他是比較容易出現動脈硬化的高風險群。然而，即便如此，他還是堅決不願意相信我的做法可以讓他在沒有膽囊的歲月裡，保住一條命，即：吃富含飽和油脂的食物，並透過一些補充品輔助油脂的消化。

　　從家父的故事中，各位有沒有領悟到了什麼道理？透過完善的飲食提升維生素 K_2 這個重要的營養素，很可能可以徹底改變人生。畢竟，現在動脈硬化的問題在工業化國家相當盛行，幾乎已成了 65 歲以上族群的通病。[17]（順帶一提，原始飲食之所以具有反轉蛀牙的潛力，也是拜維生素 K_2 之賜，這是它與維生素 A 和維生素 D_3 通力合作之下的成果）。[18]

　　別以為維生素 K_2 對人體的功效僅止於此，它對大腦的運作也大有影響。大腦是人體全身上下 MK-4 形式維生素 K_2 含量最豐富的器官，因為維生素 K_2 是構成神經細胞裡的髓磷脂（myelin）的重要元素，髓磷脂的生成狀態則掌管了一部分的學習能力。此外，不少研究也發現，維生素 K_2 和多發性硬化症（multiple sclerosis）、腦性麻痺（cerebral palsy）、癲癇以及其他同時出現麩胺酸中毒（glutamate toxicity）和半胱胺酸缺乏（cysteine depletion）等症狀的智能障礙疾病有關。縱使目前學界對維生素 K_2 在大腦健康方面的應用研究才剛開始，但是現階段的研究成果都相當振奮人心。

　　正因為如此，今日傳統飲食指南的主張才讓人覺得不妙：因為它仍將維生素 K 的補充劑聚焦在保持凝血功能的植物性維生素 K_1 身上，並把維生素 K_2 當作空氣一樣的漠視。這樣錯誤的指南方針導致現在有數以百萬的人深受維生素 K_2 缺乏之苦，少了這種對人體最重要也最具生物活性的維生素 K，骨質流失和疏鬆、心血管疾病、器官和組織的鈣化，甚至是癌症，都極有可能找上門來。[19] 因此，接下來的內容，除了要再告訴各位維生素 K_2 和代謝疾病的關聯，還要告訴你可以利用哪些食物，補給日常飲食中的 2 大類維生素 K，尤其是維生素 K_2。

　　在此之前，要跟大家多介紹是 MK-3 結構式的維生素 K，它是

維生素 K₂ 的奧祕

維生素 K_2 有幾種不同的結構式。放養家禽和牛隻產下的蛋和製成的奶油，以及來自純草飼動物的食物裡，其維生素 K_2 大多屬於 MK-4；其中又以鴨鵝的肝和油脂含量最為豐富。MK-4 結構的維生素 K_2 是人體最好吸收的形式[20]，也是主要維持骨骼健康的維生素 K_2。

MK-7（以及 MK-8 和 MK-9）結構式的維生素 K_2，則主要來自細菌的發酵物以及乳製品的油脂（所幸，對乳製品過敏的人來說，「純粹印度食品」〔Pure Indian Foods〕出產的發酵印度奶油〔Cultured Ghee〕也可以讓他們安心的攝取到這些不同結構式的維生素 K_2（更多關於這方面的資訊詳見附錄 2）。發酵蔬食裡可能也含有這些結構式的維生素 K_2，但前提是，用來發酵這些蔬菜的細菌要是特定菌種。

以我的甜菜淡啤酒（Beet Kvass）食譜為例（請見第 12 章），我建議以 Kinetic Culture 這家公司生產的蔬菜發酵包作為菌種，因為該發酵包中所含的細菌就是能將食物轉換為維生素 K_2 的特定菌種。此外，納豆這類的大豆發酵製品中也含有細菌產出的 MK-7 式維生素 K_2，但我想你不會想要吃納豆，因為它的滋味實在是十分特殊，不只外觀猶如一攤黏膩的爛泥，聞起來和嚐起來的味道更是奇臭無比。不過，只要納豆是由經認證的非基因改造大豆製成，而且你對大豆沒有任何免疫反應（不少人有大豆過敏的問題），它的確是一種可以提供豐富 MK-7 式維生素 K_2 的食物。

說到這裡老話一句，在補充維生素 K_2 時，絕對要記得同時攝取脂溶性營養素三劍客中的其他 2 種營養素：維生素 A 和 D_3，才可以讓維生素 K_2 真正發揮效用。所以，比起補充劑，我還是建議從含有維生素 A、D 和 K 這 3 種脂溶性營素的天然油脂攝取它們，這樣才能確保它們三者可以在體內相輔相成，一起運作。

一種合成的維生素 K 又叫維生素 K_3 和甲萘（menadione）。這種人工合成的維生素 K 難以被人體辨認，又很容易造成過度凝血，因此「不建議」大家服用。

鴯鶓油是補給維生素 K_2 的聖品

假如說了這麼多，你還是選擇用補充劑補充維生素 K，請務必在選購時仔細閱讀外包裝上的一切標示！因為市面上大部分的維生素 K 補充劑都是以這種廉價、合成和沒什麼利用價值的維生素 K_3 濫竽充數。

以我個人來說，能全面補充維生素 K_2 的食物是鴯鶓油，除了它所蘊含的維生素 K_2 是人體最好吸收的 MK-4 結構式外，它更同時含有維生素 A 和 D_3，能夠讓人體充分有效的利用吃進的維生素 K_2。鴯鶓是一種外觀形似駝鳥的大鳥，原產於澳洲。數以萬年來，鴯鶓一直深獲當地原住民的敬重，因為牠們提供了他們非常優質的油脂。鴯鶓油裡的天然 MK-4 式維生素 K_2 含量（所有補充劑裡的 MK-4 式維生素 K_2 都是人工合成的），就跟高檔的鵝肝醬一樣豐富，而且還一併附上了所有利用維生素 K_2 所需的輔助營養素。不僅如此，鴯鶓油還含有大量天然、有益人體健康的高生物活性共軛亞麻油酸（conjugated linoleic acid，CLA），一般的補充劑裡幾乎不可能含有這種營養素（其實市面上販售的所有共軛亞麻油酸補充劑，都是人工合成的，人體根本無法利用）。話雖如此，但也不是所有鴯鶓油的品質都一樣。我個人最推薦的是以人道飼養、經過嚴謹研究的特定品種鴯鶓產品；在美國可以選擇 Walkabout Health Products 的鴯鶓油，至於澳洲地區，則可以選擇 Baramul Processing（又名 Baramul 100）出品的鴯鶓油。在本書的附錄 2，各位可以看到更多購買鴯鶓油的詳細資訊。另外，研究還顯示，人體不論是外敷或是內用鷦鷯油，都能因此獲得強大的抗發炎能力。[21] 另外，更拜豐富的共軛亞麻油酸 [22] 和維生素 K_2 含量所賜，鷦鷯油還具有抑制血管新生的潛力。

最後，值得一提的是，雖然維生素 K_1 有攝取過量的隱憂，可是目前的研究卻尚未顯示維生素 K_2 有這方面的問題。

菠菜很好，但牛肉或許更棒

目前研究已經證實動物性來源的維生素 K_2，其預防動脈鈣化和對抗癌症的效果比維生素 K_1 好。[23] 一項在荷蘭執行的鹿特丹研究（Rotterdam Study）[24] 追蹤了 4600 名年過 55 歲的男性，發現體內維生素 K_2 含量最高的族群，其得到心臟疾病的機率最低；更具體的說，這些維生素 K_2 含量最高的族群，罹患心血管疾病的風險降低了 41%，死於冠狀動脈心臟疾病的機率則降低了 51%，而發生動脈鈣化的機率更少了 52%。在這個研究之後，研究人員又做了一個前瞻研究（Prospect Study），用 10 年的時間追蹤了 1 萬 6000 名女性，結果發現維生素 K_2 能顯著降低心血管疾病的風險，但維生素 K_1 則否。

除了有大量研究證實，維生素 K_2 具有預防心血管疾病和降低其相關死亡率的能力外，維生素 K_2 在抗癌方面的潛力也令學術界印象深刻。一項德國的研究報告顯示，大量服用維生素 K_2 的男性，其罹患攝護腺癌的機率大減 52%（當然，它也再次證明維生素 K_1 並不能達到同樣的效果）。[25] 2010 年梅奧醫院（Mayo Clinic）的研究人員發現，與每天維生素 K 攝取量不到 39 微克的人相比，1 天至少服用 108 微克維生素 K 者，其得到非何杰金氏淋巴瘤（non-Hodgkin's lymphoma）的機率大約少了 45%。[26] 不少研究也證實維生素 K_2 本身具有驚人的抗肝癌能力，能讓肝硬化或是肝細胞癌（hepatocellular carcinoma）等重症的患者遠離死神的召喚。[27]

● **維生素 K_2 和代謝性疾病**

維生素 K_2 和燃脂生酮飲食計畫如此密不可分,還有一個特殊的原因——它是預防代謝性疾病的要角。維生素 K_2 活化骨鈣素之後,除了讓骨鈣素發揮幫助維持體內鈣離子恆定性的主要功能外,骨鈣素亦有助於胰島素的調控,並透過刺激脂肪細胞釋放脂聯素(adiponectin)來增加人體細胞對胰島素的敏感性。脂聯素對人體的運作非常有影響力,它不僅可以增加細胞對胰島素的敏感性,還具備強大的抗糖尿病和抗發炎能力。[28] 降低血漿中三酸甘油酯的濃度,以及減少脂肪堆積在肝臟、肌肉和內臟脂肪組織,就是聯脂素最關鍵的影響力。

脂聯素也可以避免胰臟的 β 細胞凋亡(apoptosis)、改善肝臟對胰島素的反應,並且提升粒線體的性能,進而全面改善人體對葡萄糖不耐的狀況。[29] 由此可見,脂聯素對身體的幫助多麼卓越,卻鮮少人知道這件事!值得注意的是,omega-3 脂肪酸,同樣也具有大力增加脂聯素濃度的效果。[30] 在官方政策推廣了數十年的低脂、護心飲食後,這些發現看起來格外諷刺,因為我們竟然現在才發現,原來源自動物性油脂的維生素 K_2 和必需脂肪酸,對代謝疾病有如此大的影響力。

● **維生素 K_2 和 K_1 的最佳來源**

獲取維生素 K_2 的最佳來源有來自百分之百放養動物身上的肉品和內臟、魚卵、貝類、昆蟲、某些發酵蔬菜(取決於發酵這些蔬菜的菌種)、由草飼動物製成的發酵印度奶油、鴯鶓油、鴯鶓肉和放養動物製成的各種全脂乳製品(適用於對乳品沒有過敏的人)。

獲取維生素 K_1 的最佳來源則是綠葉蔬菜;另外,能獲取維生素 K_2 的動物性食物,其實也含有不少的維生素 K_1(只是比維生素 K_2

含量低了一些），亦是不錯的維生素 K₁ 攝取來源。

　　美國訂定的維生素 K 每日建議攝取量只有 90 微克（mcg），而且主要只關注在維生素 K₁ 方面。然而，最近的研究卻顯示，我們每日的維生素 K 需要量要是這個數值的 10 倍，同時，我們應該要把攝取的重點放在維生素 K₂ 身上；這表示，我們一天必須要攝取 800～1000 微克的維生素 K₂，如此一來，人體才有辦法讓體內的鈣離子去它該去的地方，不會任意囤積在不適當的位置。[31]

維生素 E：守護燃脂幫浦的絕佳拍檔

　　當我們說到維生素 E 這個名詞時，其實指的是一個至少涵蓋了 8 種脂溶性抗氧化劑的複合物，它是由數種不同類型的生育酚所組成。堅果、種子和綠葉蔬菜都是富含維生素 E 的食物；此外，由完全放養動物產出的食物和油脂，亦是良好的維生素 E 來源。特別注意的是，**維生素 E 若要發揮最大的抗氧化能力，必須要有微量元素硒的幫忙，這種礦物質在放養肉品和巴西堅果裡十分豐富。**

　　1999 年，美國疾病管制中心（Centers for Disease Control）的研究人員就回顧了 1 萬 6000 名男女的維生素 E 狀態。他們發現當時有 20% 的白人美國人、41% 的非裔美國人和 28% 的墨西哥裔美國人，都有缺乏維生素 E 的情形。若缺乏維生素 E，其所牽扯到的層面非常廣，舉凡糖尿病、免疫失調、愛滋病、運動時的肌肉損傷狀況、巴金森氏症、眼部疾病以及肺部和肝臟疾病等都與它有關。[32] 這都是因為屬於脂溶性營養素的維生素 E 對人體有許多重要功能，除了有助於對抗癌症 [33]，它還有益心血管 [34]、視力 [35] 的健康；最重要的是，維生素 E 還可以預防肥胖造成的脂肪肝疾病 [36]，以及提升腦部健康和降低罹患阿茲海默症的機率 [37]。

　　至於為什麼燃脂生酮飲食非要囊括維生素 E，主要有以下 2 個原因。第一，維生素 E 是穀胱甘肽過氧化物酶（glutathione peroxidase）的前驅物，這個酵素是人體重要的抗氧化酵素。第二，維生素 E 複合物能保護人體不受過氧化（酸敗）油脂的傷害，這對高脂飲食非常重要，它可以讓你在不小心吃進劣質油脂時，不會因此受到損害（詳情請見第 11 章 P.259 的〈安心吃好油的 5 大原則〉）。許多找我諮詢的人都有在啟動燃脂生酮模式的過程中添加維生素 E 補充劑，因此假如你有預算和需求，維生素 E 補充劑的確是一個非常簡便的燃脂幫手。不過，同樣的，維生素 E 能否確實在人體發揮助益，品質是一大重點。我通常會建議大家選擇 Unique E® 的綜合生育酚膠囊（Mixed Tocopherol Concentrate）。

服用維生素 E 補充劑時，請一定要確認它是否萃取自天然的食物，因為大部分的補充劑都是人工合成，吃這些非天然的維生素 E 不只對人體的幫助不大，甚至還常常適得其反，造成健康的負擔。[38]

從補充劑外包裝的標示就可以辨別此款維生素 E 是不是人工合成的，因為如果它是人工合成的維生素 E，成分處會標有「左右旋性-甲類-生育酚醋酸鹽（dl-alpha tocopherol acetate）」或「左右旋性-甲類-生育酚琥珀酸鹽（dl-alpha tocopherol succinate）」等字樣。另外，假如是服用優質的維生素 E 補充劑，大可不必太用擔心安全性的問題，因為現在學界對維生素 E 已有一套完整的劑量規範。[39]

● 維生素 E 的最佳來源

產自完全放養動物的肉品和油脂、堅果和種子，都是獲取天然維生素 E 的最佳來源。

扮演重要配角：其他脂溶性微量營養素

● 類胡蘿蔔素（carotenoids）

自然界至少有 600 種類胡蘿蔔素，植物、放養肉品和蛋品、肉色呈粉紅或紅色的鮭魚或相關魚種、磷蝦以及世界上某些真菌類，都蘊藏著豐富的類胡蘿蔔素。其中，對人體來說最重要的類胡蘿蔔素，包括：β-胡蘿蔔素（β-carotene）、葉黃素（lutein）、茄紅素（lycopene）、蝦紅素（astaxanthin）和玉米黃素（zeaxanthin）等。

這些重要的類胡蘿蔔素最常出現在黃、紅色和部分綠葉蔬菜裡，當然，來自完全放養動物的油脂，還有南極磷蝦油也是獲取它們的良好選擇。屬於類胡蘿蔔素的這群微量營養素，又被稱作維生素 A 原（pro-vitamin A），因此人體若要有效地吸收和利用它們，必然要有適量地膳食油脂從旁輔助。

● 輔酶 Q10（CoQ10）

輔酶 Q10 或許是維持心臟健康最獨特的重要營養素，同時它也是確保粒線體正常運作不可或缺的元素。動物性油脂是最主要獲取輔酶 Q10 的來源，同時，人體要吸收和利用輔酶 Q10 也需要油脂的幫助。順帶一提，除了心臟之外，輔酶 Q10 也廣泛被人體的其他器官利用，包括大腦。

● PQQ

全名 pyrroloquinoline quinone，簡稱 PQQ，中文名為「吡咯喹啉醌」，是一種最近才被科學家注意到的脂溶性營養素，且起源於星塵之中！PQQ 具備增加人體健康粒線體數量的能力，綠葉蔬菜裡就含有豐富的 PQQ，例如：巴西里、芹菜、綠茶、烏龍茶和納豆；另外，蛋黃裡也含有少量的 PQQ。當然，既然 PQQ 是脂溶性營養素，所以人體要吸收它時，也必須要有膳食油脂的幫助。

遺傳學、表觀遺傳學和脂溶性營養素之間的關聯性

營養基因體學（nutrigenomics）是一門跨領域的科學，旨在探究個人飲食與相應基因之間的關連——這些專家既研究基因如何影響個體吸收和代謝營養素的方式，也研究飲食中的營養素（或這些人缺乏的營養素）是怎樣左右人體基因的表現。不論是對人體有正面或負面影響的基因，只要周遭的環境是它所喜歡的，就會促發它的表現。許多不同的壓力源（不管是內在或外在）皆會影響基因的表現，進而觸發或惡化慢性疾病，重點是，這些基因一旦被開啟後，便難以再被關閉。

在這裡說到基因，不是要討論遺傳學，而是要告訴各位「表觀遺傳學」（epigenetics）這個概念。「表觀遺傳學」探討的是可受外在或是環境影響，開啟或關閉的基因，而這些基因則會進一步影響細胞「判讀」整個基因序列的結果。[40] 因此，如果想要讓自己體內的基因轉錄和 DNA 表現正常運作，那麼在飲食裡攝取充足的維生素 A、D_3 和 K_2 將會是最簡便和有效的方法。

額外再給熱愛科學的人一些相關資訊；目前最常因為脂溶性營養素缺乏，而受到影響的分子層次步驟有：DNA 甲基化（DNA methylation）、組蛋白修飾作用（histone modification）、小片段非編碼核糖核酸（small and non-encoding RNAs）、染色質結構（chromatin architecture）以及其他與轉錄調控有關的事件，例如幹細胞生成。

草飼肉品和內臟：一次擁有所有脂溶性營養素

「攝取紅肉並不會導致癌症。」我會這麼說，是因為有些人如此宣稱。事實上，從健康生長而且只吃新鮮、天然草料的動物身上攝取適量紅肉和動物性油脂，或許會成為最佳的抗癌利器。因為這些天然的草料裡蘊含的抗發炎和抗癌物質，全都會融入這些動物體內。到了第 12 章，我會告訴你何謂適量的攝取肉品，只要遵照這個原則食用，它們只會讓你變得更好。

另外，許多研究特別針對草飼牛和穀飼牛做比較，發現來自完全放養動物的肉品具有下列特性：

● 維生素 C 和 E 等重要抗氧化劑的含量明顯較高，β-胡蘿蔔素的含量更是穀飼牛的 10 倍[41]，另外，來自草飼牛的肉品所含的共軛亞麻油酸和 omega-3 脂肪酸總量[42]，也比穀飼牛多。（這些營養素在穀飼牛肉品裡大多很快就會消失，有時候甚至在 7 天之內便蕩然無存。）

● 維生素 A、E 以及抗癌的抗氧化劑穀胱甘肽（glutathione，GSH，這是因為新鮮青草裡含有大量穀胱甘肽化合物）含量較高；穀胱甘肽是保護細胞蛋白質、DNA 和其他結構不受氧化傷害的重要酵素。

● 超氧化物歧化酶（superoxide dismutase）和過氧化氫酶（catalase）的濃度大幅提升，它們可以提供額外的抗氧化力，避免肉品肌肉組織裡的油脂出現過氧化的現象。[43]

上述各點都可以說明，為什麼不斷有研究指出，以紅肉為主食的漁獵採集民族極少得到癌症的原因。[44,45]

第8章

有效預防和改善多種常見疾病

　　我實際執行和推廣燃脂生酮飲食的多年經驗中，曾經聽聞成千上萬的人利用本書的原則改善、甚至是化解不少在今日社會最為盛行的慢性疾病。許多嘗試過其他飲食計畫，卻始終無法甩掉身上多餘體重的人，因為燃脂生酮飲食成功擺脫了重量；還有人在採取燃脂生酮飲食後，減輕或消滅了憂鬱和躁鬱的狀況，紓緩或終止了癲癇和偏頭痛，甚至逆轉了令人不安的心智退化和記憶力流失問題；更甚者，有人竟然還改善了自閉的情形。

　　此外，不少人的腸胃功能狀態、關節炎、多囊性卵巢症候群（PCOS）的症狀、纖維肌痛症（fibromyalgia）、心血管疾病、高血壓和睡眠不良等情形都因燃脂生酮飲食獲得了好轉。其中，燃脂生酮飲食對糖尿病症狀的影響通常最為顯著，部分糖尿病患者甚至還得以漸漸不用使用胰島素和其他糖尿病藥物。我也曾經聽過有一些不斷和自體免疫性疾病奮戰的人說，燃脂生酮飲食大幅改善了他們的症狀，並且讓他們擁有更好的生活品質，這當中包括第 1 型和第 1.5 型糖尿病（Type 1.5 diabetes；譯註：此類型的糖尿病與第 1 型糖尿病相似，只是它發病的年紀落在成年後，所以它又常被稱作是「成人隱匿遲發性自體免疫糖尿病」〔latent autoimmune diabetes in adults，LADA〕）；還有一些癌症的患者告訴我，燃脂生酮飲食是如何支持他們，成為他們癒後調養不可或缺的一部分。

改善疾病，降低發炎狀態

事實上，絕大多數的疾病都可以預防，而這些人雖然不幸讓自己生病，但卻幸運地又用這套簡單易行的燃脂生酮飲食，重新找回了人體原本無毒的代謝模式，再次掌控了他們生活的品質。

他們可以，你當然也可以。利用燃脂生酮飲食裡的酮體力量、優質油脂和脂溶性營養素，你也能受惠於它們的保護力和療癒力；其次，再加上避免攝取促進發炎和免疫反應的食物，多選用優質的食物和營養素，更能提高這份飲食的效益，開始擁有最佳的恢復力，在心臟、大腦、免疫系統和代謝等方面擁有最棒的運作狀態。你會為此對自己感到自信滿滿，因為你替自己的健康做出了積極正面的行動，讓自己往更強健、長壽的方向邁進。

目前已經有許多科學文獻證實，生酮狀態對人體的健康和疾病有多項重大的影響。不過，請切記，燃脂生酮飲食帶給你的效益絕對超乎生酮狀態。接下來，我將會簡要的告訴各位，這份飲食計畫究竟能讓你獲得哪些好處。我想，世界上大概再也沒有哪一個人會比「你」更關注自己或家人的健康，所以請慎重看待燃脂生酮飲食所能賦予你的力量。

心臟疾病：翻轉數十年來的誤解

儘管我接下來要說的話，和過去數十年來提倡的低脂理念大相逕庭，但我必須說：**事實上，你的心臟熱愛油脂**。老實說，除了大腦以外，人體裡大概沒有哪一個器官跟心臟一樣把油脂當作理所當然的燃料。沒錯，你的心臟天生就是一個燃脂幫浦！每天心臟所產生的 ATP 裡，最多有 70% 是自脂肪酸氧化作用（即燃燒脂肪），[1] 至於酮體（尤其是天然的 β-羥基丁酸）則可以將心臟利用油脂的效能，再提升 28%（這是引述理查・維屈〔Richard Veech〕醫師的說法，他是美國國家衛生研究院獲獎無數的資深研究員暨實驗室主持人，投入酮體領域的研究長達 47 年）。[2]

換句話說，除了飲食中天然的油脂外，再也沒有哪一種物質能提供心臟如此健康和合適的燃料，讓它每天有力的跳動和運作。因此，含糖和澱粉食物吃得越少，心臟主動利用油脂和酮體作為燃料的機會就越多。在天然油脂取代碳水化合物的情況下，它所產生的附帶效應非常有益心臟的健康，因為血液中的三酸甘油酯含量[3]——它是心血管疾病的主要指標[4]——往往會顯著地降低。[5]另外，血壓也會一併下降，其他偏離常軌的代謝指標通常亦會慢慢回到正常的數值範圍。[6]

然而，1960 年代早期，人體的這個原始需求卻漸漸被剝奪了，因為此時學界發表了一個「飲食與心臟疾病假說」，該假說認為攝取大量的油脂和膽固醇會造成心臟疾病，而這項假說也普遍被大眾接受。根據曾主導知名弗明漢心臟研究（Framingham Heart Study）且享譽盛名的心臟研究權威喬治·曼恩（George V. Mann）的主張來看：「人類就是在一連串的利益、傲慢與偏見的誘導下，偏離了經長久演化、與生俱來的飲食型態。」

妖魔化天然油脂，加上後續的政策不斷推行低脂飲食，以及人工或高度加工油脂（例如：乳瑪琳和商業化的種子油）的盛行，還有工業化反式脂肪和酯化油脂（即人工飽和脂肪）的發明，每一項都是促使整個人類飲食陷入一場所謂「碳水化合物有益心臟健康」狂熱中的原因。結果呢？這樣的狂熱只讓生病的人口劇烈暴增，並讓藥物工業前所未見的蓬勃發展。到頭來這些不健康的食物，以及錯誤的心臟病預防策略，只是造就了這場曼恩口中的「本（20）世紀最大的健康騙局」。[7]數百萬的平民百姓因為這場騙局付出慘痛的代價，雖然我在此的控訴有點苛刻，不過我確實也蒙受這場騙局的傷害，失去了我摯愛的親人；我想你或許也是如此。

這套假設是錯的，而且是大錯特錯！過去幾 10 年來，陸續有大量研究和整合分析（meta-analysis）得出類似的結論，證實天然、非氧化的油脂和膽固醇並非是造成心臟疾病的兇手，洗清了它們背負多年的罪名。[8] 最近，更有一份被隱匿多年的研究結果被公諸於世人面前。這份研究成果來自於明尼蘇達冠心病實驗，2016 年 4 月，在身為該計畫當時主要研究人員之一的拉姆斯登（Christopher Ramsden）家裡的地下室裡，有人發現了這些塵封多年的研究數據；拉姆斯登現在則任職於美國國家衛生研究院。這個實驗室在1968 到 1973 年間執行，總共召集了 9423 名受試者，受試者的年齡則落在 29 到 97 歲之間。在當時，這個實驗可說是最大型的心臟人體試驗研究。這項大型實驗裡也打響了安賽爾‧凱斯（Ancel Keyes）的名號，他是該實驗的另一名主要研究人員，也是發起那個謬誤油脂理論的始作俑者。

儘管這個試驗執行的過程十分縝密，對後世產生的影響深遠，但這些被封存在地下室裡的研究成果卻在 40 年後才被呈現在大家面前。實驗中，受試者飲食裡的飽和脂肪和高膽固醇食物都被植物油取代，研究人員甚至為他們準備了三餐。研究分析的結果顯示，在1 年的時間裡植物油確實讓受試者的膽固醇濃度降低了 14%。那麼為什麼這份數據還會被埋藏這麼多年呢？極有可能是因為研究人員也發現：**受試者的膽固醇含量愈低時，他們的死亡率反而越高。**

數據指出，當受試者的總膽固醇數值每下降 30 mg/dL 的時候，其死亡率就增加了 22%。65 歲以上的受試者，若以植物油取代食物中的飽和脂肪，與同樣年齡層的飽和脂肪組相比，前者的死亡率則會增加 15%。[9]

在受到這類研究誤導近一個世紀後，現在我們終於可以自信滿滿的說，飽和脂肪的攝取量和心血管疾病之間並沒有任何顯著的關聯。事實上，過去那種不合時宜的「飲食與心臟疾病假說」才會不斷增加我們罹患心血管疾病的風險；反觀飽和脂肪，今日已經有許多研究都發現，它其實對心血管具有「保護」的效果。[10] 你或許沒有從各大新聞媒體報導聽到這個消息，但是現在已經有一個接一個的研究驗證了這項事實。[11]

心臟，需要飽和脂肪與膽固醇的保護

曾經令人退避三舍的膽固醇正（慢慢）被學界認可，承認它對人體有許多重要的功能。膽固醇不但是組成人體各種結構不可或缺的成分，同時還是重要荷爾蒙的基質，甚至還能扮演抗氧化劑的角色，保護組織不受發炎反應的傷害；發炎反應很容易導致組織出現進一步的失能狀態。[12] 事實擺在眼前，那些主張血液中膽固醇過高會引發心肌梗塞的說法簡直錯的離譜，因為：有高達 75% 死於心肌梗塞的人，他們的血膽固醇濃度都處於「正常值」。[13] 其實，**對女性而言，血膽固醇的濃度較高，可被視為是一種長壽的指標，**[14] **並且有助於預防動脈粥狀硬化症。**[15]

在弗明漢心臟研究追蹤受試者數十年的歲月中，研究人員發現，受試者的死亡率實際上會隨著膽固醇的降低而升高。[16] 另一篇發表於 2016 年 6 月的完整回顧性文獻則指出，血膽固醇數值偏高的長者中，竟有多達 92% 的人活得比較長壽！[17]

這個驚人的事實意謂著「低膽固醇（低於 180 mg/dL）會增加多項嚴重的健康風險」。[18] 低膽固醇對人體的影響極度廣泛，截至目前為止學界已經發現它會導致：荷爾蒙紊亂、焦慮、憂鬱、自殺、心臟衰竭、中風、腎臟衰竭、暴力行為、失智、阿茲海默症、巴金森氏症、比較容易受到感染、先天性缺陷和癌症等。[19]

　　因此，如果說飽和脂肪（沒有氧化或酸敗者）和膽固醇不是造成心臟疾病的原因，那麼真正的罪魁是誰呢？其實，**身體裡有 80% 堵塞的血管，都不是被飽和脂肪或是膽固醇堵住，而是被酸敗的不飽和脂肪；這些酸敗的不飽和脂肪乃來自於精緻或過度加熱的植物油。**[20]

　　不過，這些酸敗的油脂只不過是造成心血管阻塞的冰山一角，還有許多食物都助長了心臟疾病的發生率，而且這些食物應該並不會讓你感到意外：

- 穀類、澱粉類食物、精緻糖類和高果糖玉米糖漿等高碳水化合物飲食成員。[21]
- 「偽」脂肪，包括反式脂肪[22] 和酯化油脂[23]（現在很多反式脂肪都被它取代，但遺憾的是，酯化油脂對人體並沒有比較好）。
- 大量促發炎的 omega-6 脂肪酸，來自加工植物油、穀類和養殖場肉品。[24]
- 加工食品。[25]
- 基因改造和使用嘉磷塞（glyphosate）農藥的作物（該農藥是農業中常見的殺蟲劑）。[26]
- 麩質（藉由引發人體免疫反應和相關腸道損傷，進一步衍生心血管疾病）。[27]

　　將這些有害無益的食物逐出日常飲食，為心臟注入能供給它基本需求的養分吧！然後，待啟動了身體的燃脂代謝模式後，就有能力給予心臟真正想要的能量：酮體。

　　研究顯示，只要遵循正確的方式讓人體進入生酮狀態，酮體可以安全且有效地保護心臟的健康；對有心血管疾病或從心肌梗塞等事件中撿回一命的人來說，酮體亦有機會提供不小的正面幫助。[28]（如果你是屬於後者，曾因心臟疾病走過一遭鬼門關，在啟動燃脂狀態的過程中，請務必依循合格、專業醫護人員的指示，並且密切監測病情和你本身的狀態。）

最後，就讓我引述心臟病專家莫和特拉（Aseem Malhotra）醫師的一段話做結：「沒有任何一項研究能確切證實飽和脂肪的攝取量，和得到心血管疾病的風險有顯著的相關性；相反的，卻有很多研究發現飽和脂肪對這方面具有保護力。」[29]

大腦健康：守護身體一輩子的幸福

一直以來，生酮飲食最知名的療效就是它對「癲癇」這類神經性疾病的深遠影響，甚至有不少研究[30]將生酮飲食應用在頑固型癲癇患者身上，也都獲得了令人印象深刻和明確的正面成果。因此，許多神經專科醫師一致將它視為是一種治療癲癇的標準食療法。

然而，生酮飲食在神經疾病方面的應用卻非只有癲癇，醫學界還有其他神經方面的疾病也曾成功地透過生酮飲食，獲得改善或解決，例如：自閉症[31]、注意力不集中[32]、雙重人格、創傷性腦損傷（traumatic brain injury）[33]、巴金森氏症[34]、肌萎縮性脊髓側索硬化症（amyotrophic lateral sclerosis，簡稱 ALS，又名賈里格症〔Lou Gehrig's disease〕或漸凍人症）[35]、粒線體疾病以及癌性腦部腫瘤[36]等。在這些個案中，絕大多數患者隨著良好生酮狀態的養成，病況也日漸獲得好轉。

特別值得一提的是，現在學界也證實生酮飲食，對預防和治療阿茲海默症或其他形式的失智症頗具功效。[37]每當我和來找我諮詢的客戶分享這則訊息時，都會獲得很大的共鳴，因為：他們幾乎每一個人都曾聽聞身邊的人，透過生酮飲食照料家裡年邁且患有失智症的雙親。

阿茲海默症目前已經被稱做第 3 型糖尿病，因為它和糖尿病一樣，血糖調控失常和糖化是它病情加重的主要原因之一。在阿茲海默症和所有失智症的個案中，生酮飲食對人體幫助最大的部位是腦部──沒錯，就是全身上下最容易受到糖類傷害的腦部。

在我們攝取高碳水化合物飲食時，血液中就會湧現如洪水般的葡萄糖，並在體內衍生出晚期糖化終產物（advanced glycation end products，AGEs），但這還不是最糟的；最糟的是，高碳水化合物飲食中的果糖，甚至會進一步觸發人體神經退化的機制，讓我們的記憶力、情緒和認知能力慢慢地不斷流失。再者，**由於長期的血糖高漲會大量消耗體內的鎂，導致大腦裡原本應該要跟鎂結合的位置，很容易被鋁或其他有毒金屬佔據、累積在體內，對大腦造成傷害。**這種有毒金屬在大腦裡佔地為王的狀況還會改變腦部的電化學狀態，因為有毒金屬會增加鈣離子進入腦細胞的數量，進而使得細胞死亡。

不僅如此，膽固醇對大腦的重要性──尤其是「老化」大腦──就像它對心臟一樣。基本上，現在的研究成果正漸漸披露這項事實：膽固醇低的人通常得到失智症的風險較高；同時，與健康者相比，阿茲海默症患者在大腦和脊柱裡流通的液體（即腦脊髓液，CSF），往往膽固醇和脂肪的含量也較低（如第 2 章所說，我們大腦有 25% 是由膽固醇組成，而它在我們的認知和神經運作方面，亦扮演著不可或缺的重要角色）。在弗明漢心臟研究中，研究人員發現，總膽固醇含量較低（低於 200 mg/dL）的年長者，其心智功能測驗的表現比那些被視為「高」膽固醇（高於 240 mg/dL）的長者還差。
38

因此，就我個人來說，我很不樂見有人的膽固醇低於 200 mg/dL，尤其是年長的女性。因為對年長女性來說，膽固醇偏高是一種長壽的指標。此外，一旦大腦無法順利獲取到充足的膽固醇，得到阿茲海默症的風險便會升高。造成大腦無法順利獲取膽固醇的原因，有可能是某種基因上的缺陷，但更常見的，是食用以碳水化合物為主食的飲食，造成血糖長期偏高，而高血糖衍生的糖化作用則限制了細胞對膽固醇的吸收能力（順帶一提，服用史他汀類藥物〔Statins〕也會阻礙細胞對膽固醇的吸收）。這就是為什麼持續和高漲血糖奮戰的第 2 型糖尿病患者，罹患阿茲海默症的機率會比一般人高出 2 到 5 倍的原因。

儘管如此，時下不少獲得大眾認可的糖尿病飲食，仍舊含有許多所謂「有益健康的碳水化合物」，而患者在採取這類飲食後，也依舊必須靠著胰島素來「控制」血糖；這樣官方的飲食處置方式，其實對糖尿病患者沒有多大的幫助，但卻為藥商帶來了極大的利益。

就算沒有糖尿病，也會有隱性的失智症危機

事實上，要發展出失智症並不需要多高的血糖。研究人員發現，那些沒有糖尿病，只不過空腹血糖比較高的人當中，也有不少人出現阿茲海默症的大腦病變，就連在基因上比較不容易受到阿茲海默症傷害的人亦然。[39] 另外，麩質也會增加得到阿茲海默症等失智症的風險。

不過，只要開啟身體的燃脂生酮狀態，血糖就會變成無法威脅健康的小事。此外，酮體還能增強記憶力；就有研究指出，長期採取生酮飲食不但可以讓思慮更清晰，還可以讓整體的記憶力提升、獲得更專注的集中力。

就算阿茲海默症這樣極具破壞力的疾病無法撼動（恐嚇）你，

讓你改變以澱粉類和含糖食物（請注意，這包括全穀類麵包、米、豆類、馬鈴薯、水果、蜂蜜和酒等等）為主的飲食型態，但是，你要了解，不改變並不代表高碳水化合物飲食的葡萄糖／果糖代謝就不會對你的大腦造成傷害。

攝取大量的碳水化合物會讓身體處於比較高的氧化壓力和發炎狀態，兩者都是促成神經退化的基本要素。你的情緒、專注力、集中力、睡眠和能量狀態穩定、可靠和堅實嗎？如果不是，請看看你的餐盤裡盛了些什麼吧！

反之，不用葡萄糖、改以酮體做為燃料的大腦，能讓腦細胞和組織的氧化壓力大幅下降，也能讓細胞輸出比較多的能量。以酮體做為燃料還可以增加大腦的抗氧化能力，因為酮體會增加海馬迴的穀胱甘肽過氧化物酶含量；而且，大腦裡的酮體也和降低細胞凋亡和發炎反應有關。[40] 天生比較容易得到阿茲海默症的人，也不必為此膽戰心驚，因為你的基因並不能全權決定你的命運。你的大腦該如何運作，又該如何老化，這一切主要都掌握在你自己的手中。當然，越早採取行動，對大腦的健康也就越好。

因此，為了讓大腦獲得最好的屏障，最好在採取低碳飲食時，加入大量的油脂。在燃脂生酮飲食計畫中，你將會愛上用中鏈三酸甘油酯脂肪入菜（椰子油裡就蘊含豐富的中鏈三酸甘油酯脂肪），這種脂肪能幫助人體迅速產生有益健康的酮體。中鏈三酸甘油酯脂肪已經被許多研究發現，單單就服用一次的劑量，便能有效改善記憶相關疾病的認知受損狀況。[41] 所以下一次如果你覺得腦袋渾沌、提不起勁，就請試著做 1 小份椰香堅果雜糧醬（食譜請見第 12 章），讓它為你發揮神奇的功效！

腸腦相連：腸漏症和發炎的大腦

「腸漏症」是指腸道的屏障受損，使得不受歡迎、難以消化的外來蛋白質、凝集素（lectin）或環境毒素透過腸道進入血液，引發人體的發炎性免疫反應。由於腸道和大腦之間的獨特連結，所以造成腸漏症的那些機制，同樣也會影響大腦裡血腦障壁（blood–brain barrier）的完整性。一旦腦組織呈現發炎狀態，或是因為暴露在過多的現代毒素和抗原之下出現受損，它就可能會導致人體消化方面的問題，並造成我們的腸道菌叢發生不利健康的劇變。

腸-腦連結（gut-brain connection），是不可撼動的事實，且兩者之間的影響是雙向的。燃脂生酮飲食中的發酵蔬菜、淡啤酒和椰子優格（以及各種美味又富含纖維素的蔬菜和葉菜類）能確保腸道菌叢保持多樣性和健康，如此一來，也有助維持大腦的健康狀態。

曾經有一項惹人非議的研究發現，小老鼠在食用油脂的情況下，其脂多醣（lipopolysaccharide，細菌的內毒素〔endotoxin〕）從細菌轉移到腸道的機率會提升（這會導致個體發生發炎反應和腸漏症的機會大增）；但是，這些研究中所給小老鼠食用的油脂，卻都是植物油。[42] 反觀膽固醇，飲食中的膽固醇則可以保護個體不受這些內毒素傷害。[43]

自體免疫疾病：化解一場無聲的危機

自體免疫疾病就是一種免疫系統「短路」，開始對自己的組織產生抗體，使得組織逐漸毀損的疾病。一般人比較熟悉的自體免疫疾病有：乳糜瀉（celiac disease）、甲狀腺自體免疫疾病（又稱橋本氏症〔Hashimoto's disease〕）、第 1 型糖尿病、多發性硬化症、氣喘、牛皮癬、修格蘭氏症候群（Sjogren's syndrome）、狼瘡和類風溼性關節炎等；甚至就連自閉症，這種經常出現嚴重神經性發炎狀況的精神疾病，現在也被歸類在自體免疫疾病這個大分類之下。

　　時值今日，自體免疫疾病正以無聲但極具侵略性的態勢在你我之間蔓延，更有許多人同時深受好幾種自體免疫疾病的侵擾。尤其是女性，由於荷爾蒙的關係，女性在許多免疫疾病的得病風險硬是比男性多出了好幾倍。然而，現今主流醫學的極度專精和分化，卻常常讓醫療人員失去了從整個宏觀的角度，去解決這些因多方系統失調所引起的疾病。

　　儘管有許多因素都會引發自體免疫疾病，但你可以選擇透過燃脂生酮飲食，協助你掌控健康的狀態，並將得病的風險降到最低。免疫失調和系統性發炎是導致自體免疫疾病的根源，而燃脂生酮飲食則能有效排除部分造成它們的關鍵因素（已經有研究證實生酮飲食具有顯著的抗發炎效果）。[44,45]

　　換言之，燃脂生酮飲食能消滅體內某些自體免疫疾病引燃的烈焰，這對深受自體免疫疾病之苦的患者來說，可說是極大的幫助。為什麼燃脂生酮飲食能改善自體免疫疾病呢？其原因如下：

　　1. 提供最有益粒線體健康的能量來源。自體免疫疾病的一大特色就是粒線體功能不全，粒線體功能不全會導致氧化壓力增加、組織受到分子層次的損傷，並衍生自由基；最終這些負面的影響又會造成體內抗氧化劑和 NAD 耗損，進而讓自體免疫疾病不斷惡化。因此，對於那些有自體免疫疾病的人來說，讓細胞以燃脂模式生成 ATP、維持粒線體的健康是最重要的關鍵。

　　2. 減少或解決個體感染的問題。透過飲食中豐富的各種油脂，它不僅能提供許多天然的抗微生物成分，更可以提升食用者的免疫力和對脂溶性營養素的利用率。不論你的感染是否有被診斷出來，只要它正在體內發生，都可以被視為是一種免疫系統的過度反應；此刻的免疫系統就好比消防隊，因為你的致電求救而出勤打火。

3. 改善荷爾蒙失衡。 透過提升細胞對胰島素和瘦體素的敏感性，燃脂生酮飲食至少能改善部分荷爾蒙失調的問題，重建整個內分泌系統的完整性。這對健康非常有幫助，因為代謝性失調（造成體重增加或其他問題）主要就是內分泌異常所致。

4. 降低人體吃進環境中，會引起發炎和免疫反應的化學物質、毒素、重金屬和半抗原（hapten）的數量。 這都要歸功於燃脂生酮飲食強調選用無汙染、未加工、高品質的食物來源，以及富含大量有助於排除體內毒素的蔬果和葉菜。

5. 協助人體解決因為飲用含氯飲用水，以及食用殘存農藥（例如嘉磷塞）或抗生素等農作物和養殖肉品，所導致的腸道菌相失衡狀況。 腸道菌相的失衡絕對會加重自體免疫疾病的病況，因為當壞菌大量出現在腸道時，將對發炎訊號和飲食行為的表現造成不健康的影響。燃脂生酮飲食計畫裡豐富的纖維素和發酵食物，就是為了幫助你壯大腸道裡的「好菌」。

6. 大幅增加穀胱甘肽的生成量。 穀胱甘肽是對抗各種自體免疫疾病的重要抗氧化酵素，可是與這些疾病抗戰的患者卻很容易嚴重缺乏穀胱甘肽，因為他們體內肆虐的發炎反應會很迅速的耗損他們的穀胱甘肽存量。因此，對於每一位自體免疫疾病的患者來說，穀胱甘肽是最好的戰友；因為有了穀胱甘肽為你擋下發炎反應的攻擊，身體組織才不會受到傷害。

第 1 型糖尿病患者一定要知道的事情

事實上，第 1 型糖尿病患者也能從「以油脂為主」的燃脂生酮飲食中獲得好處，而且許多人更因此出現了顛覆人生的正面轉變。只不過，第 1 型糖尿病的患者如果要採取這項飲食，過程中「一定」要有專業人員從旁指導和監控。

卡蘿的故事

　　一開始，卡蘿會來尋求我的幫助，是因為體重的問題。幾年前她曾經進行過一陣子的阿特金斯飲食，不過並未因此獲得什麼成效，所以當她知道可能與阿特金斯飲食雷同的燃脂生酮飲食時，不免有些懷疑這種飲食方式是否真能幫助到她。儘管如此，她還是決定放手一試。

　　從卡蘿的血液檢測報告發現，她有邊緣性糖尿病的狀況：空腹血糖、三酸甘油酯和糖化血色素的含量皆明顯偏高。此外，卡蘿血清中的總膽固醇含量也偏高，但她的 HDL 含量卻十分低。當時她有甲狀腺低下的狀況，而且正在服用甲狀腺素的處方用藥，不過卡蘿的血液檢測結果卻顯示，她的甲狀腺抗體含量高到不行。原來，卡蘿患有橋本氏症，但她卻毫不知情。橋本氏症是一種自體免疫疾病，患者的免疫系統會不斷攻擊甲狀腺，讓患者的甲狀腺漸漸毀損、失去功能。通常，自體免疫型的甲狀腺疾病對甲狀腺藥物的反應很差，因為發炎細胞激素會干擾甲狀腺接受器的運作，讓它們無法順利和甲狀腺素結合、反應。因此，儘管患者血液中的促甲狀腺素濃度會因為甲狀腺藥物的介入，變得比較正常，但是患者本身的症狀卻不會獲得改善。

　　由於幾乎所有的橋本氏症患者都會對麩質過敏，所以我建議卡蘿排除飲食中所有的含有麩質的食物。此外，因為卡蘿的病況嚴重，必須持續服用 Synthroid 這類人工合成的甲狀腺素藥物，但為了減緩或終止她甲狀腺組織受到更多的傷害，我認為她仍舊需要採取一些額外的積極行動。於是，我以燃脂生酮飲食為基底，並針對她的狀況添加了一些補充劑，幫助她達成這個目標。

　　之後，我又從卡蘿的其他血液檢測結果中得知，她有惡性貧血（一種缺乏維生素 B_{12} 造成的貧血）、維生素 D_3 的含量極低，以及一大堆一看就知道是消化問題，而非橋本氏症造成的不正常指標。這也難怪她一直無法順利減重！

不只瘦下來，精神狀態也變好了

　　卡蘿是一名化學家，所以儘管她對我的飲食建議抱持著懷疑的態度，但她還是開始按照我的建議改變她的飲食習慣。首先，她將麵包、穀類、澱粉類和含糖食物、麥穀片、麵食、牛奶和乳酪逐出她的飲食。接著，她開始在選購食品時，仔細閱讀外包裝的食品標示。改變飲食習慣後，自由放養且蘊含豐富 omega-3 脂肪酸的肉品成了她飲食中主要的熱量來源；同時，她也比過往更常食用牛肉、小牛肉和家禽的內臟。料理肉品和蔬菜時，會搭配椰子油或豬油之類的獸脂烹調，並且用大量的蔬菜豐富她的餐盤，諸如田園沙拉、青花菜、白花椰菜、蘆筍、和甘藍等。在這個飲食轉變的過程中，卡蘿也發現了不少提供優質肉品和蔬菜的商家，而且開始養成了到農民市集選購食材的習慣。

　　不到 1 個月的時間，卡蘿就跟我回報她令人振奮的進步。卡蘿說，現在她不再渴望吃糖，也不曾再出現低血糖的症狀，而且睡眠和情緒狀況都獲得顯著的改善。2 個月後，卡蘿的主治醫師為她進行追蹤性的血液檢測，檢測的結果同樣令人驚豔。卡蘿的空腹血糖恢復到了正常值，糖化血色素的數值也開始明顯改善。此外，她體內的發炎反應降低了，總膽固醇含量也下降了，更棒的是，她的 HDL 含量還增加了；整體來說，卡蘿的精神狀態大大地提升了。

　　儘管我們不能說她的甲狀腺疾病被燃脂生酮飲食「治癒」了，但我們卻可以說她的確更懂得管理這項疾病的方法，讓自己獲得更穩定的生活品質和情緒狀態。

　　雖然卡蘿承認，有時她還是會有點懷念某些以前她愛吃的食物，例如冰淇淋和麵包，可是她還是選擇堅守燃脂生酮飲食，因為這份飲食讓她處於非常棒的狀態──現在她已經執行燃脂生酮整整 10 年了。燃脂生酮飲食幫助她甩去了 13 公斤的體重（這正是她所渴望的），擁有了正常的血液生化指標，也更懂得管理自身的橋本氏症；她的身型不再浮腫笨重，也比較不容易出現情緒不穩、倦怠、神經質、易怒和焦慮等橋本氏症的常見症狀。

移除飲食中的碳水化合物食物雖然可以大幅降低人體對胰島素的需求，但是假如你的病況並不是控制得很好，身體很可能會因為碳水化合物的減少，出現第 1 型糖尿病患者特別容易發生的「酮酸中毒」（ketoacidosis）現象；這是一個很危險的狀態。當人體處於酮酸中毒的狀態時，表示身體失去了調控酮體生成量的能力，所以大量的酮體就會堆積在體內，造成血液的 pH 值呈現雪崩式的下降。這樣的狀況極有可能危及第 1 型糖尿病患者的性命。

由此可知，第 1 型糖尿病患者若想要採取燃脂生酮飲食，一定要小心謹慎的自我監測血糖的狀況（當然，也要同步監測酮體的含量），同時，我也建議找一名經驗豐富的專業健康照護人員，陪著你一起展開燃脂生酮飲食。

我已經聽到很多第 1 型糖尿病的患者，成功轉變為燃脂幫浦的例子，他們都對自己能夠大幅減少胰島素的用量和改善整體的健康狀態感到欣喜若狂。年輕的孩子也能從燃脂生酮飲食中受益，前提是整個過程中父母和醫師都要密切地從旁引導。假如你願意費點心思去執行燃脂生酮飲食，你絕對有機會透過這套飲食改善自己的健康狀態。本身也是第 1 型糖尿病患者，並且著有《伯恩斯坦醫師的糖尿病對策》（*Dr. Bernstein's Diabetes Solution*）的理查‧伯恩斯坦（Richard Bernstein）醫師就很推崇類似的飲食理念。如果你對這方面感興趣，可以到他的網站 www.diabetes-book.com 逛逛，上面有更多這方面的資訊。

癌症：對抗現代特有疾病的新對策

癌症，從來沒有像現在這般如此盛行。世界衛生組織預估，20年後全世界的罹癌率將增加 70%。[46] 英國癌症研究中心（Cancer Research UK）更嚴肅地表示，再過沒多久，癌症的發生率就會變成：每 2 個人中就有 1 個人被癌症襲擊。[47] 癌症是一個相當龐大的難題，現在我們對它的未知遠超出對它的了解。

在現代環境中，有無數致突變和觸發免疫反應的物質（還有其他的壓力源）都會引發和促進癌症的發展。對我來說，與其被各種可能致癌的因素嚇得亂了陣腳，我倒是覺得直接把焦點放在該如何強化我們的免疫力會比較實際一點。因為事實上，我們身體裡時時刻刻都會有許多突變或是癌化的細胞，但只要免疫系統很強健，它就會在這些細胞增生、蔓延前，把它們抓出來並消滅掉。然而要達成這個目標的重點，是必須盡一切所能維持免疫系統正常運作。

今天我們已經逐漸了解癌症的代謝模式。第一個發現癌症代謝模式的先驅，是 1930 年代的研究員，奧托‧瓦伯格（Otto Warburg）醫師，他發現癌症基本上是一種靠葡萄糖驅動的粒線體代謝性疾病。專門出版簡要版圖書的 Cliffsnotes 出版社，對瓦氏效應（Warburg effect）[48] 的敘述是：「葡萄糖和其他糖類的發酵，是供給惡性腫瘤和各種癌細胞養分的主要燃料。」糖類的發酵過程會產生乳酸這個副產物，讓組織裡的 pH 值大幅降低，呈高度酸性的環境，而這個環境正是癌細胞最喜歡的狀態（雪上加霜的是，呈酸性的組織也會比較容易疲勞或無力[49,50]，促使人體加速將蛋白質轉換為葡萄糖，好滿足貪得無厭的癌細胞；可是這樣無謂的消耗只會加劇患者的病況，並將癌症病人推向名為惡病質〔cachexia〕的窘境）。大量的同儕審查研究（peer-reviewed study）都已經指出，**血糖控制不佳和癌症風險增加，兩者之間有密切的關係。**[51]

沒錯，這樣的描述確實是有點過度簡化了整個瓦氏效應的概念，不過卻無損它的正確性；現在已經有大量科學研究以此做為主題，研究癌症擴散或甚至是啟動的機制。[52] 最新的研究表示，糖類不僅僅是讓癌細胞蔓延的關鍵因素，更是讓健康細胞開始癌化的主要原因。[53]這完全顛覆了學界過去的看法，因為以往科學家認為，癌症主要還是跟先天的基因背景有關，而糖類的代謝只是推波助瀾的次要因素。

把時間往回推到 2006 年，美國癌症基因體圖譜研究計畫（Cancer Genome Atlas）大膽且信心滿滿地展開了一連串探討癌細胞的研究。這項計畫要付出的心血和努力比人類基因體計畫（Human Genome Project）高出 1 萬倍，因為這次研究人員是想要從茫茫基因海中找出基因和癌症的關聯，藉以證明基因是造成癌症的主因。然而，最終這項研究的結果卻呈現出另一番完全不一樣的面貌。事實上，某些癌症並無法全然歸因於基因突變。後來，波士頓大學的湯瑪斯‧賽佛瑞（Thomas Seyfried）博士在研究中發現，基因缺陷和癌症之間雖然有關聯性，但是兩者卻非絕對的因果關係，導致癌症的核心原因應該另有其因。有一派假說認為，是粒腺體先受到了損傷，然後才引發了基因的變異，進而導致癌症的發生。

女演員安潔莉娜‧裘莉（Angelina Jolie）在發現自己帶有乳癌基因 BRCA1 後，便決定先發制人的切除雙乳，因為醫學權威聲稱 BRCA1 基因會讓女性比較容易發展出具有侵略性且致命性的乳癌。我想，任誰聽到這樣的預言都會感到害怕。不過，學界對於 BRCA1 基因卻有另一個面向的研究。2003 年，瑪莉‧金恩（Mary King）博士在《科學》（Science）這份期刊上發表了一篇研究報告，而該篇報告的內容讓世人對 BRCA1 這個令人聞風喪膽的基因指標有了不同的認識。她在報告中說道：「帶有 BRCA1 基因的女性，一生罹患乳癌的風險是 82%。但是這個風險似乎是『與日俱增』，因為 1940 年之前，帶有 BRCA1 基因的女性，得到乳癌的機率只有 24%。因此，我認為缺乏運動和青少年時期的肥胖，或許就是造成這些擁有 BRCA1 基因者，罹癌風險增加的重要因素。」[54]

換句話說，**飲食和生活型態似乎是驅動特定基因表現的關鍵要素**。其實說白一點，基因只不過是一張寫滿我們 DNA 序列的藍圖，當我們想要透過這份藍圖建構出些什麼時，整個成果的品質還是取決於原料的品質和其他相關因素，而非全權由基因決定一切。拯救健康的根本手段絕對不會是醫藥工業，而是我們自己。我們每一個人對自己基因的掌控力，遠比你想像的還要大得多！

在此，我先簡短地告訴你，到底有哪些因素會助長癌症，請各為一定要謹記在心。首先是所有癌細胞在求生、生長和苗壯所需要的 3 大元素：糖[55]、乳酸（糖代謝後的副產物）[56]和麩醯胺酸（glutamine，在正常狀態下是一種有益健康的胺基酸，但過量的話則會滋養到某些癌細胞）[57]。再來是荷爾蒙的部分，包括胰島素[58]和類胰島素生長因子（IGF-1）[59]對癌細胞來說，簡直就像是助長它生長的肥料。

為此，有鑑於攝取糖分會滋養癌細胞、促進胰島素分泌；攝取過多蛋白質（與總熱量無關）[60]會大幅增加類胰島素生長因子的生成量，進而誘發 mTOR 路徑活化（譯註：該路徑活化的話會促進癌細胞的生長和增生），所以要幫助身體打造一個不利於癌症發展的環境，最簡單也最有效的方法，就是將澱粉和含糖食物的攝取量降到最低，同時，限制蛋白質攝取量，讓它處於滿足身體基本營養需求，卻不致過量的狀態。還有請趕快遠離那些高蛋白減重飲食，因為它們會促進類胰島素生長因子大量分泌，並活化 mTOR 路徑！

目前，某些抗癌飲食其實就是生酮飲食

除此之外，糖類還對白血球的能力有強烈的抑制作用，它讓白血球無法正常的過濾出體內的癌細胞，予以殲滅。這一點對比較容易罹患乳癌的女性十分重要，尤其是跟雌激素有關的類型，因為：

胰島素會讓更多雌激素在體內循環，而這 2 種荷爾蒙都會加速細胞的增生。

　　一份以低升糖指數食物組成的低碳水化合物飲食，能夠有效的預防這種狀況。《哈佛健康雜誌》（*Harvard Health Publications*）的網站寫道：「升糖指數（glycemic index）是一個數值，數值的大小代表了一樣食物增加血糖速度的快慢。」[61] 麵包、白馬鈴薯、白米和麥穀片都屬於高升糖指數食物，會讓血糖非常迅速的飆升；相對的，富含纖維素的蔬菜，例如蘆筍、青花菜和甘藍等，它們的升糖指數就很低，不會對血糖造成明顯的影響。話雖如此，即便已經啟動燃脂的代謝模式，也絕對不可以對高升糖指數食物掉以輕心，因為一旦吃了它們，好不容易建立的燃脂代謝和所有生酮狀態帶來的好處便會戛然而止！

　　成功轉換成燃脂代謝模式後，當然也會享有許多酮體賦予給你的好處。第一，酮體的產能效率很好，但卻不會像葡萄糖或果糖那樣，產生一大堆活性氧化物質（自由基）；第二，酮體不會產生乳酸這個副產物；第三，酮體能讓粒線體強健的運作，使細胞能更健康的呼吸、對疾病更有抵抗力。最重要的是，癌細胞完全無法將酮體做為燃料。

　　那麼，良好的生酮狀態是否有助於「治療」已經存在的癌細胞呢？最新一波的研究報告認為，不論該治療手段是屬於傳統療法（手術、放射和化學療法）或是比較偏向全方位療護（holistic approach），這套飲食均能夠提升癌症治療的成果。尤其是那些難以治療的腦部癌症，陸續有研究發現，大腦的酮體除了能支持患者腦中健康細胞的運作，更能同步降低腫瘤生長和發炎的狀況。[62] 不僅如此，**許多個案也證明，本來就在進行醫療手段的患者，如果同時搭配良好的生酮狀態，能使得他們的治療成效大幅進步。**往後 10

年，我們必定會對許多癌症的營養療法有更進一步的認識，所以我預估，到時候說不定也會出現一些看似衝突但卻更有效的治療手段。比方說，在患者處於良好的生酮狀態時，策略性的在飲食中加入一些碳水化合物含量稍高的抗癌果汁；如此一來，或許可以更有效率地把狙殺癌細胞的物質，運送到渴求糖分的癌細胞那兒，讓兩者發揮出相輔相成的功效。

某些成效斐然的全方位療護抗癌療法，就是利用碳水化合物含量較高的食物做為煙霧彈，將其他抗癌物質和營養素隱藏在那些癌細胞無法抗拒的甜美糖衣底下（我覺得整個過程就有點類似「特洛伊木馬」的概念）。是的，沒有一顆癌細胞能抵擋得住糖分的誘惑。不過，要在患者體內投入將這個「甜蜜的智慧炸彈」前，必須先讓患者嚴格執行一段時間的生酮飲食，讓癌細胞餓到飢腸轆轆、頭昏眼花，這樣，當患者策略性地吃進這些以高糖食物掩護的抗癌物質時，才有機會讓癌細胞不顧一切地吞下那致命的毒藥，自我毀滅。雖然目前上述的理論都只是個假設，但是我希望將來會有研究人員能夠透過縝密的研究證實它的可行性。

假如你現在正為癌症所苦，燃脂生酮飲食也能在你抗癌的過程中提供一些支持和幫助；畢竟，燃脂生酮飲食的食材本來就強調提升免疫力和抗發炎，而且它也不會讓你吃進過量的蛋白質，更不會讓執行者出現血糖和胰島素過高等誘發癌症發作的狀況。在你執行這套飲食時，請務必和你信賴的專業健康照護人員進行討論，以確保營養來源全都來自於有機和完全放養的最優質食物和油脂。另外，癌症患者在執行燃脂生酮飲食時，還有 2 個重點請特別注意：

1. 一般人在執行燃脂生酮飲食時，蛋白質的攝取量標準是每公斤理想體重乘以 0.8 公克，但是，最新的研究發現，對癌症患者來說，蛋白質攝取量或許要降到每公斤理想體重乘以 0.5 公克會比較有利抗癌。

　　2. 萬一是正在抗癌的病人，若想在飲食中加入大骨湯，請不要讓湯頭熬超過 4 小時，如此才可避免湯裡的麩醯胺酸含量過高。

　　我相信，在對抗癌症的過程中，營養豐富的飲食絕對會是帶你突破逆境的超級英雄。放養動物的肉品、內臟、油脂和牠們的骨髓中，皆蘊含豐富的共軛亞麻油酸（conjugated linoleic acid，CLA），這種脂肪酸是自然界中最廣效、強大的抗癌物質（補充劑裡的人工合成 CLA，其功效根本無法跟天然食物中的 CLA 相比）。[63] 椰子油裡的月桂酸（lauric acid）則是另一個強大的抗癌脂肪酸。除了食療之外，保持良好的壓力管控和充足的睡眠，亦是強化抗癌戰力的重要因素。不論是慢性壓力、暴露在抗原之下、服用類固醇藥物，或是荷爾蒙／大腦失調所引起的腎上腺皮質素（cortisol）分泌過量和生理時鐘紊亂，都會成為抗癌的一股阻力；因為皮質類固醇擁有大幅上升血糖的能力（即便是飲食中缺乏含糖和澱粉類食物的情況下），這個舉動無疑是助長了癌細胞的生長。

頑固性肥胖和胰島素阻抗

　　我初次在診間見到喬治時，他 54 歲，剛從資訊科技業退休，過去 8 年間，他的體重一直逐日增加。他曾經試著靠跑步或其他運動阻止身形的膨脹，也曾經斷斷續續的執行了一陣子的舊式低碳飲食，但全都徒勞無功。

　　喬治還有一個人如其名的綽號「無底洞」。因為如果有機會和他一起吃晚餐，就會發現，假如有人吃不完餐盤裡的食物，他便會義不容辭的將他們餐盤裡的食物一掃而空，並且還會不時注意上菜的狀況，以確保他可以即時取得其他搭配著麵食、米飯、馬鈴薯或麵包的肉排。晚餐所看到的所有菜餚都不會被冰到冰箱裡，因為喬治都會把它們吃得乾乾淨淨。

　　喬治曾開玩笑的說，他的「飽足感開關壞掉了」，除非食物撐到他肚子痛，否則他根本感受不到自己吃飽了──雖然喬治是面帶笑容的這樣消遣自己，不過箇中痛苦也只有他自己最清楚。當時喬治的體重超重非常多，血壓也已經達到瀕臨高血壓的臨界點。他老是感到精疲力盡卻又難以入眠；白天清醒的時候，他則常常焦慮不安或是迷迷糊糊的，必須耗費極大的精力才能用清晰的思路處理工作上的事情。喬治當時經歷的這些狀況，其實都是以碳水化合物為主食的人會出現的典型症狀。除此之外，喬治的氣色不太好，消化系統也出了問題。

　　了解了喬治的狀況後，我對喬治提出了一份完全和他原本飲食習慣背道而馳的飲食計畫，喬治沒有一點異議的照單全收了，因為他只想趕快結束這場與體重的漫漫抗爭，邁向另一個更好的境界。

　　他同意用放養肉品和雞蛋、大骨高湯和野生漁產等食材做為他廚房裡的存糧；將所有的穀類、豆類和澱粉類蔬菜逐出他的飲食，並且用深綠色蔬菜製作了大分量的沙拉，佐以酪梨、椰子和特級初榨橄欖油享用；他也幾乎將所有的水果都逐出了他的飲食，只留下一些帶有酸味的莓果，因為他的目標是減重。為求盡善盡美，喬治甚至還自己做了德國酸菜和優酪乳。

　　執行這份飲食計畫一個禮拜之後，喬治打電話給我，告訴我一件「令他感到不可思議的事情」。他說，一天晚上，他竟然在吃完一份中等大小的晚餐後，出現一種非常新鮮又陌生的感覺：他有一種舒適的飽足感。當他會意過來時，忍不住又驚又喜的開懷大笑，因為他已經好久沒有體會過這種感覺。幾天過後喬治注意到，在那晚之後，只要用餐完他都能感受到這股飽足感，並且不再有大吃大喝的渴望。

接著，喬治注意到他的健康也開始有了進步。5 個月後，他甩掉了 18 公斤的體重，回到了正常的標準體重；血壓值正常了、睡眠品質變好了，精神狀態也一天比一天好。他的氣色變得紅潤，腦袋裡老是讓他迷迷糊糊的迷霧也煙消雲散；這一切的改變令他欣喜若狂。喬治還跟我說了另一項他出現的重大轉變，即：他對食物的認知改變了。

採取燃脂生酮飲食前，他一直自認為自己是一個不挑嘴、對食物成癮的雜食動物，「看到什麼，吃什麼」曾經是他的飲食原則。然而，採取燃脂生酮飲食後，他只會被「對身體有用」的食物吸引，以往那些他看到就想吃進肚裡的食物，則完全對他失去了吸引力。即便當時他根本還沒有改變運動習慣，但他說：「我的體重莫名其妙的就變輕了。」而且沒有復胖。至此之後，喬治就成為燃脂生酮飲食的死忠擁護者（現在他已經執行燃脂生酮好多年了），甚至還幫助了不少周圍的親朋好友成功啟動了他們自己的燃脂代謝模式。

燃脂生酮不見效？檢視以下 5 大可能原因

到目前為止，在這章主要看到的是，燃脂生酮飲食應用在我們這個世代最常見的 2 大健康問題的成果，而這 2 大健康問題就是：頑固性肥胖（體重在患者的身上不動如山）和處於胰島素阻抗狀態的第 2 型糖尿病。倘若患者確實地落實均衡的燃脂生酮飲食，卻仍挫敗地發現自己的體重並未如預期的下降，我通常會帶著他們從 5 個面向找出箇中原因。這些面向都是觸發體重增加、導致減重停滯或是頑固性肥胖的常見因素，現在我們就一起來看看：

1. **過多的蛋白質不只會阻礙減重的最佳成效，還會妨礙啟動生酮代謝和身體利用酮體的效率。**mTOR 代謝路徑在過量蛋白質的活化下，也會觸發細胞的增生，並且將部分的蛋白質轉變為葡萄糖。

因此，除非有什麼特殊的重要情況非要增加蛋白質的攝取量（例如：成長發育中的小孩，或是正在孕育生命的孕婦），否則在減重的時候攝取過量的蛋白質，絕大多數的時候都只會扯你的後腿。長期下來除了使減重效果不彰，更會拖累健康和壽命。拿出家中的電子秤，仔細秤量你每一餐要吃進的蛋白質重量（生重），會發現有時實際吃進的蛋白質分量簡直和你原本以為的天差地遠。

2. 隱藏的碳水化合物，是另一個常被忽略的問題。有時，是執行燃脂生酮飲食者，過量食用堅果和堅果醬（兩者往往都同時含有油脂和碳水化合物）所致，因為他們認為這是「健康的零嘴」；有時，則是某些人對於水果的限制過於寬鬆，不甘於只能偶爾嚐嚐莓果，因為他們認為水果本來就一直存在於大自然中，全都屬於「原始」食物的一員。

然而，今日水果栽種的方式和過去大不相同。現代農業栽植出來的水果不僅個頭比較大，甜度也比較高；而且，我們的先祖不可能一年四季都有水果可吃。水果裡的糖分有獨特的能力，非常容易讓人變胖。這和水果的熱量無關，而是因為水果裡主要的糖分種類——果糖，能夠活化人體的一種特殊酵素：果糖激酶。果糖激酶又會活化人體的另一種酵素，對身體傳達這樣的訊息：「嘿，冬天來了喔，趕快多囤積一些脂肪在身上！」果糖讓人變胖（和代謝失調）的速度無人能及，而那些號稱「全天然」、「低升糖指數」的甜味劑，其實大多含有大量的果糖。此外，經常添加在所謂「健康」包裝食品裡的「龍舌蘭糖漿」（agave syrup），更是其中最糟糕的一種甜味劑。

3. 慢性發炎會衍生許多健康問題。諸如：確診或未確診的自體免疫疾病、對某些食物和環境物質產生的免疫反應、感染、腸道菌相失衡或是攝取過多含有促發炎 omega-6 脂肪酸的植物油和養殖肉品等，皆有可能造成人體出現慢性發炎的狀況。透過簡單的血液檢測，看看自己有沒有特定的發炎指標（高敏感性 C-反應蛋白〔hs-CRP〕、同半胱胺酸〔homocysteine〕、尿酸〔uric acid〕等），即可知道自己有沒有處於發炎狀態。

4. 分泌過多腎上腺皮質素、長期處於高壓環境或完美主義者，也很容易出現代謝失調、血糖飆升等狀況，導致身體囤積更多的脂肪。[64] 建議可以利用 DUTCH Test 從尿液中檢測體內的腎上腺皮質素含量，或是利用腎上腺壓力指數（adrenal stress index，ASI）之類的檢測產品，從唾液樣本中測得腎上腺皮質素的含量。

5. 某些藥物（例如：避孕藥或雌激素替代療法）、受汙染的養殖肉品、殺蟲劑或除草劑、塑膠餐具、其他化學物質，甚至是個人清潔用品（特別是成分中含有對羥基苯甲酸鹽〔paraben〕這種常被做為防腐劑的產品），皆會造成體內雌激素過量。另外，膽功能不佳或便祕，也會阻礙身體正常利用或是排除雌激素的能力，進而導致雌激素在體內堆積。萬一腸胃的排空能力不太好，這些過量的雌激素就會透過再吸收作用重新進入循環系統，對內分泌系統帶來不良的影響，並使得體重上升和增加罹癌的風險。

採取高脂、低碳水化合物的飲食可以開啟基因表現、有助於特定蛋白質的生成，而這些蛋白質則能大幅提升脂肪代謝效率。[65] 事實上，燃脂代謝模式也能讓你在運動的時候燃燒比以往「更多」的脂肪，就算是在做高強度的無氧運動也能達到這樣的效果。[66]

雖然減肥常常是一個人下定決心改變飲食的最大動機，但是我想，我們永遠都應該把健康放在第一順位。燃脂生酮飲食的終極目標就是：啟發你、教育你並賦予你為自己打造最佳健康狀態的能力。**減重只不過是任何優質健康飲食，所帶來的附加價值。**畢竟，瘦子也有可能得到糖尿病、心臟病、高血壓、自體免疫疾病、阿茲海默症或是癌症等疾病,所以變得比較苗條不一定就是健康。

也就是說,這份飲食能帶給你更多的好處,不單純是一份可以讓你燃脂減重的飲食方式,更是一份啟動體內燃脂代謝——這份由祖先傳承給我們的珍貴資產——的重要鑰匙,因為現代的科學研究已經證實,燃脂代謝模式是促使人類長壽的根本。燃脂生酮飲食的概念遠超乎傳統的「舊石器飲食」,或是市面上提倡的其他生酮飲食;它是一份真正能夠為健康、大腦、心情和思路帶來正面能量,並且賦予你展現最佳狀態的全方位飲食。

第 2 型糖尿病:養成良好生酮體質是最佳對策

根據專家的觀察,糖尿病的發生率在過去 50 年間增加了 7 倍以上。[67] 原則上,第 2 型糖尿病是一種人體長期攝取大量碳水化合物,所引起的嚴重胰島素阻抗疾病。如果是這類型的糖尿病患者,採取燃脂生酮飲食就能獲得很好的效果。因為第 2 型糖尿病患者的身體對胰島素失去了反應,迫使胰臟必須製造更多的胰島素讓身體感受到胰島素的作用力,但是,時間久了,再大量的胰島素也無法讓身體將血液中具有破壞性的葡萄糖移除。

同時,當身體試圖製造越多胰島素降低血糖時,體重就會增加越多,因為此時身體正竭盡所能地阻止你變成糖尿病的狀態。遺憾地是,這個狀態只能維持一時,一旦血糖之後高到了某一個境界,胰臟便再也無法靠大量製造胰島素來彌補血糖過高的狀況,接著,第 2 型糖尿病的併發症也就會一一浮現。

採取低碳水化合物、適量蛋白質和脂肪含量稍微豐富的燃脂生酮飲食,是反轉第 2 型糖尿病最有效的方法。因為限制飲食中碳水化合物的攝取量,自然而然就會降低體內胰島素的波動和對胰島素的需求量,並且讓細胞重拾對胰島素的敏感性,改善血糖狀態;隨

如何對付造成頑固性肥胖的 2 大凶手？

目前為止，學者發現女性之所以會落入頑固性肥胖的代謝狀態，大多是和卵巢製造的一種 17,20-裂解酶（17,20-lyase）有關。當人體胰島素過量的時候，17,20-裂解酶就會把雌激素轉換為雄性荷爾蒙二氫睪酮（dihydrotesterone，DHT），[68] 此舉，常會導致女性出現多囊性卵巢症候群（polycystic ovarian symdrome，PCOS）的症狀。多囊性卵巢症候群的症狀其實跟甲狀腺功能低下的症狀很像：患者的體重會直線上升，但不論是運動或採取低熱量飲食都無法幫助她們甩掉這些重量；同時，還會出現疲倦和落髮的狀況。上述的這些症狀也都屬於代謝性症候群的一部分（胰島素阻抗和內分泌失調息息相關），而且可能成為患者一輩子無法擺脫的麻煩。如果患者想要反轉整個造成頑固性肥胖的過程，降低對胰島素的需求量和解決體內的發炎反應是關鍵。有一項隨機對照研究報告指出，連續採取 6 個月的低碳水化合物生酮飲食確實可以「顯著地減輕肥胖合併多囊性卵巢症候群女性的體重和睪固酮的含量，改善她們的黃體素（LH）／濾泡促進素（FSH）比值，以及禁食血糖數值」[69]。

同樣地，最常造成男性出現頑固性肥胖的原因也和一種酵素有關，這個酵素就是芳香酶（aromatase），它是由脂肪細胞製造。芳香酶和胰島素結合後，就會聯手把有益男性健康的睪固酮轉換為雌激素，[70] 這正是為什麼今日男性的睪固酮含量普遍過低的主因；然而，睪固酮補充劑絕對不是解決這個問題的方法，因為長時間使用睪固酮補充劑，只會讓這個問題更加嚴重。不論是男性或女性，戰勝頑固性肥胖的根本，就是要徹底解決體內代謝和發炎的問題。適當的禁食和慎選抗發炎食材是必要的手段，如此一來，人體才有機會消弭這 2 種酵素對內分泌的影響，恢復內分泌系統原本健康的平衡狀態。

著血糖狀態的改善，身上頑固的胰島素阻抗、肥胖和發炎狀態也會跟著慢慢好轉。最重要的是，燃脂生酮飲食能改善和恢復人體的代謝狀態。[71] 傳統療法習慣以刺激或促進胰島素分泌的藥物降低糖尿病患者的血糖，雖然就短期來看，這樣的治療方式或許相當有效，但其實就長期來說，這絕非是長久之計。

現代醫學通常都把治療的糖尿病的重點放在血糖上面，彷彿血糖降下來了就萬事 OK 了，然而事實上，**造成糖尿病的根本原因並不是血糖過高，而是胰島素阻抗；是人類錯誤的飲食習慣，導致胰臟不斷反覆、大量地製造胰島素所造成**。誠如糖尿病專家榮恩・羅斯戴爾（Ron Rosedale）醫師所言，人體胰島素含量的增加，除了和糖尿病有關外，甚至跟心臟病、周邊血管疾病、中風、高血壓、癌症和肥胖等許多其他疾病的發生關係密切。至於為什麼第 2 型糖尿病患者在成功達到良好的生酮狀態後，能夠受益如此良多，我想，羅斯戴爾醫師說得很棒：「糖尿病是一種和營養有關的疾病，所以理當藉由營養科學的力量治療它！」

假如你患有第 2 型糖尿病，並打算採取燃脂牛酮飲食，我強烈建議你和擁有合格執照且經驗豐富的專業健康照護人員一起展開行動，他們不僅可以協助監控你在飲食初期的生理變化，更能即時因應你的情況，對目前的用藥狀況做出適當的調整。（有關監測體內酮體狀況的相關內容，請見第 10 章 P.239 的〈酮體測量儀〉。）

成功讓自己轉變為一個「燃脂幫浦」，絕對不僅是為了讓你擁有能穿進緊身牛仔褲的勻稱身形，這樣的轉變更有機會救你一命。

第**9**章

提升運動和體能表現的關鍵飲食

　　如果你對熱衷燃脂生酮飲食的執行者做一個快速的調查，會發現這些人當中很多都是運動員（涵蓋鐵人三項、籃球、澳式足球、板球、舉重和衝浪等選手），而且是天天進行鍛鍊的戰士；他們透過每天的鍛鍊尋求最佳的體能表現和突破，以求在競賽中取得優異的成績。

　　事實上，從燃脂生酮飲食中受益匪淺的部分知名奉行者，都是頂尖的耐力賽運動員，這些人不斷挑戰人體的極限，透過跑步、單車或游泳等方式挑戰一般人所不能及的漫長距離。在拋開了賽前大吃麵食和賽後大嗑貝果的習慣後，這些運動選手不僅在賽中的表現更出色，賽後恢復體力的速度也變得更快；不僅如此，他們的血液指標、心智敏銳度以及體態結實程度亦達到了其職涯中最顛峰的狀態，同時，也比較不容易出現耐力性運動常見的運動傷害。

　　以上這些都告訴我們，以燃脂代謝為主的生理狀態，不僅給予運動員最堅實的後盾，對我們這些渴望保持健美、結實身形，甚至是愛好運動的普通人來說，燃脂代謝同樣可以維持人體的最佳運作狀態，並且讓我們擁有更棒的體能和運動表現。

幫助人體展現最佳體能狀態

　　從運動和健身的面向來看，啟動燃脂代謝帶來的效益十分驚人，而且徹底顛覆了以往運動員的飲食習慣。畢竟，自 1970 年代以來，全世界的運動選手都一直認為他們的體能表現必須仰賴碳水化合物的輔助，所以不論是運動員本身或教練，都不斷致力讓選手成為一個靠葡萄糖為燃料的幫浦；他們靠著含有豐富碳水化合物的食物補給能量，並且奉行在賽前大量攝取碳水化合物的原則，以確保在競賽時，身體有充足的燃料帶著他們衝向終點線。

　　這種補給運動員能量的方法行之有年，可說是已經成了運動界根深蒂固的圭臬，大部分的人很難對它提出質疑。可是，現在各位讀了這本書大半的內容，我希望你有能力對上述的補給方式提出異議。雖然說，為運動員補給豐富的碳水化合物後，大量升高的血糖和儲存在他們肌肉中的肝醣，絕大多數都會在選手接下來的長程比賽中用盡。但是，日積月累下反覆大量升高血糖的動作，還是無可避免地會對選手的身體造成傷害。因為**人體可以燃盡體內的葡萄糖，卻無法燒進體內高漲的胰島素**；而且就算是運動員，反覆引導身體仰賴大量葡萄糖來維持生理運作，也會招來不少有損健康的代謝問題。

　　因此，不少靠著高碳水化合物飲食補給能量的頂尖運動員，在退休後都難逃糖尿病的糾纏。例如：英國世界級賽艇好手史蒂夫・雷德格雷夫（Steve Redgrave），在贏得個人第 5 面奧運金牌後，就被診斷出患有第 2 型糖尿病，當時他才 38 歲。[1]

　　另外，各位應該也對長跑選手猝死於心臟衰竭的頭條新聞不陌生。目前學界對這類現象的最新認知是：選手的身體過度依賴碳水化合物來補給身體能量，導致身體在沒有充足葡萄糖來源時，便會透過氧化身體的蛋白質和肌肉來獲得葡萄糖；再加上高強度運動時，身體會分泌大量腎上腺皮質素，當然對心臟這個龐大、活躍又極其重要的肌肉有著不容忽視的影響。反觀燃脂代謝，由於它本來就具有保護體內蛋白質存量的作用，所以反而會增加人體瘦體組織的質量（lean tissue mass）。[2] 再者，就如稍早讀到的，心臟其實比較喜歡以油脂做為燃料，對油脂的產能效率也比葡萄糖好。[3] 換句話說，假如你是一名馬拉松選手，燃脂代謝能賦予你更好的體能表現，同時徹底地拯救你的人生。

此外老實說，看到今日運動營養學的怪現象，我總會忍不住哀嘆一聲。最近數十年來，甚至就連偶爾才上健身房鍛鍊身體的人，也開始習慣以各種號稱「健身食品」的食品，來補給身體運動時所需的能量，或是協助運動後體力的恢復；這些食品有一根根包裝鮮豔的「能量棒」（含有少量的高果糖玉米糖漿）、一桶桶的蛋白粉（分離自大豆或殺菌牛乳）和各種五花八門的能量或電解質補充飲料。儘管絕大多數投入運動的人，都很追求體態和體能表現的完美，但是為什麼他們卻會吃著由這些基因改造食品組成的怪異飲食呢？這樣不是很諷刺嗎？或者，我應該說，這簡直是一場悲劇！

受惠於燃脂生酮飲食的真人真事

實際上，我們根本不需要靠那種奇怪的飲食去補給運動所需的能量，這一點，新一代的運動員正身體力行的用他們的成就證明這項事實；28 歲的超馬選手提姆・奧森（Tim Olson）就是一個例子。

提姆在啟動身體燃脂代謝的狀態下，不但贏得了美國西部 100 英里耐力賽（Western States Endurance Run）從加州斯闊谷（Squaw Valley）到奧本（Auburn）的金牌，完賽時的總時數還比該賽事以往的紀錄少了 20 分鐘；讓提姆創下如此佳績的關鍵，正是他的飲食。他以有機、草飼肉品為主食的燃脂生酮飲食，不僅助他獲得了成功，也使他在艱辛賽事後，快速地恢復了體力。接受《跑者世界》（*Runner's World*）的採訪時，他說：「在採取燃脂生酮飲食後，現在我的雙腿在歷經長跑後，變得比較不容易腫脹，賽後也能更快恢復體力，投入另一場賽事。」[4] 提姆仍然會攝取少量的碳水化合物（主要是在比賽中途補充的能量果膠〔energy gel〕，它不會破壞人體內分泌的平衡），但在日常生活以及進行賽前鍛鍊時，他則會嚴格限制一般碳水化合物的攝取量──這是許多運動選手的飲食戰略，接下來我要說的例子也是這種情況。

無獨有偶，鐵人三項選手，班・格林菲爾德（Ben Greenfield），本來因為腎上腺皮質素異常過高的問題，出現糖尿病前期的症狀，但靠著採取燃脂生酮飲食，最終，他成功地「逃脫」了糖尿病的魔掌。班是我的朋友，著有《超越鍛鍊》（直譯，*Beyond Training*）一書，他先天就比較容易得到第 2 型糖尿病，如果不曉得如何成為一名聰明的燃脂幫浦，或許，他根本無法幸運地逃過糖尿病的魔掌。

現在，班已經透過自身經驗，教導和訓練許多人如何在保護身體健康的前提下，提升體能的表現。（另外，他還有一項特別為人所稱道的舉動，就是自願參與某些非常前衛的臨床試驗，藉以證明燃脂代謝對硬底子運動員的安全和效率──多麼英勇的舉動！）班一直很努力控管他天生就比較容易偏高的腎上腺皮質素含量，其實，任何一名硬底子運動員都有可能出現腎上腺皮質素過高的狀況，因為訓練時的壓力常常會刺激腎上腺皮質素的分泌量，進而反覆刺激血糖的飆升。因此，對於為了追尋目標，不斷給予身體嚴格鍛鍊，造成壓力荷爾蒙大量分泌的人來說，從燃糖轉換成燃脂代謝可以提供他們很大的保護力。

當然，我們不能忘了提到世界業餘鐵人三項冠軍，薩米・因肯寧（Sami Inkinen）靠燃脂生酮飲食反轉糖尿病前期的事蹟。自從薩米發現自己因為高碳水化合物、近乎零脂肪的訓練飲食，出現糖尿病前期的症狀後，便開始和史蒂夫・菲尼（Steve Phinney）醫師合作，打算藉由醫師的幫助擺脫糖尿病的陰影。菲尼醫師除了是專門研究運動表現的醫學博士，也是《低碳水化合物飲食的藝術與科學》（直譯，*The Art and Science of Low Carbohydrate Performance*）一書的共同作者。

改變飲食後，薩米的成效很不錯，光是他生化指標上的數值就顯著改善很多，不僅體內的發炎狀態降低很多，血糖也不再偏高、變得平穩。燃脂生酮飲食讓薩米的燃脂力增加了 3 倍，他從原本每小時只能燃燒 200 大卡的熱量，進展到每小時可以燃燒超過 700 大卡的熱量，他的運動表現也因而獲得驚人的進步。這樣的體能改變，讓他和他的妻子米樂迪夫・羅琳（Meredith Loring，她同為處於良好生酮狀態的傑出運動員）順利完成了一項名副其實的壯舉—靠著一艘划艇，徒手橫渡了跨太平洋 2400 英里的航路。

你猜的沒錯，飲食就是他們能完成這項壯舉的關鍵；當時他們的飲食僅含有少量的碳水化合物、適量蛋白質，飲食中有 7 成 5 的油脂則是來自優質的食物。在這趟整整為期 2 個月的旅程中，他們每天的運動量就等同於跑了 2 場馬拉松（他們不只完成了這項壯舉，還在目的地結了婚！如果有一本燃脂生酮飲食聖經，他們的成果肯定見證了燃脂飲食穩定情緒的功效。你可以在他們的網站上看到更多有關這趟旅程的詳細內容，網址 fatchancerow.com）。

不過，若說到啟動燃脂代謝對人體的正面影響有多大，我個人最喜歡舉莫琳・昆（Maureen Quinn）的故事。莫琳是一位年輕的女性，採取我的燃脂生酮飲食計畫後，她開始做肌力訓練。然後，在 2014 年 8 月，參加了她的「第一場」賽事，並在眾人的驚呼中取得了拳擊羽量級的冠軍。[5]

接下來 6 個月內，莫琳又在 2015 年的美國女力全國錦標賽羽量級中，取得第 6 名的佳績。莫琳令人印象深刻的不僅僅是她的競賽成果，還有她超級健美的體態，她曾說：「自從盡情享用油脂後，我的體態達到前所未有的精實狀態。」莫琳絕大多數的熱量都來自草飼動物的油脂，以及含有豐富營養素的牛頰肉、肝泥香腸和骨髓。燃脂生酮飲食（她習慣搭配間歇性斷食）是莫琳鍛鍊的基礎，它除了供給她抬舉龐然重物所需要的能量外，還可以確保她保持在羽量級體重限制 54 公斤以下的精瘦體態。

另外，體態超級結實、健美的自由搏擊運動巨星亞當・馮・羅勒菲爾德（Adam Von Rotherfelder），在上 NBC 熱門電視實境秀《Strong》時說過：「高脂飲食讓我在比賽時有超凡的專注力和精力。我已經有將近 10 年的時間都採取以放養肉品和蔬菜為主食的飲食，這樣的飲食習慣不但讓我自己，也讓我的學員產生了不可思議的改變。在我參與《Strong》的時候，我的夥伴和我都採取嚴格的燃脂生酮飲食，她很喜歡這套飲食。燃脂生酮飲食中美味的油脂和豐富的肉類讓她吃得很開心，而且她還因此甩掉了身上的贅肉，多長了一些肌肉，甚至顯著改善了她纖維肌痛症（fibromyalgia）的病情。」

就在碳水化合物稱霸運動界飲食數十載的時間後，現在油脂終於靠著眾多完美個案的驗證，對高碳水化合物飲食揮出了重重一擊，摘下了提升運動選手體能表現的后冠。

良好的生酮狀態，是達成運動和健身目標的後盾

雖然我剛剛所提到的，體現良好生酮狀態好處的例子，都是執行重度訓練的頂尖運動員，但其實，每一位熱愛運動或健身的人，都可以透過燃脂生酮飲食轉變成燃脂幫浦，達成他或她心目中理想的體能成果。儘管燃脂生酮飲食的蛋白質含量比較少，但降低蛋白質的攝取量是必要的；想要增進身體對蛋白質的利用和提升燃脂代

217

謝的能力，蛋白質攝取量只需要滿足身體所需即可。有時，攝取少一點，反而會讓你獲得更多。

　　一份精心設計的生酮飲食，和一副良好生酮狀態的身體，能夠讓你獲得以下 6 大好處：

　　1. 保有較多的瘦體組織。因為當處於低血糖狀態，又沒有辦法補充葡萄糖時，人體便會將身上的蛋白質轉換葡萄糖，做為燃料使用；[6] 也就是說，即便在睡覺時，良好的生酮狀態也能讓肌肉（包括心肌）和骨骼，比較不容易被當作燃料消耗掉。

　　2. 避開體內蛋白質氧化的危機。[7] 如此一來，辛勤鍛鍊的肌肉就不會淪為供給身體能量的燃料。[8]

　　3. 提升蛋白質的利用率。[9] 你需要的蛋白質攝取量會變少，身上的肌肉含量卻會變多，而肌肉在鍛鍊後恢復的速度也會變快。

　　4. 降低身體的排氮量（前提是要攝取充足的油脂）。[10,11] 這能進一步促成身體達到正氮平衡（positive nitrogen balance），有利於人體生長和組織修復。

　　5. 減少出現全身性發炎的機會。[12] 如此，就比較不容易經歷疼痛和身體罷工的狀況，或是可以比較快速地從不適中復原。

　　6. 擁有較好的增肌條件。一份良好的生酮飲食可以增加血液中白胺酸（leucine）、異白胺酸（isoleucine）和纈胺酸（valine）等支鏈胺基酸（BCAA）的含量，再加上良好的生酮狀態會讓身體比較不需要將這些胺基酸做為燃料，所以身體反而會因為支鏈胺基酸的提升而啟動肌肉蛋白的合成反應。因此，良好的生酮狀態不僅有助維持現有肌肉的質量，更能幫增加肌肉的分量。

　　不過有一點請別忘了：儘管良好生酮狀態的好處很多，但在受惠之前，仍必須先花一些時間突破這條路上必經的障礙。

　　以運動員和熱衷健身的人來說，轉換為燃脂代謝的過渡期，常常會讓他們在做日常鍛鍊時感到格外疲累，這種「力不從心」的感覺會持續大約 1～2 周。至於比較不常活動的一般人，燃脂代謝則可能讓他們連續幾天都「提不起勁」（這部分我會在第 10 章詳述）。如果這是你目前遇到的情況，請放鬆心情，繼續執行燃脂生酮飲食；因為你正介於轉換身體燃料的中間點，所以在引擎成功升級為燃脂模式前，它理所當然需要花一些時間「進廠維修」！此時，補充麩醯胺酸（L-glutamine）、肉鹼（L-carnitine）和以八碳脂肪酸為主的中鏈三酸甘油酯油（例如：Bulletproof 出品的大腦辛烷油〔brain octane〕），有助於讓燃脂代謝更有效率的運作，並擊退低糖所造成的不適感。

假如你是一名運動選手，請把啟動燃脂代謝的計畫安排在休賽期。另外，在此我要鄭重聲明，先前之所以有部分研究在比較燃糖和燃脂代謝時，發現燃脂代謝對運動員表現的幫助並沒有很好，都是因為這些研究把執行飲食的時間訂的太短，因此選手根本來不及進入良好的生酮狀態。

哪些人執行燃脂生酮飲食時，需要稍作調整？

幾乎對每一個愛好或狂熱運動和健身的人來說，一旦身體成功由燃糖轉換為以燃脂為主的代謝模式後，燃脂生酮飲食裡的食物基本上就能提供充分的能量和營養素。我說的這些人，甚至包括有到健身中心進行重量訓量的人。不過，對頂尖的運動選手，或是有特殊需求的人而言，他們或許還是需要針對燃脂生酮飲食中的某些地方做些調整。但我還是要提醒各位，成功轉變為一名燃脂幫浦後，其實就不太會消耗到體內儲存的肝醣，所以，在你最需要用到肝醣的時刻，它們在體內的存量一定非常充裕。

進行短時、高強度的活動，例如短跑、足球（每位球員在 70 分鐘的賽程裡，平均每分鐘要跑 109 公尺），和其他仰賴大量葡萄糖做為火箭燃料的無氧運動時，儘管平常是採取以油脂為主的飲食，上場比賽前，也可以策略性的利用水果或 SuperStarch 這類高科技、不會引起胰島素飆升的「能量果膠」，額外補充 50～100 公克的碳水化合物，好讓身體有辦法在這類極度無氧的運動競賽過程中，獲得最佳的能量支持。

　　沒錯，**額外補給碳水化合物的時間點很重要，「賽前補給」可以讓選手吃進的碳水化合物馬上在激烈的賽事中消耗掉**；但是千萬不要在賽後補給碳水化合物，運動後吃進含糖和澱粉類食物只會讓你的燃脂代謝被迫中止：除了會因此立刻降低身體燃燒身上脂肪的能力外，還會減少骨骼肌利用脂肪和酮體產生能量的效率。[13] 一旦良好的生酮狀態被大量的碳水化合物食物打斷後，就必須花好幾天的時間才有辦法恢復到原先有益健康的生酮狀態。就某種程度來看，也增加了自己出現胰島素阻抗和代謝失調的可能性。[14] 除此之外，在運動結束後增加碳水化合物攝取量的行為，不但不能增加肌肉量，[15] 還會增加了囤積脂肪的風險，以及恢復「再度渴求」碳水化合物的機會。

　　不過對那些奮力投入鐵人三項這類超越人類極限挑戰的人來說，他們競賽時體內的葡萄糖含量確實對爆發力的影響很大，所以這時策略性的在競賽過程中補充一些碳水化合物或能量果膠，就能幫助其獲得展現強大爆發力的額外能量。值得一提的是，就算是定期利用這種方式補充碳水化合物的鐵人三項冠軍班‧格林菲爾德，他在賽前的餐點也還是會搭配其他有助燃脂代謝的食物。他曾在視訊軟體上分享過自己的賽前飲食，他說：「比賽當天，我的早餐會有半條奶油、2 小杯（約 60 公克）的中鏈三酸甘油酯油，以及 1 杯咖啡。」

　　總的來說，大部分菁英等級的運動員在採取燃脂生酮飲食時，每天都需要比一般人多攝取 25% 的蛋白質。少量補充額外的蛋白質有助運動員消弭葡萄糖不足的狀況，並幫助運動員維持、重建和修補受損的肌肉；只不過就算蛋白質有這樣的好處，長期過量攝取仍可能提升損害健康和壽命的風險，所以在做這方面調整時，必須有所取捨。[16]

　　多虧新一代的運動員首次證實了燃脂代謝的優勢，終於證明透過燃脂飲食啟動的良好生酮狀態，絕對可以比傳統的高碳水化合物飲食更能激發體能表現。因此，不論你最近的運動和健身強度如何，現在就趕快去吃滿滿 1 匙的椰香堅果雜糧醬，然後穿起你的運動鞋，去跳跳繩、舉舉壺鈴或游個泳吧！

第 4 篇

燃脂生酮啟動計畫

掌握燃脂生酮的飲食原理原則，
21 天成功切換「燃脂代謝」模式。

　　轉變為燃脂狀態的過程中，會發現自己煥然一新、充滿能量、容光煥發，並且不再被燃糖代謝綁手綁腳，也不用再擔心倚賴燃糖代謝所可能產生的健康風險。這份為期 3 周的飲食計畫將引領你啟動良好的燃脂代謝狀態，並協助你持之以恆。燃脂生酮飲食跟一般的淨化或排毒飲食不一樣，它不是階段性的飲食，而是一個能奉行一輩子的飲食原則。燃脂生酮飲食不僅會改變你的飲食習慣，更會讓你重新思考健康和食物之間密不可分的關連。對許多人而言，燃脂生酮飲食徹底顛覆了過去的飲食習慣，但卻為他們開啟了一道通往健康人生的全新道路。

　　接下來的飲食計畫和食譜，將透過含有適當油脂和蛋白質比例的均衡飲食，協助各位達成燃脂生酮的終極目標。同時，也會學到一些輕鬆估算蛋白質攝取量的方法。而本篇收錄的 60 道美味食譜，已經幫助了上千人成功地踏上燃脂代謝一途，而現在，你當然也擁有了這些成為「燃脂生酮」的必備利器。

第10章

建立必勝的「生酮」決心

　　每一個人的狀態都不相同，所以在做出巨大轉變時，一定會有人比較輕鬆，也會有人比較辛苦。基本上，所有的轉變或多或少都會有令人感到洩氣的時候。至於轉換過程中的辛苦與否，就要取決於本身現有的飲食習慣；假如你偏好的食物和飲食習慣和燃脂生酮飲食的差距比較大，那麼要朝燃脂生酮邁進時，當然就必須多花一點力氣。但請放心，只要你一直穩穩地跟著燃脂生酮飲食計畫的原則前進，總有一天，你肯定會成功登上燃脂生酮這塊大陸。

　　不論你是從怎麼樣的狀態開始執行燃脂生酮飲食，都請你切記，要讓身體轉換成以燃脂為主的代謝模式，絕非一蹴可及。**想要讓燃脂代謝徹底地在體內順利運作，大約需要 3 到 6 周的時間。**剛開始進入燃脂代謝過渡期的頭幾天，或甚至是前 2 周，有些人會出現短暫提不起勁或不舒服的症狀，這是因為他們的身體正在針對燃脂代謝模式做出調整；但，也有很多人不會有這方面的問題。

　　無論如何，依我幫助這麼多人轉變為燃脂體質的經驗來看，只要挺過這 3 到 6 周的過渡期，幾乎每一個人都會很肯定這個全新的代謝模式。因為即便是在這段期間，許多人都能夠顯著感受到自己在體力和思路方面的進步，通常還能順帶甩掉一些頑固的贅肉。連續進行 2 個月的燃脂生酮飲食後，大部分的人都會發現自己的身體完全進入燃脂代謝的韻律，並且明顯注意到自己在心理、生理和外表上的巨大轉變。

燃脂生酮飲食計畫搶先看

執行燃脂生酮飲食計畫，你將會：

● 徹底將含糖和澱粉類食物逐出飲食。

● 依成年人的標準，以每公斤理想體重乘以 0.8 公克以上的蛋白質（生重），適量的攝取蛋白質。

● 從各種動物和植物性食物中，攝取到充足的優質油脂；它們不僅會餵飽身心，也會滿足身體對脂溶性營養素和必需脂肪酸的需求。假如是從純放養動物的身上攝取油脂，不管是牠們的肉或內臟，都能獲取絕大多數身體所需的養分。

● 隨心所欲地吃進大量蔬菜和富含纖維質的蔬食（以生食、熟食或發酵的形式）。另外，也有機會喝到一些不加糖（或是加了幾滴純甜菊糖〔stevia〕）的蔬菜汁。

● 利用所能找得到和負擔得起的最棒食物，讓餐盤上充滿富含營養素的美味佳餚，為身體和大腦補給它們或許一直缺乏的養分。

要成功做出重大的轉變，找出想要改變的初衷很重要，因為如此才能從中醞釀出採取行動的珍貴動能。這個讓你想要做出轉變的初衷，就像是太空梭的火箭推進器，有了這個推進器，太空梭才有辦法順利從地表飛進太空。這份初衷將給你突破眼前困難的勇氣，讓你有能力去面對幾乎每一個人在飲食上都會遭遇到的難題，像是對飲食的疑慮、社會的壓力、食物成癮的問題或是生活中潛藏的各種飲食陷阱。只要避開了這些難關，沒多久，你就會發現自己飛進了一個可以輕鬆巡航的高度。不過想要充分駕馭這股帶你進入另一個飲食境界的力量，你最好先利用接下來要介紹的前置作業，妥善規畫你的燃脂生酮啟動計畫。

燃脂生酮的前置作業

除了少數一些在第 2 篇和第 3 篇曾經提到過的特例之外，幾乎所有的人都可以成功轉換成燃脂生酮，並且受惠於這種以燃脂為主的代謝模式。

● 確認自己的生理狀態

假如你在和知悉你健康狀況的醫師討論過後，認為自己目前的健康狀況沒什麼問題，就可以馬上開始執行這份飲食計畫。展開行動前，如果經濟許可，請先做一套基本的血液檢測，它所呈現的寶貴數據可以讓你了解自己一開始的狀況。畢竟在做任何改變時，若能有一個可供比較的起始基準值，會比較能了解這些改變對你的影響；但如果你真的沒有餘裕做這方面的檢測，倒也無傷大雅。長期血糖偏高，懷疑自己處於邊緣性糖尿病狀態的人，則請在進行這項飲食計畫前，先去找醫師做初步的健康評估；爾後在進行燃脂生酮飲食時，也請務必密切監控自己的健康狀況──當然如果能有專業的健康照護人員在一旁監督，是再好不過。

萬一是糖尿病患者，在做出飲食上的改變時，請一定要告知醫師，並且在整個由燃糖轉變為燃脂代謝的過程中，謹慎地監測自己全天血糖和血酮的變化。糖尿病患者在執行燃脂生酮飲食時，或許也會很迅速地發現自己需要調整（通常是降低）使用胰島素或其他藥物的用量，這個部分則只能仰賴醫師的專業指導。

倘若你的健康狀況真的相當不好，我建議在採取燃脂生酮飲食的期間，都委請專業的醫療人員來幫助你定期監控整個生理的變化。另外，**有在服藥的朋友，在採取燃脂生酮飲食後，當身體一適應了燃脂生酮飲食對它帶來的改變，大多需要調整這些藥物的用量**（而且調整用藥的時間很可能會比你預期的還快），所以在進行燃脂生酮飲食的過程中，請務必要確定自己身邊能有一位隨時可以幫助你做出這些調整的合格醫療或健康照護人員。

此外，如果你的醫師不認同或嚴詞批判你提出的計畫，請考慮換一個方式改變你的生活型態，或是另覓其他願意協助你實踐計畫的醫師，讓他們陪著你跳脫舊有的框架，展開新的健康生活型態。目前已經有許多醫師、骨科醫師、自然療法醫師、推拿師、功能性神經科醫師、功能性醫學專科醫師等專業人員，能在這條道路上提供除了藥物以外，更能滿足健康需求的多元選擇；而且老實說，今日你並不一定要費盡千辛萬苦才能找到這些可以幫助你的人。

● 血液檢測

雖然血液檢測對燃脂生酮飲食並非絕對必要，可以依個人意願決定要不要做，但基礎血液生化檢測的數值對你的幫助很大，因為它可以做為一種評估近期健康狀態的工具。然後，建議在執行了 3 個月的燃脂生酮飲食後，再做一次血液檢測，將之和一開始的血液生化數值相比，藉以詳細了解這段期間的生化指標變化。為何是 3 個月呢？因為 3 個月是一個合適的階段性驗收時間，因為一般來說，糖化血色素的數值，代表的正是過去 3 個月身體受到糖化傷害的狀態。

以下就是以生理功能正常為導向的「功能性」血液檢測正常數值範圍，我都會陪著我的病人朝著這些這些目標努力（這些功能性數值比一般檢驗報告旁的參考標準數值還要值得參考，因為它是以更大的樣本數歸納出來的範圍）。

如果在開始進行燃脂生酮飲食之際，血液檢測數值就已經落在這些範圍內，那可喜可賀，不過燃脂生酮飲食還是可以賦予你：更大的健康彈性空間、更棒的體能和認知表現、更健康的老化過程以及更強大的免疫力。

- **空腹血糖**：理想值介於 75～85 mg / dL 之間，前提是沒有出現任何病徵（也就是說沒有任何低血糖或反應性低血糖的問題）。
- **三酸甘油酯**：低於 100 mg / dL。
- **空腹胰島素**：低於 10 IU / mL（且理想值是接近 5 IU / mL，或低於 5 IU / mL）。
- **空腹瘦體素**：理想值介於 4～6 ng / dL 之間。
- **總膽固醇**：大約介於 225～240 mg / dL 之間。（一般醫學上對膽固醇的評判標準並非千篇一律；以停經後婦女為例，膽固醇含量較高者，通常健康狀態比較好。）萬一數值高於上限，或許就表示身體發生了什麼狀況，所以才需要額外的膽固醇。你應該要為膽固醇的盡忠職守感到開心，然後尋求受過良好功能性醫學教育的健康照護人員，進一步找出讓你身體明顯增加膽固醇需求量的原因。
- **高密度脂蛋白（HDL）**：理想值介於 55～75 mg / dL 之間。高於上限有可能是先天的基因所致，也有可能是身體暗藏著某些非特異性的發炎反應。
- **糖化血色素（HbA1C）**：理想值介　於 4.7%～5.4% 之間。
- **尿酸**：女性 3.2～5.5 之間；男性 3.7～6.0 之間。
- **促甲狀腺素（TSH）**：1.8 到 3.0 之間。
- **抗甲狀腺過氧化酶自體抗體（TPO antibody）**：低於參考值的上限（過高則表示有甲狀腺方面的自體免疫疾病）。
- **甲狀腺球蛋白抗體（anti-thyroglobulin antibody）**：低於參考值的上限（過高則表示有甲狀腺方面的自體免疫疾病）。
- **同半胱胺酸**：低於 6.0 μ mol / L。
- **C-反應蛋白（CRPs）**：0～3 mg / dL 之間（且最好不要超過 1.0

mg／dL。

● 纖維蛋白原（fibrinogen）：193〜423 mg／dL。

● 尿素氮（BUN）：13〜18 mg／dL。

● 天門冬胺酸轉胺酶（AST，SGOT）：10〜26 IU／L。

● 丙胺酸轉胺酶（ALT，SGPT）：10〜26 IU／L。

● γ-丙醯基轉肽酶（GGTP）：10〜26 IU／L。

為啟程做準備：列出必做清單

太空梭在啟程前必須先精心地規畫航道，才能將順利升空、進入太空的機會放到最大；我們要啟動燃脂生酮飲食前亦然。靜心坐在書桌前，花個半小時寫下最有助完成這項轉變的計畫。請毫不保留的坦然面對自己，積極地在計畫開始前先找出自己的弱點和容易受阻的面向。

1. **確立目標。**選定一個能夠激勵你的目標，例如：減肥、改善某一個症狀、獲得更多的能量、擁有更好的心情和睡眠等。這個舉動可以幫助你更有效率地專注和堅持在邁向改變的軌道上，因為假如連你都不太清楚自己到底要往哪個方向努力，恐怕很難成功抵達目的地。所以趕快確立一個目標，大大提升你的達陣機率吧！

2. **把這個計畫列入行事曆中。**規畫為期 3 周的燃脂生酮飲食計畫，並把它列在你的行事曆上。另外，別忘了在計畫開始前，預留個幾天採買食材、整頓家裡的食物儲藏櫃，並且提早料理幾份餐食；這樣可以讓計畫有一個好的開始。基於上述原因，把星期日設定為計畫開始的第 1 天，或許會比較有利前置作業的進行。

3. **移除所有的障礙物。**把所有「燃脂生酮飲食黑名單」上的食物，從家中的冰箱和食物儲藏櫃裡清除。如果與你同住的其他人並沒有在執行這份飲食計畫，你可以試著跟他們商量一下，請他們把有強大誘惑力的食物（例如：麵包、蘇打餅乾、玉米片、冰淇淋和垃圾食物等）放在你看不見的地方。

4. 從計畫一開始就讓家中只有比較健康的食物存在。提早安排好三餐內容；在計畫開始前，就先從食譜裡挑出第 1 周想吃的菜色，做好飲食規畫，並列出需要採買的食材。你可以用 P.253 的食物清單做為參考，一次把所有的食材買齊。本章稍後的〈燃脂生酮飲食應援團〉小節，亦有列出一些有益整個飲食計畫進行的用品，也可以依照個人的需求選購。

5. 大分量煮食。一次就煮一大鍋的湯或其他料理，再把它們分裝在小容器中冷凍起來（玻璃器皿的安全性最好），以方便日後食用。此舉對燃脂生酮飲食的幫助非常大，它能讓你更容易堅守在這份飲食的軌道上。你不一定全部的料理都要選自本書的食譜，舉例來說，一隻簡單的烤雞也可以讓你的好幾頓午餐吃得飽飽的。另外，雖然採取燃脂生酮飲食後，你在三餐之間會比較不容易覺得肚子餓，但是隨時準備一些低碳水化合物並含有豐富油脂的燃脂點心在手邊，以備不時之需也不錯，尤其是在剛採取燃脂飲食的初期。

6. 思考自身的弱點。讀完以下我舉的例子後，好好思考有哪些事情可能成為燃脂生酮路上的絆腳石。如果知道自己難以抵擋甜食的誘惑，或是有低血糖的症狀，請提前擬定相關的因應對策，以防範這類情況發生。如果你發現自己在周間沒辦法開伙，請在周末安排一個下午的時間來準備周間的伙食。如果你很容易不照計畫行動，請試著找一位朋友或是家人陪著你一起執行這份計畫。總而言之，請竭盡所能的把自己偏離計畫正軌的機會降到最低，並且提前針對自己的弱點尋求更強大的支持。

整頓廚房和食物儲藏櫃

剛開始執行燃脂生酮飲食時，可能需要先花一點時間習慣採買食材的方式。有時找我幫助的人會告訴我，這樣的飲食方式在理論上看起來很棒，但是當他們走在貨架上擺滿商品的超市通道上時，卻發現自己不曉得該如何選購食材。事實上，在決定要從健康、人道的來源獲取含有豐富營養食物的那一刻起，你就「註定」要多花一點心力在採買食材上。因為你不太可能在一家店裡就買齊所有的食材，除非你家附近正好有一家致力於販售優質肉品和動物性產品的商家。這個尋覓新商家或農家的過程，也是燃脂生酮飲食中的一部分，因為這一切都是為了讓你獲得更優質的食材。

不過，優質的食材不代表就需要花大筆的金錢。如果你已經仔細看過我在第 7 章對脂溶性營養素的介紹，肯定會知道我非常推崇產自純放養動物的肉品和蛋品，以及純淨、安全的漁產。在燃脂生酮飲食裡，光是蛋白質的攝取量就會幫你省下一大筆錢，因為你只會吃進僅占一般美式飲食 1／3 的適量蛋白質，而且它們大多是來自價格比較實惠的肉品（以及骨頭）；同時，在家裡開伙和大幅減量的零食和包裝食品也會替你省下一筆可觀的花費。讀到這裡，就曉得吃得健康不一定要花很多錢。

我認識的人當中，也有一些人很善於管理生活預算；他們會在執行燃脂生酮飲食時，詳細記下每一分花費，然而他們卻發現，燃脂生酮飲食的花費竟然比一般美式飲食還要「少」。[1]他們做得到，你一定也做得到！第 11 章的食物清單和附錄 2，則有這方面更詳細的介紹。

在進行燃脂生酮飲食計畫時，務必要讓自己開始熟悉住家附近的商家，這樣才知道可以從哪裡購得品質優良的有機食品和草飼肉品。萬一你住的地方比較難取得這些食物，我建議可以利用網路訂購這些燃脂飲食必備的品項。花一點時間去逛逛農民市集或是與小農合作的商家，甚至是直接到「社區支持型農業」（Community Supported Agriculture，簡稱 CSA）的農場或是牧場，選購在天然環境下產出的優質作物或肉品；這些地方販賣的食材不僅品質很棒，就連價格往往也實惠的令人驚喜（在 www.eatwild.com 的網站上，可以找到很多這類優質食材供應者的相關資訊）。

培養自己對食材產地的敏銳度，如果想要獲得更多這方面的資訊和支持，建議各位甚至可以加入「狩獵‧採集‧成長基金會」（Hunt Gather Grow Foundation）在各地的分會，或是去瀏覽他們的網站 www.huntgathergrowfoundation.com，它會讓你知道很多其他人已經分享的優質食物來源。多去看看那些專門分享如何在自家料理營養傳統料理或開闢開心農場的網站，它們的內容大多出自於常常得為家庭開支精打細算的年輕家庭煮夫或煮婦之手，能讓你在享受美味之餘，同時有效的節省預算。

我的朋友瑪喬麗‧瓦爾德克瑞夫（Marjory Wildcraft）就經營了一個這樣的網站（www.growyourowngroceries.org），在上面她跟大家分享了如何在自家輕鬆栽種大部分食材的完整方法，此舉將幫助你大幅省下花在食物採買的經費。

燃脂生酮飲食應援團：提高成功率的小物和生活習慣

● 電子秤

一台平價、可以用盎司和公克為單位顯示重量的電子秤對你大有幫助，因為在能直接目測蛋白質分量前，它都能提供你準確的食物重量，精準估算出吃進了多少蛋白質。

我的手頭不太寬裕，怎麼辦？

　　如果你目前的經濟狀況只允許你在一般的超市選購食材，那麼請謹記「問問題、看標示」這個原則。換言之，就是請你在採買食材時，多帶一點健康意識。千萬不要無條件的相信商家販賣的所有產品，就算它是知名的「健康」連鎖超市也不例外。請詳細閱讀食品的標示，不要只看包裝上有沒有「有機」或是「無麩質」之類的標語，因為這些標語很可能也會出現在其他對你根本一點幫助也沒有的產品上。

　　此外也要記住，想要買到有益健康的食材，問問題是一個很重要的環節。你可以詢問肉販肉品的產地和飼養的方式，或是其他在選購時所需要的相關資訊。你不用擔心這會造成販售者的困擾，因為其實你的詢問，也可以讓商家知道他們的顧客想要的是怎麼樣的產品。俗話說「知識就是力量」，如果你不了解這些產品的資訊，便很容易就會糊裡糊塗地買了一堆劣質的食物，卻錯過了那些可能就放在劣質食物旁邊的優質食材。

● 多種礦物質（喜馬拉雅山岩鹽或凱爾特海鹽、檸檬酸鉀補充劑〔1 天 1 顆劑量為 99 毫克的膠囊即可〕、液態鎂離子補充劑〔400～600 毫克／天〕）

　　採取低碳水化合物、高脂的生酮飲食，將改變身體利用某些礦物質的方式。一旦不吃碳水化合物，身體就會比較容易流失大量的鈉（並且不再將多餘的水分留存在體內）；有時這會造成一些暫時性的問題，例如便祕。事實上，在剛開始執行燃脂生酮飲食的第 1 周裡，你很可能會因為這個原因，少了至多 2 公斤重的水分（還有油脂）。不過，如果沒有及時補充流失的鈉離子，接下來身體為了維持體內鈉、鉀離子之間的相對平衡，很可能就會讓腎臟大量排除體內的鉀離子。因此，在由燃糖轉換為燃脂代謝模式的過程中，適當補充鈉和鉀這 2 種礦物質非常重要。

你不需要靠吃含有大量糖分的香蕉來補充鉀離子，每天吃 100 公克左右的肉就可以提供 1 根香蕉的鉀含量；當然，燃脂生酮飲食裡富含纖維素的蔬食和綠葉蔬菜也能夠提供大量的鉀離子。另外，剛開始進入良好生酮狀態時，身體的尿酸排出量會降低，此時，適量的補充檸檬酸鉀（99 毫克／天）則可以幫助身體排出尿酸。並非每一個人都需要靠服用檸檬酸鉀來輔助尿酸排出（男性的需求性可能比女性大），這個部分可以透過便宜的尿液檢測試紙來確認自己的尿酸狀態。

基於上述這些原因，在燃脂生酮飲食裡額外添加少許未精製的喜馬拉雅山岩鹽或是凱爾特海鹽也很重要，因為它們含有多種微量礦物質，有助維持體內健康的鈉鉀平衡；再加上大量的補充水分，我相信一定能改善初期的便祕狀況。別擔心，你絕對不會因為吃了這些全天然的鹽而水腫，唯有精製的氯化鈉食鹽和高碳水化合物才會讓身體浮腫。另外，我還要提醒一件事，如果想要得到最棒和最健康的燃脂成果，就請選用保有多種礦物質的天然鹽，不要食用一般的精製食鹽，因為它除了會讓你浮腫，更是一種「高度」促發炎的物質。

此外，我們也必須考量到鎂離子。由於高碳水化合物飲食很容易耗損人體細胞內的鎂離子，所以大部分的人在開始採取燃脂生酮飲食之前，就已經處於鎂離子缺乏的狀態。假如在你缺乏鎂離子的時候，同時出現水分、鈉離子和鉀離子流失的狀況，就會出現抽筋的情形。因此，**我建議在為期 3 周的燃脂生酮飲食計畫裡，適當地補充優質的鎂離子補充劑（3 周過後，則只需在身體有需要的時候另行補充）。**

　　請選用液態的鎂離子補充劑（我偏愛 Mineralife 這個品牌）或是塗抹在局部肌膚上的鎂油，或者也可以單純泡一個溶有瀉鹽（硫酸鎂）的澡，這樣不但可以讓皮膚吸收到一些鎂離子，還能讓身心好好放鬆一番。至於檸檬酸鎂補充劑（以錠劑或調味粉的形式販售），它除了比較容易讓你通腸外，根本無法明顯改善細胞內的鎂離子含量。若說到能最快改善細胞內鎂離子不足的辦法，非麥爾氏溶液（Myers' cocktail）莫屬；它是一種經濟實惠且能快速補充人體特定營養素的靜脈輸液，不過施打的過程必須由專業的醫療人員操作。

● **椰子油和中鏈三酸甘油酯油**

　　椰子油或分離自椰子油的補充劑中鏈三酸甘油酯油（MCT oil），不但不容易被轉化成體脂肪囤積在體內，飲食初期，每天添加 1 至 2 湯匙到食物中，更可以加快身體轉化為燃脂代謝模式的速度。我最愛的中鏈三酸甘油酯油是 Bulletproof 出品的大腦辛烷油（Brain Octane）（詳見附錄 2）。

　　每天 1 至 2 湯匙（一開始可以少一點，或許是 1 茶匙，再依情況慢慢增量）可以幫助你對抗燃脂生酮飲食初期的疲倦感，因為有些人剛開始會不太適應將酮體做為主要燃料的代謝模式。中鏈三酸甘油酯油常常被當成一種健身補充劑，因為它非常有利於燃脂代謝。與一般的中鏈三酸甘油酯油相比，Bulletproof 出品的大腦辛烷油，其產生酮體的數量多出了 3 到 5 倍，可說是相當物超所值。不過切記，千萬不要拿它來做菜，因為它不是很耐熱。

　　此外，進行燃脂生酮飲食時，務必攝取充足的 omega-3 脂肪酸補充品，南極磷蝦油就是很好的選擇（我個人喜歡 www.mercola.com 販售的磷蝦油）。omega-3 脂肪酸的補充量因人而異。如果處於發炎狀態，或是患有憂鬱症或自體免疫疾病，服用的劑量應該至少要是補充劑包裝上建議劑量的 2 到 3 倍。另外，omega-3 脂肪酸還有補充體力、抗發炎和穩定情緒的功效。標準西方飲食最惡名昭彰的問題就是缺乏 omega-3 脂肪酸（EPA 和 DHA），而大部分的人都可以因補充 omega-3 脂肪酸受惠。一開始服用 omega-3 脂肪酸補充劑時，請先依照包裝上的指示服用，然後如果有需要的話，再慢慢增加補充量。

● 水

雖然飲用充足的純淨水分很重要，卻很容易被人忽略。現在有一些電腦或是智慧型手機的應用程式，能每隔一段時間就提醒你起身喝杯水（間隔的時間可自行決定）。對那些容易忘記定時補給水分的人來說，這類的貼心裝置真的是相當實用。

基本上，一天要喝的飲水量，就是將以公斤為單位的體重數值，直接將其單位改為盎司，即得；例如，一個 70 公斤的人，其一天的總飲水量即為 70 盎司（1 盎司約為 30 毫升）。理想的情況下，最好是在一天中規律的飲用這些水分。

● 蔬菜汁

在這段期間增加無糖蔬菜汁的攝取量，對身體進行排毒的幫助非常大。蔬菜汁也能提供豐沛的鉀離子，維持排除多餘水分後，體內電解質的平衡。千萬不要在蔬菜汁裡加入蘋果或其他水果，如果想要有一點甜味的話，可以加幾滴 Stevita 牌的甜菊糖液，或是加一點檸檬或薑。（一定要使用蘋果的話，請使用帶有酸味的青蘋果，且用量不要超過 1 / 4 顆。）

● 運動

如果你已經有規律鍛鍊身體的習慣，在進行燃脂生酮飲食計畫的期間，不需要對此做出任何更動。或許剛執行燃脂生酮飲食的頭幾天，會發現運動起來有點吃力，但請別太在意。大多數的人差不多都會在第 2 周後，開始覺得運動時變得比較輕鬆。不過，這只是一個平均預估值，對頂尖的運動員而言，他們可能需要花 3 到 6 周的時間，才能感受到自己重新恢復到參加賽事的巔峰狀態。

因此如果你是運動員，執行燃脂生酮飲食時，請確保自己有幾個月的時間不用競賽，讓身體有時間慢慢徹底適應燃脂的代謝模式。至於沒有運動習慣的人，建議利用這次機會開始每天至少快走30 分鐘左右，這有助於鞏固整體的健康狀態以及排毒的能力。

● 睡眠

這幾周請給自己一份禮物：每晚好好睡上 8 個小時。睡眠時，盡可能將臥室保持在全黑和安靜的狀態；萬一睡覺的地方有太多光線和噪音，請買一個平價的眼罩和耳塞增進睡眠品質。請避免和電子產品、無線網路裝置或手機同床共枕，尤其是有睡眠時間不足問題的人。假如有打呼問題，請盡快去找醫師評估一下是否有睡眠呼吸中止症的現象（可以透過 www.aadsm.org 這個網站去尋找這類專科醫師）。睡眠不足會擾亂生理節律和荷爾蒙狀況，使減肥變得更加困難！

● 依個人需求選擇的特殊輔助小物

這些取決於個人需求的小物，在某些情況下相當實用：

突破飲食初期的瓶頸

肉鹼（每天 2 到 5 公克）能有效促進身體利用油脂產生能量。如果你覺得代謝狀況沒什麼進展，或啟動燃脂代謝的速度很緩慢，肉鹼也許可以幫上忙。在燃脂生酮飲食中，肉鹼純粹只是個人為了增加成效所額外添加的輔助補充劑。不過，假如你已經確診或懷疑自己患有甲狀腺功能低下症，請務必將每天的肉鹼補充量限制在 2 公克（即 2000 毫克）以下。

化解低血糖症

萬一你有嚴重的臨床性或一般性的反應性低血糖症狀，那麼就絕對需要一些額外的支持來幫助你度過這個轉換的過渡期。有 3 大補充劑可以幫助化解低血糖症的問題，分別是：麩醯胺酸、武靴葉（Gymnema sylvestre）和 Bulletproof 牌的大腦辛烷油中鏈三酸甘油酯油。

因為大腦能夠用麩醯胺酸取代葡萄糖，產生能量，扮演類似小朋友剛騎腳踏車的輔助輪角色；出現低血糖症狀時，在舌下含少量（半茶匙左右）的粉狀麩醯胺酸，即可緩解症狀。武靴葉則是有助於降低渴望吃碳水化合物的慾望；出現渴糖症狀時，每次吃 4 到 8 公克的武靴葉，或是一顆劑量為 400 毫克／顆的武靴葉萃取錠劑或膠囊，1 天 3 次。至於 Bulletproof 牌的大腦辛烷油中鏈三酸甘油酯油，它是一種能夠快速轉換為酮體的油脂，可以優先被身體轉換為能量。

此外，椰子油亦是很好的抗低血糖補給品，可以將它應用在料理上；因為椰子油蘊含的豐富天然中鏈三酸甘油酯也能產生酮體，其中的月桂酸（lauric acid），甚至還具有天然的抗微生物功能。

消弭渴望含糖或澱粉類食物的欲望

如果擔心出現吃含糖或澱粉類食物的欲望，會成為阻礙進行燃脂生酮飲食的一大問題，請試試武靴葉。出現渴糖症狀時，每次吃 4 到 8 公克的武靴葉（4000 毫克），或是一顆劑量為 400 毫克／顆的武靴葉萃取錠劑或膠囊，1 天 3 次。

酮體測量儀

　　雖然酮體測量儀對達成和維持燃脂代謝的重要性不大，但對非常努力想朝良好生酮狀態邁進，或是想要更精準監控自己適應燃脂代謝過程的人來說，精良的酮體測量儀還是一個不可或缺的工具。當然，對一般人而言，酮體測量儀絕非必要性的工具（除非有糖尿病），可是假如你是個數字控，或是想要明確了解自己身體進展的狀況，這就是你獲得精準數據的方法。

　　在我寫這本書的當下，Precision Xtra 的血酮測量儀是目前最符合「黃金標準」（平價、準確度高又方便使用）的單品；它除了可以測得酮體裡主要的 β-羥基丁酸，用不同品牌的檢測試紙，也可以用它來測量血糖值。基本上，測量儀本身並不貴，但測量試紙是耗材。但事實上，你並不需要三不五時就測個酮體，待你覺得身體已經步上了燃脂代謝的軌道再測量即可。把酮體的濃度維持在 1～3 mmol，稍微高一點也沒有關係。

　　空腹狀態下，酮體的濃度最高可以來到 7 mmol，大致上只要酮體的濃度不要超過 15～25 mmol，對健康都沒有什麼大問題（第 1 型糖尿病患者除外）。如果你有測量血糖，請以空腹血糖落在 70～85 mg / dL 為目標。萬一你有低血糖、糖尿病或是糖尿病前期的狀況，那麼這台血酮機就是你的最佳幫手，請天天用它監控血酮和血糖濃度。

　　另一個有效判斷是否已經正式達到良好生酮狀態的方法，是血糖血酮指數（Glucose Ketone Index，GKI），此評估方式是由波士頓大學的湯瑪斯·賽佛里德（Thomas Seyfried）博士和他的同事一起發展出來的。這個評估方式是透過計算血糖和血酮（β-羥基丁酸）的比值，來判斷目前的狀態是否處於最佳的「燃脂區間」。計算比值時使用到的數學概念不難，但需要進行一些單位的轉換，所以有一台計算機在手邊能讓你更快得到結果。

首先，要利用 Precision Xtra 血糖／血酮機測得你的血糖值，再將測得的數值（此時數值的單位是 mg／dL）除以 18，轉換成以毫莫耳為單位的數值。接著，將計算出的血糖數值除以你的血酮數值（血酮儀顯示的血酮數據應該會自動以毫莫耳或毫莫耳濃度〔Mm〕為單位），即可得到你的 GKI 數值。你的目標是要讓這個數值落在 0.7～2.0 區間，所以如果你的 GKI 數值為 1，一點問題也沒有。

好，現在我們來舉一個範例計算看看：假如你的血糖值為 75 mg／dL，把 75 除以 18 你就會得到 4.16。然後如果你的血酮值為 3.0 毫莫耳，請把 4.16 除以 3.0，最終得到的 1.386 即為你的 GKI 數值。恭喜你，你已經落入了良好生酮狀態的區間！

此外，還有一種測量酮體的選擇是氣相式酮體測量儀（breath ketone meter），Ketoxi 酮體測量儀就屬於這類，它的售價大約是 100 美元，但是不需要其他額外的花費；它不僅能以 USB 充電，隨身攜帶也很方便，因為它的大小就跟雪茄煙斗差不多。缺點是，這類測量儀不能提供精準的血酮數值，只能提供一個大略的參考值，因為它顯示濃度的方式不是數字，而是以「低、中或高」呈現。雖然氣相式酮體測量儀的測量標的物是丙酮，而非 β-羥基丁酸，但是基本上多位專家都認為，這類測量儀的數據還是相當有參考價值，能夠讓人粗略了解自己是否已經處於「區間內」。

最後，**請不要浪費時間去檢測尿液中的酮體濃度，它的數值會對你產生極大的誤導**，況且，就長遠來看，它的數值並不能作為評判是否處於良好生酮狀態的標準，所以千萬別把時間和金錢耗費在這上面。

飲食日誌

在執行燃脂生酮飲食計畫的期間，你可以額外花一些心思記錄

自己的三餐和點心吃、喝了哪些食物。此舉能為你帶來的幫助不容
小覷，因為它可以反應出日常的任何表現，可能和哪些特定食物有
關。而記錄飲食的同時，也請記下心情或體能上的任何變化，以及
其他值得注意的生理症狀（不適感、消化狀態、疼痛等）。如果你需
要排除自己難以減掉體重的原因或是其他問題，這份飲食日誌將會
是一份很寶貴的參考資料，可以提供任何一位營養師、自然療法或
功能性醫學專科醫師詳細的評判資訊。

設立目標，並做好面對難關的萬全準備

　　一切準備就緒，即將展開燃脂生酮飲食前，請先讓我們一起來
看看踏上這條路後，你可能會遇到哪些困難，又該如何化險為夷。
有些人轉換成燃脂體質的過程相當輕鬆，幾乎沒有碰到任何問題；
有些人則會經歷幾天「生酮不適症」（ketogenic flu），出現心神不
寧、全身倦怠、頭痛和思緒混沌等狀況；有些人也會出現暫時性的
便祕。身體要徹底適應燃脂代謝模式需要一些時間（最多 2 個月），
不過多數人都可以在短短數天內從這種不適感中好轉。

　　結束第 1 周的燃脂生酮飲食計畫時，大部分的人都會明顯感受
到自己狀態的提升，雖然在運動方面可能還是會有一些心有餘而力
不足的狀況。千萬不要因為這個短暫的不適感而感到沮喪，放輕鬆
點，這是很正常的現象。畢竟，要進入良好的生酮狀態不是完成一
件事就好，它牽扯到的是「一連串的過程」。必須對自己和這份飲食
有點耐心，才有可能得到最棒的成果。至於在整個過程中會碰到的
多少難關，主要跟過去的生活習慣和健康狀態有關。年輕又健康的
人轉換成燃脂體質的時間當然相對比較短一些，所以如果你年紀比
較大，或是患有多種健康問題，就請把達成目標的時間設得長一
點。就生理層面來說，現在採取的行動是一個相當大的轉變，你的

身體（更別說你的心理）肯定需要一定的時間調整，尤其是這些行動要改變的還是你已經做了一輩子的事。

　　燃脂生酮飲食初期所經歷的任何不適症狀，其實是由 2 個截然不同的面向造成的。第一個面相是，你剝奪了身體和大腦從小到大習以為常的燃料——葡萄糖，卻又還沒有能力有效的利用酮體產生能量（只要除去飲食中所有含糖和澱粉類食物，身體自然會毫不遲疑的生成酮體），即處於所謂的暫時性「代謝尷尬期」。此時，你既不再完全靠燃糖代謝，也沒有辦法徹底靠燃脂代謝；而且即便身體已經生成了酮體，也沒有能力好好利用它們。不過有時候，穀類裡的外啡肽（exorphin，類似嗎啡的化合物）才是造成不適和煩躁的主因；因為當穀物的攝取量大減時，很有可能會因為外啡肽出現戒斷症狀。這就跟你在戒毒的情況有一點異曲同工之妙，事實上，你也的確是在戒除自己對麩質或是糖類的依賴性！想知道如何解決這個問題，請參閱 P.244〈斷糖憂鬱〉的內容。

　　第二個面向，則是你同時也正處於排毒的狀態，所以在過渡期出現的任何不適感都不會持續太久。行經過渡期的挑戰時，除了密切注意身體、心理和情緒上的變化外，請勇敢的面對它！做一個優質的紅外線蒸汽浴，再加上水分的補充，能讓你更快完成這個排毒的過程（詳見附錄 2）。一旦習慣將酮體和游離脂肪酸當成主要的燃料，就會明顯感受到自己的整體狀況大幅提升。你或許是注意到自己在能量、心情和嗜糖方面有了正面的轉變；也可能是過重的體重開始下降了；甚至是發現早上身體比較不會僵硬，平時也不再老是這裡痛那裡痛的了。這些現象都表示燃脂效率越來越好，也越來越能適應具備抗發炎功效的燃脂代謝了。

燃脂生酮飲食的排毒效應

特別是對比較習慣吃標準美式飲食的人來說，在開始只吃純淨無汙染的食物後，大概會在體內啟動一個大規模的排毒反應。這就彷彿是身體終於得到了進行大掃除的許可：現在脂肪組織開始流通了，裡頭累積的大量毒素也終於從中釋出。如果此刻你的排毒途徑受到阻礙（例如：便祕或有肝／膽方面的問題），就可能讓整個狀況有點不妙，因為你一定會因為無法順利排除這些毒素而出現精疲力竭的疲憊狀態。因此我才會說**在燃脂生酮飲食初期，補充水分（每天要多喝 1 到 2 公升的水）和優質鎂離子（最好是液態鎂離子、麥爾氏靜脈輸液或是透過皮膚吸收的補充劑），非常重要。**

肝臟在進行第一和第二階段的排毒作用時，都少不了鎂離子的協助，而鎂離子對這個過渡期的幫助也相當深遠。另外，如果出現下列這些狀況，也有可能是鎂離子不足的跡象，包括：肌肉痙攣、抽筋、頭痛和失眠等。遇到這種排毒帶來的不適狀況時，別把自己逼得太緊，靜下來放慢腳步，讓自己有時間養精蓄銳、慢慢度過這個難關，才可以在這條路上走得更長遠。因為唯有清除了這些積累在體內多年的毒素，才有辦法真正無拘無束地邁向全新的健康和代謝境界；這是「改頭換面」的必經之途！

萬一這些不適的症狀整整持續了 3 周，你可能就要想想會不會是身體出了什麼差錯。因為當體內的毒素被除淨後，很多長年被掩蓋在這些毒素下的問題就會一一浮現出來。這些問題可能是和代謝、腸胃、荷爾蒙或免疫有關的疾病，單靠改變飲食根本無法根治它。這時，你就需要去尋求專精功能性醫學的醫師協助，讓他幫你找出身上潛藏的疾病。如果醫師無法從你提供的資訊找出問題的癥結點，或許就必須做進一步的檢測，才有辦法讓醫師更準確地釐清問題的所在。然而，請不要先預設立場認為自己會發生這些狀況，我告訴你這些事的目的，只是要提醒你「可能」遭遇到的情形，讓你對身體的狀態保持警覺。

斷糖憂鬱

如果渴望碳水化合物或低血糖的症狀，成了你執行燃脂生酮飲食的重大阻礙，請開始服用武靴葉和／或麩醯胺酸，或是增加它們的用量。倘若這還不足以消滅嗜糖的欲望，請把武靴葉的劑量增為 2 倍：每次吃 1 顆劑量為 400 毫克／顆的武靴葉萃取錠劑或膠囊，或是 4 公克的武靴葉，1 天 3 次。

對於特別無法抗拒碳水化合物誘惑的重度糖成癮者來說，8 公克的武靴葉也大多能夠解決他們的問題。麩醯胺酸方面，我通常會建議在燃脂生酮過渡期、渴望碳水化合物食物或是出現低血糖症狀時，將它的粉末以每次半茶匙或 1 茶匙的劑量，含在舌下，1 天 2 至 3 次。舉例來說，假設你覺得自己晚上回家很容易小酌個一、兩杯酒，那麼在你準備下班回家前，就請先服下一劑麩醯胺酸，這能幫助你消除那些渴望飲酒的念頭。另外，重度嗜糖者以及比較容易出現低血糖或是反應性低血糖者，在能量下降、疲倦感增加、頭痛、情緒問題和渴望碳水化合物等症狀的表現通常特別明顯。然而，不論你是哪一種人，待順利進入良好的生酮狀態，就不會再需要利用武靴葉或麩醯胺酸來對抗因為斷糖產生的低落感。這些補充劑都只是幫助你度過初期難關的暫時性輔助工具，其扮演的角色就跟學騎腳踏車的「輔助輪」一樣。話雖如此，只要尚未徹底進入良好的生酮狀態之前，還是請你將它們帶在身邊，好幫助你及時驅散這些不適症狀。相信我，你一定不需要帶著它們太久的！

協助身體「跨過」生酮過渡期

在這段過渡期裡，可能或多或少會出現一些不太討人喜歡的常見症狀，但其實這些症狀都很好解決。以下就是常見的症狀與具體的解決方法：

● **便祕**：在飲食中添加含有多種礦物質的天然鹽，補充鎂離子，並大量飲水。

● **呼吸和身體帶有異味**：此時身體正開始增加酮體的生成量，但你可能還沒有辦法有效利用酮體當作燃料，所以這些酮體就很可能會被當作廢物處理掉。在這種情況之下，你大概會注意到自己的呼吸和身體帶有一股淡淡的異味。雖然說這個症狀存在的時間非常短暫，可是萬一它已經造成你的困擾，那麼我建議可以服用一些葉綠素錠劑和多喝一些蔬菜汁（加點巴西里），它們都可以幫助你減輕身上的異味感。

● **脹氣**：對十字花科蔬菜裡的非消化性糖類比較敏感的人，或許可以試著在含有這類食物的餐點裡添加一種叫 Beano 的消化酵素（如果狀況仍未改善，請參考下文「疑難雜症排除站」的第 2 點）。

疑難雜症排除站：臨床營養師的經驗談

這段的內容稍微有一點難度，但在進行這 3 周計畫的期間或之後，如果遇到了什麼困難，它或許就可以幫得上忙。以下這 4 個主題就是大家在轉變為燃脂幫浦時，最容易碰到的問題：

1. 不明原因體重增加或是體重難以下降

一時的口欲（像是辦公室派對上的 1 塊生日蛋糕或是 1 片披薩）

非常容易就能讓好不容易啟動的燃脂代謝中斷個 3 天，如果再加上食物過敏來攪局，甚至還會讓燃脂代謝中斷更多天；同時，大量的水分也會因此滯留在體內，造成體重一夕暴增的現象。除此之外，隱藏的碳水化合物也是個常見的問題，其中又以果乾（例如：葡萄乾、椰棗乾和無花果乾等）最為棘手：因為它們或許看起來有益健康，但卻會在飲食中加入濃縮的糖分。儘管我沒有斷然否決晚餐飯後來 1 杯餐後酒的行為，但如果你要減重，那喝下這杯酒無疑就像是在火上澆油，恐怕只會讓減重的成果往後退。我剛剛已經說過，我並沒有完全否定喝餐後酒的行為，但如果你要喝，請飲用無碳水化合物，並且沒有添加任何不好物質的葡萄酒。

此外，攝取過量的蛋白質也是另一個常見的問題。假如一直以來都是一個徹底以燃糖代謝為主的人，就會讓身體養成一種非常善於從各種管道獲取葡萄糖的能力。吃進超乎生理需求的蛋白質，這些多餘的蛋白質就會被人體轉化為葡萄糖，成為阻礙身體利用酮體產能的絆腳石。我太常看到這種狀況了，而且每次當這些人照著我的建議減少蛋白質的攝取量，並稍微增加了一些飲食的油脂含量後，都馬上告訴我，他們的體重終於降下來了。另外，攝取太多的大骨湯也會導致減重的成果停滯不前。

事實上，**許多人不曉得任何會導致發炎反應的東西，通常都會造成暫時性的體重增加**。基本上我並不推崇天天量體重，但是如果你想要粗略地找出哪些食物造成你發炎，天天量體重或許是一個相當實用的簡易評估手段。假如天天量體重，卻發現今天的體重比昨天重了 1 公斤，就要仔細想想自己昨天是不是吃了什麼食物，引起體內的發炎反應。在診斷食物過敏症上，可以當作一項相當重要的指標。保持記錄飲食日記的習慣，這樣一來如果有這方面的問題，就可以讓整個探查病根的工作更順利地進行。

2.長期有飯後脹氣和放屁問題，即使沒有攝取含糖或澱粉食物

這是一個常見的狀況，意味著你或許需要去探究自己有沒有潛藏下列這些病症：

● 小腸細菌過度增生症（Small intestinal bacterial overgrowth，SIBO）。
● 胃酸不足（常常合併胰泌消化酵素不足的問題）。
● 膽汁淤滯／膽囊問題。

「小腸細菌過度增生症」是最近這幾年才被發現和研究的一種疾病。它經常發生在對麩質過敏或有酒精中毒病史的人身上，但有幾種神經受損的疾病也常會造成這種結果。慢性神經發炎、神經受損、創傷性腦傷、中風或是重度失智等，都會導致迷走神經張力（vagal tone）喪失，導致迴盲腸瓣膜（ileocecal valve，位於小腸末端和大腸上端之間）功能失調。

迴盲腸瓣膜失調時，甚至會使大腸裡的「好」菌回流到小腸，讓小腸出現根本不屬於它的細菌。這種大腸細菌回流到小腸的狀況會衍生相當多的症狀，例如：脹氣／放屁或腸躁症（IBS），甚至還會導致像腸漏症（leaky gut）等更嚴重的問題。諷刺的是，許多有小腸細菌過度增生症的人，都十分重視他們腸道健康，會額外攝取纖維素或是服用果寡糖（FOS）、阿拉伯半乳聚糖（Arabinogalactan）和菊糖（inulin）等益生質增加腸道好菌；殊不知卻反而讓小腸細菌過度增生症的病情更加嚴重。

雖然治療這個疾病的方法會因致病成因的不同而有所差異，不過控制這個疾病的方法往往需要徹底避開碳水化合物一段時間，即使是富含纖維素的低糖、低澱粉蔬菜也不例外；當然，其他可能提

供腸道細菌養分的食物也應該避免（不過還是可以繼續食用阿拉伯膠〔Acacia gum / Acacia senegal〕這種益生質，它是特例）。欲瞭解更多有關小腸細菌過度增生症的資訊，請見 www.siboinfo.com。

　　至於要「改善胃酸不足」的問題，或許需要服用一段時間的胃酸補充劑，依情況的輕重程度而定，有些人可能甚至需要長期服用。額外補充胰泌消化酵素也有助改善這個狀況，詳情請見第 6 章的「胃酸」的段落。至於「膽囊問題」的相關資訊，也請參閱第 6 章的「膽囊」段落。

3. 出乎意料的甲狀腺素數值變化

　　一旦徹底進入良好的生酮狀態，你的三碘甲狀腺素（T3，具有活性的甲狀腺素）數值會稍稍下降，「逆位三碘甲狀腺素」（reverse T3）含量則會微幅增加，然後通常促甲狀腺素（TSH）並不會因此增加。這是非常正常的狀況，而且只不過是真實的反應出，甲狀腺的性能會隨著進入良好生酮狀態而獲得改善。實際上，這樣的甲狀腺素數值變化，甚至還是一個常見的長壽指標！達到這個境界時，你就宛如進入軌道的太空梭，不再需要靠大量的火箭燃料推進，也可以輕鬆的航行在太空中。因此，這樣的甲狀腺素變化根本不是什麼奇怪的病理症狀，或是值得憂心的問題，你大可不必理會社群網絡上對此的穿鑿附會。

　　假如真的有出現甲狀腺素低下的症狀，你應該要去做一些相關的檢測，而且一定要涵蓋甲狀腺抗體指標，才能確認是否患有甲狀腺方面的自體免疫疾病。有時就像我稍早說的，徹底清除體內的廢物、改善健康基礎後，反而會突然讓先前沒注意到的症狀變得分外明顯。無論如何，請記得甲狀腺素的數值和生酮狀態之間不一定有因果關係。在這裡我只想說，一份健康、營養豐富的優質生酮飲食，是絕對不會損害甲狀腺或是其他任何部位的健康。

4. 腎上腺素問題

如果覺得自己可能有腎上腺疲勞（adrenal fatigue）的問題，我建議你去讀讀我的另一本電子書《反思疲勞》（直譯，*Rethinking Fatigue:What Your What Your Adrenals Are Really Telling You And What You Can Do About It*），它提供了很多關於如何辨認和處置潛在腎上腺問題的豐富、詳細資訊。假如你的腎上腺皮質素一直因為某些因素長期呈現低下的狀態，接下來就很有可能就會出現更難對付的嗜糖和低血糖症狀。

第11章

燃脂生酮飲食的食材選購原則

　　燃脂生酮飲食囊括了豐富多元的美味食材，所以在執行時大可放心，你的餐盤或碗裡絕對會有滿滿的佳餚。本章將快速地帶你了解選購燃脂生酮飲食食材的原則，而附錄2則列有我的私房推薦。

選購基本準則：放養、野生、有機、加工最小化

● 畜肉

　　請盡可能讓吃進嘴裡的每一塊肉，都來自100%有機放養的動物。有機的飼養方式可以確保這些動物不會以基改紫花苜蓿為飼料，也不會再牧草裡吃到除草劑。

　　另外，完全放養的動物，其肉品所提供的營養價值也是最棒的，因為牠們完全以青草和草料為食，這正是反芻類草食動物原本該吃的食物。完全放養（以原生方式飼養）的動物不會吃到基因改造作物、便宜飼料、抗生素、荷爾蒙、口香糖包裝紙、髒汙糖果、水泥粉塵或其他啟人疑竇或有害健康的添加物，也因此牠們的肉、內臟和油脂是最有益健康的選擇。此外，這樣的飼養方式也比較人道、永續和友善環境。

　　不過選購時還是要特別留意一些細節，因為現在美國在這方面的法規還不夠嚴謹，讓一些根本不符合上述標準的產品也能夠標上

「有機」這個頭銜。那些不在乎動物福利和人道飼養議題的養殖場，常會循著法規的漏洞，用取巧的方式飼養所謂符合法規規範的有機動物。

這種「偽有機」肉品在市面上出現的機會頗高，因為大部分牛隻在小的時候都會以放養的方式飼養，但是之後就會被送往養殖場飼養，甚至在宰殺前的前幾周，還會被大量餵食穀物，藉以換取最大的經濟效益。然而，不管這些牛隻小時候被放養了多長的時間，最終決定能從牠們身上吃進多少必需脂肪酸和脂溶性營養素的關鍵，卻正是牠們被宰殺前最後數周的飲食！很多超市裡販售的有機肉品都是用這類的方式飼養動物，所以在選購肉品時，請仔細檢視包裝上的標示，或者更好的做法是：直接詢問商家。

請勇敢對他們提出「這個肉品是來自 100% 純草飼的放養動物嗎」或是「這些動物在宰殺前有吃過穀料嗎」之類的問題，因為如果你不向超市或餐廳表達自己的需求，他們永遠不會有機會改變他們販售的產品。

● 雞肉

能購買到完全在大自然裡放養的禽肉是最好，不然至少也要是有機、在一般環境自由放養的禽肉。在大自然裡放養的雞隻以蟲和青草為食，這些食物也賦予牠們最佳的營養。至於有機飼養的雞隻，至少可以確保牠們沒有被餵食含有殺蟲劑和基改作物的飼料。

● 魚類

誠如我在第 3 章 P.82 的段落裡所說，由於海洋污染的問題日益嚴重，所以我個人大多會極力避免食用北半球的海產（即便是阿拉斯加水域的漁獲也一樣）。

　　我通常會盡可能選購在南半球塔斯馬尼亞和紐西蘭等原始水域裡捕獲的海產，因為基本上這些地區的汙染程度非常低。因此，選購海產時，請跟魚販確認這方面的資訊。此外，絕對不要吃任何來自墨西哥灣海域的魚、蝦或任何海鮮（沒錯，現在你還是可以在超市和餐廳裡買到或吃到來自這個海域的海產），因為該海域的受到嚴重的石油汙染，含有多種化學汙染物質，尤其是 Corexit 這類的化學除油劑（當初英國石油公司在墨西哥灣發生漏油事件後，不顧美國環保署的警告，大量在墨西哥灣上噴灑這款含有劇毒的除油劑）。

　　養殖場的魚則通常會暴露在充滿抗生素、基改飼料又不乾淨的環境中，而且常常會對野生魚群造成威脅。選購優質野生魚類或高品質養殖魚的相關資訊，詳見附錄 2。

● 蔬菜、堅果和芽菜

　　選購農產品時，堅守「有機」的原則很重要，因為它可以大幅降低可能吃進基改和農藥殘留作物的風險，同時也含有比較高的營養價值。

● 包裝食品

　　請選擇加工程度最低、不含防腐劑而且你念得出成分名稱的產品！盡量選購經認證的非基改產品，就算是買芥末之類的調味品時，也要確認外包裝上有清楚標示「無麩質」。

　　另外，也要避免購買含有反式脂肪、氫化／部分氫化脂肪、酯化脂肪（避免分餾植物油或棕櫚油）、大豆油或芥花油的產品。務必確認購買的食品沒有經過照射處理，不含味精，也沒有添加糖、澱粉和高果糖玉米糖漿等成分。關於這方面的詳細採買品項和條件，詳見本書最末的附錄 3。

燃脂生酮飲食的食材口袋名單

● 蛋白質

肉類

羊駝肉、牛肉、野牛肉、雞肉、春雞肉、鴨肉、麋鹿肉、鷓鴣肉、山羊肉、鵝肉、珠雞肉、袋鼠肉、羔羊肉、羊肉、鴕鳥肉、鷓鴣肉、豬肉、鵪鶉肉、兔肉、乳鴿肉、火雞肉、鹿肉、野豬肉、犛牛肉。

內臟和相關製品

豬血、鴨血或雞血等，以及各式血腸（千萬不要選擇有添加澱粉類填充劑的產品！）；腦、燻肝腸、雞胗、鴨胗等；肉凍（一般是用切碎的小牛或豬頭皮，混著其他內臟碎肉熬煮而成）；心臟（牛和雞）、腎臟（牛和羊）、肝臟（牛、小牛、豬和家禽）、泥肝香腸、脾臟、胰臟、舌（牛為主）、牛肚、豬腳。

海鮮

鰻魚、沙丁魚、鱒魚、豉眼魚。

我先前說過，大部分養殖魚的品質和飼養方式都令人不放心，不過凡事總有例外。其中一個例外就是紐西蘭 Ōra King 養殖的鮭魚，他們的鮭魚不論是品質或養殖方式都相當好。為此，請務必詢問魚販有沒有賣他們家的鮭魚或是能不能幫你訂購。

在塔斯馬尼亞和紐西蘭也有一些類似 Ōra King 的魚類養殖場，他們都用最自然的方式飼養魚隻（鮭魚、鱒魚或吳郭魚）。請各位對這方面請特別謹慎，永遠別忘了請商家出示這些養殖魚的生產履歷，了解餵養條件，避免購買含有任何一項可疑成分的產品。

● 蔬菜

朝鮮薊、蘆筍、發酵過的甜菜、青江菜、青花菜、甘藍菜苗（broccoli rabe）、青花筍、球芽甘藍、紫甘藍、高麗菜、胡蘿蔔（生）、白花椰菜、芹菜、香菜、芥蘭菜、水芹、黃瓜、茄子*、茴香、大蒜、蒜筍（garlic spear，有點像變短、頭變大的韭菜花，料理方式類似蘆筍）、青蔥、四季豆、羽衣甘藍、球莖甘藍、豆薯（生）、韭蔥、芥菜、洋蔥、巴西里、椒類（甜椒或辣椒）*、馬齒莧、白蘿蔔、大黃（Rhubarb）、紅蔥頭、豌豆、荷蘭豆、菠菜、牛皮菜、黏果酸漿*（tomatillos）、番茄*。

*如果有發炎問題，或許要先自我做個試驗，即一段時間不要吃番茄之類的茄屬植物（除了各式番茄外，還有甜椒、辣椒、茄子和枸杞等）。

大多數的根莖類蔬菜我都不建議食用，因為它們的澱粉含量很高，會讓你無法保持在生酮狀態，並使血糖出現明顯的震盪。不過，胡蘿蔔和豆薯就是根莖類蔬菜中少部分的例外，在生食的情況下，還是可以少量食用它們。

● 生菜

芝麻葉、波士頓萵苣、奶油萵苣、比利時菊苣（endive）、闊葉菊苣（escarole）、細葉菊苣（frisée）、散葉萵苣、美生菜（營養素含量低）、歐當歸、羊齒生菜（mâche）、日本水菜、橡葉生菜、紫葉菊苣、紅散葉萵苣、蘿蔓生菜、水田芥、青花菜苗、葵花苗。

● 水果

酪梨、黑莓、藍莓（最好是野生的）、蔓越莓（僅限無糖的）、鵝莓、混種黑莓（marionberry）、覆盆莓、紅花覆盆莓、草莓（僅限有機的）、檸檬、萊姆、橄欖。

如果有代謝方面的問題，例如：肥胖、糖尿病或其他血糖問題、痛風或尿酸過高以及炎症等，請不要吃任何帶有甜味的水果（即便是含糖量很低的也不要）。

儘管水果並非是燃脂生酮飲食的必備要素，不過沒有血糖、代謝或發炎問題的人，倒是可以依個人喜好適量攝取一些新鮮莓果。特別是野生藍莓，它的表皮含有豐富的抗老化物質紫檀芪（pterostilbene，其抗老化能力比白藜蘆醇還好），對健康有一定程度的幫助。

動手種芽菜，食用芽菜好處多多

芽菜是蔬菜界的超級食物，不僅便宜又很容易自行栽植，而且還含有非常多的酵素（是一般蔬菜和水果的數百倍）；這些酵素可以幫助身體從其他食物中萃取出更多的維生素、礦物質、胺基酸和必需脂肪酸。此外，它們還有很強的排毒力，可以讓身體不會受到眾多環境汙染物的傷害。所以在沙拉、奶昔或任何你喜歡的料理裡加入一把芽菜吧！芽菜與發酵蔬菜之間亦有相得益彰的效果。更多相關訊息，詳見附錄 2 的〈滋養身體的好物與取得管道〉。

● **香草與辛香料**

不論是新鮮或乾燥的香草和辛香料，只要它們是有機而且沒有經過照射處理，都可以隨意運用在料理中。也可以自己在花園裡種一些新鮮的香草，省錢又健康。

● **堅果和種子**

杏仁、巴西堅果、腰果、椰子、榛果、夏威夷堅果、胡桃、霹霹果（可以在 Wild Mountain Paleo 買到，詳見附錄 2）、松子、開心果、核桃、奇亞籽（少量）、亞麻籽（少量）、去殼大麻籽（限有機、無照射處理者）、南瓜籽、芝麻籽、葵花籽（酌量攝取，因含有大量的 omega-6 脂肪酸）。

大部分的種子（亞麻籽和奇亞籽除外）都含有大量促發炎的 omega-6 脂肪酸，所以必須盡可能降低攝取量，或是搭配富含 omega-3 脂肪酸的食物食用。至於亞麻籽和奇亞籽雖然沒有 omega-6 脂肪酸過多的問題，但卻含有豐富雌激素，所以也必須少量食用。大麻籽的部分，則要注意照射處理的問題，因為大部分的大麻籽都會經過這道處理手續。

● **菇類**

雞油菇、栗子菇、金針菇、野菇、杏鮑菇、猴頭菇、龍蝦菇、舞茸菇、松茸、羊肚菇、秀珍菇、牛肝菌、波多貝羅菇、靈芝、香菇、褐菇、松露、白或褐蘑菇、木耳。

我個人最喜歡用香菇和舞茸菇入菜，除了因為它們的滋味很棒外，對健康的正面幫助也特別大。反之，營養價值最低的菇類是蘑菇、褐菇和波特貝羅菇（它們剛好也是市面上最常見的菇類）。想要了解更多有關菇類的完整專業資訊和其出色的療癒功效，以及哪些菇類適合在自家栽植，詳見 www.fungi.com。

● **料理用油**

酪梨油*、黑籽油／黑種草油*（建議購買 Pure Indian Foods 的產品）、雞油**、鴨油**、鵝油**、有機初榨椰子油、發酵印度奶油（對乳製品過敏的人也可以放心食用，Pure Indian Foods 獨家販售）、放養無氫化豬油、夏威夷堅果油*（富含棕櫚油酸〔palmitoleic acid，一種新發現的 omega-7 脂肪酸），對減肥和提升胰島素敏感性有很大的幫助，很適合淋在沙拉或煮熟的肉/魚/蔬菜上食用）、特級初榨橄欖油*、香油（少量）、草飼獸脂。

*用於沙拉或只需略為加熱的料理為佳。
**用於低溫或中溫烹調的料理為佳。

● 甜味劑

甜菊葉或未精製的甜菊糖（個人喜歡 Stevita 這個牌子的產品）、羅漢果萃取物。

燃脂生酮飲食的食材黑名單

● 海鮮和其他海產

由於現在的海洋受到汞、多氯聯苯、核輻射、Corexit 除油劑以及其他有害物質污染的風險極大，因此以下幾種海鮮請不要食用：

整個北太平洋以及墨西哥灣的海鮮、大西洋鮭魚（都是養殖的）、智利圓鱈、石斑魚、鯖魚（尤其是人型鯖魚）、鮟鱇魚、大西洋胸棘鯛、鯊魚、貝類和甲殼類（蛤、螃蟹、龍蝦、牡蠣、淡菜、扇貝和蝦，除非是在南半球的原始水域裡捕獲的漁獲）、劍魚、方頭魚、鮪魚。

另外，也不要吃昆布，因為它本身就含有大量天然的味精成分。另外，有鑑於北半球海域的潛在汙染問題，我也不建議任何北半球的海菜。

● 其他食物

速食、穀物（莧米、大麥、蕎麥、布格麥、玉米、小米、燕麥、藜麥、米和米漿、裸麥、高粱、斯佩爾特小麥、樹薯澱粉、苔麩和小麥）、所有基改食物、加工食品、蛋白棒（蛋白粉或能量棒）、糖、汽水、果汁、運動飲料、熱狗、波隆那火腿和其他的加工午餐肉、含有硝酸鹽和糖的培根（不含硝酸鹽和糖的培根還是可以食用）、傳統臘味（例如火腿、臘腸和臘肉等〔裡面的油脂可能會出現酸敗〕）。

花生和花生醬（花生是常見的過敏原，還容易產生黃麴毒素）、加碘或無加碘的精製鹽（外包裝會標示成分為「氯化鈉」）、無花果、非有機木瓜、果乾、鷹嘴豆、豆類（黑豆、蠶豆、腎豆、扁豆、皇帝豆、海軍豆、豌豆、花豆、黃豆和黃豆製品〔例如：豆醬和醬油〕、豆腐、白豆）、乳製品、牛奶、鮮奶油、酸奶、乳製優格、冰淇淋、乳酪、奶油（仍含有會引發牛奶過敏者免疫反應的乳蛋白）、一般印度奶油（仍含有會引發牛奶過敏者免疫反應的乳蛋白；只有 Pure Indian Foods 販售的發酵印度奶油和薑黃印度奶油完全不含乳蛋白）。

● 糖

龍舌蘭糖漿（禁絕所有相關糖品）、所有人工甜味劑（完整詳細清單請至 www.doctorz.com/article/list-names-artificial-sweeterners 查詢）、日本甘酒（由米製程）、、麥芽糖、甜菜糖、樺樹糖漿、紅糖、蔗糖、椰子花蜜或椰糖、玉米糖漿、棗糖、濃縮果汁、蜂蜜（你沒看錯，除非是含有高甲基乙二酸〔MGO〕的麥蘆卡蜂蜜，它具有改善喉嚨痛的功效）、楓糖、糖蜜、棕櫚糖、黑糖、米製糖漿、高粱糖漿、粗製蔗糖（sucanat）、紅砂糖、白砂糖、木糖醇（可能含有基改成分，並且會對人體造成延遲性升糖反應）。

● 加工植物油

芥花油（完全禁絕，就算是有機的也不要用）、玉米油、棉花籽油、葡萄籽油（它是用己烷萃取的）、大麻籽油、植物性奶油、棕櫚油／紅棕櫚油／棕櫚仁油（它們有可能造成腸道發炎[6]，而且常常經過酯化處理，原料地栽植的方式也不友善環境）、花生油、米糠油、紅花油、大豆油、葵花油、小麥胚芽油（含有麩質）、所有市售加工調和植物油。

代糖的甜蜜危機

研究指出，零熱量的人工甜味劑，例如阿斯巴甜（aspartame）和糖精（saccharine），甚至比一般精製糖還容易造成肥胖！[4] 這類代糖會增加渴望碳水化合物的欲望，同時提升身體脂肪的含量。諸如 NatraSweet 和 Equal 這類阿斯巴甜代糖的成分裡，有 9 成是由苯丙胺酸（phenylalanine）和天門冬胺酸（aspartic acid）組成，這 2 種胺基酸目前已經被證實會快速對人體的 2 種重要荷爾蒙產生負面影響，即：胰島素和瘦體素，它們負責調控體脂肪的含量。

此外，另一種分離自南美甜菊葉的無碳水化合物天然代糖，甜菊糖，在純淨、未精製的情況下，卻不會對胰島素造成相同的負面影響。[5] 話雖如此，還是要審慎使用甜菊糖，因為甜菊糖的甜味非常重，一旦過量食用，同樣會讓你養成嗜甜的習慣。此外，請不要選購精製的甜菊糖（請詳閱成分標示，精製甜菊糖會經過漂色並含有化學添加物），雖然市面上最常看到的就是這種甜菊糖；我自己都使用 Stevita 這個品牌的甜菊糖液。

安心吃好油的 5 大原則

儘管燃脂生酮飲食非常歡迎用油脂入菜，但是我們仍須慎選油

不要再讓乳製品出現在飲食中

　　由牛、羊或山羊奶製成的各式奶油、鮮奶油和生乳乳酪的確很美味，也含有滿滿的珍貴油脂，可是，乳脂所引發的免疫和發炎反應遠比一般人認知的嚴重。很多人甚至一直都沒有意識到自己對乳製品過敏，後來發現時卻往往為時已晚（我就是一個活生生的不幸例子）。如果你對乳製品過敏，不是不喝牛奶就好，所有乳酪、奶油、鮮奶油，乃至大部分的印度奶油都必須避免食用，因為不管它們是生乳或是殺菌乳，通通會引發免疫反應。身為臨床營養師，我知道有整整一半對麩質過敏的人，也會對乳製品過敏，更親眼見證乳製品是如何加重他們的過敏症狀。大量免疫研究報告的成果亦支持這項理論，並認為現在自體免疫疾病會越來越普遍，基本上和乳製品大有關係，[1] 尤其是多發性硬化症。[2] 市售乳製品還很可能會受到其他物質的汙染，例如：殺蟲劑、除草劑、基改作物、生長激素、荷爾蒙和抗生素等。

　　最後，另一件不可忽視的事實是，即便是全脂乳品，它們所含的碳水化合物量也非常高。如果想要減肥，喝下一杯同時含有大量油脂和糖分的乳品，肯定會讓減肥成效大打折扣。（畢竟牛乳本來就是牛媽媽為了讓小牛快快長大所分泌的營養乳汁！）因此我才建議，不要再讓乳製品出現在飲食裡。然而，假如你還是想讓乳製品出現在你的日常飲食中，我誠心的希望在下決定之前，先去全世界唯一能準確檢測出乳品過敏症的實驗室 Cyrex Labs 做相關的檢測[3]，再做出決定。如果 Cyrex Labs 幫你做的乳品過敏症結果呈現陰性，那麼你就可以讓乳製品繼續出現在飲食中，但請選用來自放養動物且加工程度最低的乳製品。

　　倘若你對生乳或初乳的健康功效感興趣，卻又擔心牛乳潛在的免疫風險，或可以考慮喝喝看駱駝奶（它的味道幾乎和牛乳一樣）。駱駝奶對人體沒有抗原性（就算有也非常非常低），因為它的成分組成和人乳十分相似。

脂的品質。不管是動物性或植物性油脂，如果過度加工、不當儲存、擺放太久或是過度加熱，就會開始酸敗或氧化，產生有害人體健康的自由基。

此外，請千萬記住，油脂和脂溶性營養素對粒線體和粒線體DNA 具有深遠的影響力，甚至是本身的 DNA 都可能受到它們的影響，從而啟動或改變了基因的表現和轉錄狀態；俗話說「水能載舟，亦能覆舟」，這股力量也是，而這一切都取決於油脂的品質，還有油脂與脂溶性營養素之間的相對平衡狀況。當然，酸敗的油脂必然不會成為邁向最佳健康狀態的助力，相反的，它反而會變成阻力，導致基因出現突變。因此，接下來我就要告訴各位安心吃好油的 5 大原則：

● 原則 1：保存在良好環境，盡速用畢

油脂尚未從肉類、堅果和種子裡萃取出來前，其實比較不容易變質，因為天然食物裡的其他物質對它們有一定的保護力。因此，一旦油脂從食物裡被單獨分離出來，最好就盡快將它用完，或是保存在乾爽、遠離陽光照射的地方（最好以深色的玻璃容器盛裝），亦或是冷藏或冷凍保存。

至於開瓶後的油脂能放多久，則和它們油脂本身的穩定性息息相關。椰子油和動物性油脂的穩定性很好，不放冰箱也可以保存好幾個月；橄欖油和酪梨油這類的植物油穩定性就比較沒那麼好，一旦開封後就要在 1 到 2 個月內用完。至於其他更脆弱的油脂，則需要依照產品包裝上的指示，進行保存，例如維生素 E、迷迭香油和維生素 D。

假如家櫥櫃裡的橄欖油已經開封超過 1 到 2 個月，最好就不要再使用它。選購橄欖油時，以小包裝者為優，絕對不要買要吃上一

整年的「家庭號包裝」；小瓶的橄欖油可以讓你在比較短的時間內吃完它，降低油品氧化的風險。

● 原則 2：過度加熱的油脂絕對不要吃

練習正確的烹煮技巧是很重要的一件事，因為這樣才可以保有油脂完整的品質和營養素，同時確保吃進這些油脂後，它們是在幫你變得更健康，而不是造成反效果。最安全的做法就是用小火或中火烹調（除非是要煮開水），如果需要用比較大的火煸炒食物，請根據油品的發煙點選用合適的料理油。

烹煮的過程中請你要小心不要讓鍋中的溫度超過該油的發煙點，因為一旦超過這個溫度，油脂裡的脂肪酸和其他容易揮發的物質就會快速裂解，產生有毒、難聞、過氧化、有害健康，甚至是致癌的化合物（例如自由基和各種有毒醛類）。

烹煮過程假如出現鍋子冒煙、伴隨著刺鼻氣味或是食物焦黑的狀況，就是烹調的溫度超過該油發煙點的徵兆，請立刻停止手上的動作，把這些氧化的油脂丟掉（先倒到玻璃容器裡放涼，等涼了之後再丟到垃圾桶）。當然，可以的話，也不要食用在這種油裡煮過的食物。這樣的做法聽起來或許有點極端，但是吃進這些酸敗油脂可能造成的後果確實是相當可怕。

大部分的飽和油脂都可以承受 176℃（中火）的熱度。奶油因為蛋白質的含量比較高（乳蛋白），所以耐熱的溫度也比較低一點，大約是在 120～150℃之間；發酵印度奶油因為不含乳蛋白，所以耐熱的溫度可以比奶油稍微高一點。精製橄欖油大概在 160℃這個溫度可能就會開始冒煙。

基本上，發煙點的高低和油品的精製程度有關，所以烹調的過程中，還是請用眼睛和鼻子仔細觀察鍋中的狀況。如果要煸炒食物，豬油和發酵印度奶油是最安全的選擇。就我個人而言，不管用什麼油，我都絕對不會用超過中火的溫度加熱它們；多半我的料理溫度都會落在 120～135℃ 之間。

用水煮的方式烹煮富含油脂的肉和魚，可以大幅降低油脂氧化的風險（但是必須讓滾水徹底淹過肉）。另外，現在很流行的真空低溫料理法（sous-vide）也可以在不氧化油脂的情況下，料理出一道食指大動的美味佳餚。

為了確保能煮出健康，你值得花一點錢投資在電磁爐具上；它可以大幅降低料理過程中氧化油脂的機率，並且讓你不必花心思去留意現在的烹調溫度到底是多少，因為不論你是用哪一種方式料理食物（炒、煮、煸、燒、烤或煨等），它都會依照設定的條件幫你精準控溫。甚至現在市面上也有賣獨立式的電磁爐，不但價格好入手，使用起來的效果也不輸鑲嵌式的電磁爐。我自己就買了一台，自從有了那台電磁爐後，我就不再使用瓦斯爐了。

● 原則 3：依照料理方式選擇適當的油品

你的廚房最好要同時備有品質精良的精製和非精製椰子油和橄欖油。在做沙拉或調味料這類不需加熱的冷食時，選用未精製的有機初榨冷壓橄欖油，可以吃進它們完整的抗氧化力和營養素。不過，未精製油品裡的自然有機懸浮微粒很容易受到加熱的破壞，因此如果是要做煸炒的料理，請選用精製的橄欖油或椰子油（或是單純將火轉小，不換油）。

● 原則 4：把「臘味」的攝取量降到最低

因為這些以硝酸鹽或亞硝酸鹽保鮮的臘味肉類，其裡面豐富的油脂很可能已經酸敗。培根是不錯的選擇，只是在選購上必須特別謹慎。優質的培根要以完全放養且沒吃基改飼料的豬肉作為原料，加工的時候也不得添加鹽和糖。

我都用烤箱來料理我的低鹽、無糖、無硝酸鹽培根；用 176℃的溫度，烘烤 20 分鐘左右，在自行調味。我跟你保證，只要你曾經用過這種方式料理培根，就絕對不會想再想念你以前的料理方式──因為出爐的培根不但色香味俱全，也沒有被過度加熱。

你甚至可以把培根油保存下來，用它來拌炒食物，但拌炒的溫度不要太高，存放的時間也不要超過 2 天。此外，避免選購傳統品牌的培根，因為它們都有添加硝酸鹽或亞硝酸鹽（不管成分標示上是直接寫上這些化合物的名稱，或是寫有「香芹粉」這個看似無害的字眼，其實它們代表的物質都一樣）、大量商用精製鹽（很容易促發發炎反應）以及一大堆糖。不僅如此，它們的豬肉通常都是來自吃基改飼料長大的豬隻。總歸一句話，一定要以最高的標準來挑選培根，才能確保自己吃進的是優質的產品。

● 原則 5：小心反式和酯化油脂

現在的科學已經清楚證實，工業化生產的植物油（例如：芥花油和大豆油）是「垃圾油」，因為它們常常都是用有毒的溶劑萃取，原料也是來自基改作物，原本含有的 omega-3 脂肪酸更是在氫化／酯化的過程中流失，並且很容易遇熱酸敗。

沒錯，絕大多數的餐廳都是用這類油來烹調食物，因為它們超級便宜！現在這些油更滲透了超市的熟食區（就連那些應該是販售「天然」食物的商家也不例外）和各式加工食品中（看看你家裡美乃滋的成分標示），所以在餐廳或是購買熟食時，請記得詢問店家是用什麼油來料理食物。假如商家的答案是「植物油」（芥花油或大豆油）請你另覓其他商家，但別忘了先說出你無法放心購買他們家產品的原因。

　　另外，比較好的餐廳如果知道你有這部分的疑慮，通常會依你的要求，特別為你用橄欖油料理食物（但願廚師有低溫烹調），並且準備用橄欖油和巴薩米克醋做成的沙拉醬。

　　總的來說，想要確實啟動身體燃脂生酮的開關，最重要的第一步就是改變飲食，重新認識有益健康的「好食物」。再次重申，身體會以飲食習慣，決定要用哪種物質做為主要燃料；反之，飲食習慣也會決定身體要用什麼方式代謝能量。因此，只要徹底替換攝取食物的種類，「改變飲食」就能重啟燃脂生酮的開關。因此務必謹記以下 3 大飲食重點：

● 低碳水：徹底將含糖和澱粉類食物逐出飲食。
● 中蛋白：攝取適量蛋白質，以每公斤理想體重×0.8 公克以上的蛋白質（生重）為佳。
● 高脂肪：從動物和植物性食物中，攝取充足的優質油脂。

　　只要選擇「對的食物」並「正確料理」，相信各位很快就能進入「燃脂生酮」的代謝狀態了，一起加油！

第12章

21 天燃脂生酮飲食計畫和 60 道美味食譜

　　我設計這份飲食計畫，就是為了幫助你更輕鬆地達到生酮狀態！在執行燃脂生酮飲食時，不需要刻意計算熱量，也不用對吃進嘴裡的食物份量斤斤計較，因為執行這份飲食計畫的方式本來就不是千篇一律。以蛋白質攝取量為例，一天要吃多少的蛋白質總量，除了和體重有關外，也必須考量到其他的因素，例如：活動量、年齡以及當下的健康狀態等。

蛋白質的攝取量

　　每餐的蛋白質攝取量請以 2 到 3 盎司的肉品為度（約 60 到 90 公克），例如 1 小隻雞腿、幾片牛肉或豬肉、1 塊羊排或是 1 小片魚排。至於要如何大概計算每日總蛋白質的需求量，詳見 P.268 的〈每日蛋白質攝取量的計算方式〉。

　　計算出來後，請盡可能將每天的總蛋白質攝取量控制在這個數值上下。如果執行燃脂生酮飲食 1 到 2 個月後，開始覺得自己似乎出現了蛋白質不足的狀況（例如：感到倦怠、指甲脆裂、掉髮、停經或老覺得肚子餓等），主要的原因比較可能是因為消化系統不好，而非蛋白質攝取量不足。

　　基本上，與其蛋白質攝取過量，蛋白質攝取量「稍少」反而比較好（「蛋白質計算方式」最後列出的那些特定族群除外）。事實上，最新探討觸發癌症因素的研究認為，每日總蛋白需求量應該要比我列出的蛋白質計算標準還低很多：該研究人員表示應以每公斤理想體重乘以 0.5，所得出的蛋白質公克數計算為妥，而非每公斤理想體重乘以 0.8 所得出的數值。

用大量蔬菜和豐富油脂，取代碳水

用大量的蔬食、葉菜和芽菜豐富每一餐，也可以在其中撒上一把堅果和種子增添菜餚的營養和風味。假如你有堅守第 10 章列出的原則執行燃脂生酮飲食，那你每天的碳水化合物攝取量幾乎不可能會超過 50 到 60 公克；這是啟動生酮狀態的碳水化合物攝取量上限。也就是說，只要能掌握採買食材的原則，根本就無需多花心力去顧慮自己到底吃了多少碳水化合物。

此外，不論是在烹調或是享用餐點時，都可以隨心所欲地依照當日的需求在餐點裡加入豐富的油脂，增添飽足感。許多油脂都很適合用來煎炒食材，例如：椰子油、Pure Indian Foods 的發酵印度奶油（如果想要減肥，這款產品和夏威夷果仁油是剛開始執行燃脂生酮時，最好上手的選擇）以及來自放養動物的牛油、羊油、豬油或鴨油、雞油和鵝油等。要注意的是，**烹調時必須特別留意火候；除非是要做快速燒烤的烹調手法，否則千萬不要用超過中火的火力烹煮食物，因為這樣會增加油脂在烹調中酸敗的風險。**

或者，也可以直接將酪梨、橄欖和堅果碎（例如：夏威夷果仁）等富含油脂的食材入菜；在沙拉上豪邁地淋上特級初榨橄欖油、酪梨油和夏威夷果仁油當作佐醬；亦或是在炒好的菜餚上撒上一撮芝麻，以上這些都是增加油脂攝取量的好方法。

每日蛋白質攝取量的計算方式

　　剛執行燃脂生酮飲食時，特別要先用心去學習的，就是了解對你而言，何謂「適量」的蛋白質攝取量。別擔心，它的計算方式一點都不難，只要有 1 台陽春的計算機，不到 1 分鐘就可以搞定。如果進行燃脂生酮飲食時，你都選用本書所設計的食譜，當然就不必再花太多心思在計算蛋白質上，因為我已經幫你把這部分考量進去了。不過，如果想自己從無到有的設計出一套燃脂生酮飲食的餐點，基本上可以依照下列步驟進行：

1. 估算出自己的理想體重（這個體重不見得和目前的體重一樣）。

2. 把你以磅為單位的體重除以 2.2，即可得到以公斤為單位的體重。舉例來說，如果你 300 磅重，但你的理想體重是 140 磅，那就請你採用 140 這個數值來計算蛋白質的攝取量。所以 140 磅除以 2.2，即為 63.63 公斤。為方便後續的計算，只需四捨五入到個位數即可，因此計為 64 公斤。

3. 將剛剛計算出的 64 乘以 0.8，*即算出在此體重下的蛋白質攝取量為 51.2 公克，四捨五入為 51 公克。這個數值就是「一整天」的蛋白質需求量。但請不要集中在一餐裡吃進這麼多的蛋白質，而是要平均將這些蛋白質分配在 2 到 3 餐中攝取。

4. 計算肉、魚和蛋類的分量。雖然這些食物含有豐富的蛋白質，不過它們同時也含有許多其他物質，例如：油脂、水分、維生素和礦物質等營養素，所以必須以公克為單位來計算蘊藏在這些食物裡的蛋白質含量。我強烈建議剛開始執行燃脂生酮飲食的初學者，買 1 台能以盎司和公克為單位顯示重量的平價電子秤，做為做菜的小幫手（待日後慢慢熟悉拿捏蛋白質分量的技巧後，就可以不再需要電子秤的輔助）；每一次準備食材時，都請用它精準秤量出這些肉品或魚肉的生重。秤出它們的重量後，再以下這個原則去估算它們的蛋白質含量：

❶ 1 盎司（或 30 公克）生的肉或魚，大約有 7 公克的蛋白質。這表示對大部分的人來説，一餐吃 2 到 3 盎司的肉或魚是最適當的分量。1 塊 2 到 3 盎司的肉或魚，其大小差不多就跟一副撲克牌或是手掌那樣大。

❷ 1 顆雞蛋大約有 6 到 7 公克的蛋白質（依蛋的大小而定）。因此，一餐最多可以吃 3 顆雞蛋。

❸ 1 杯自己熬製的大骨湯有將近 7 公克的蛋白質。

❹ 大部分堅果每 2 盎司（約 60 公克）就有將近 7 公克的蛋白質。

有了這些資訊，就可以從無到有的煮出一道蛋白質份量適當的餐點。本書的食譜全都經過設計，所以每人份的肉量都在 2 到 3 盎司（30 到 60 公克）左右。然而，就算日後已經很熟悉蛋白質的分量，可以直接用目測估量，也請不時用電子秤重複確認自己的正確度，因為有時候很可能會不知不覺的放大蛋白質的分量。

*頂尖的運動選手、孕婦、正準備懷孕的女性，以及哺乳中的婦女，其蛋白質需求量的係數應該乘以 1.5 而非 0.8，如此才可以滿足他們生理上增加的蛋白質需求量。另外，為了治療或減重需求執行燃脂生酮飲食的孩童和青少年（需在專業人員和父母的陪伴下進行），其蛋白質需求量的係數也要乘以 1.5，因為他們正在生長發育，不宜過度限制蛋白質的攝取量。

21 天燃脂生酮啟動計畫

　　這份 21 天的飲食計畫完全依照燃脂生酮飲食的原則設計，能讓你在吃進每日所需營養之際，也不必擔心自己會攝取超量的碳水化合物。當然，這份飲食計畫的內容絕非毫無彈性。萬一某天早上根本沒那麼大的胃口吃下當天計畫上安排的無敵總匯早餐，就別硬是勉強自己早餐吃這個，可以依自己的喜好用食譜裡的任何一道早餐取代它；或者，也可以直接把前一天晚餐剩下的食物當作早餐享用。隨著進行燃脂生酮飲食的時間久了，你大概就會發現自己早上越來越不容易餓，甚至一杯溫熱的肉湯就足以開啟一天的活力；這是個好現象。此時，或許也會開始試著按照前面提到過的燃脂生酮飲食原則，自己做一些簡便的餐點；請一定要選用列在第 11 章「燃脂生酮飲食的食材口袋名單」上營養豐富的食材。永遠都要花點時間確認自己餐盤上的蛋白質分量，並讓餐點充滿豐沛的蔬食和油脂（可以做為烹調用的料理油，也可以直將當作淋醬使用），這樣一來，身體就會一直處於燃脂區。

　　由於執行這個飲食計畫後，會發現自己越來越不像以前那麼容易肚子餓，所以如果想一天只吃 2 餐也無妨，前提是必須確保自己仍有滿足身體的蛋白質需求量，以及吃進充足的油脂。假如油脂攝取量不足，不僅很容易肚子餓，甚至還會出現嗜糖的念頭。此外，我也建議你勇敢嘗試以動物內臟入菜，每周至少 2～3 次；此舉可以幫助你獲得身體所需的優質蛋白質和重要脂溶性等其他營養素。

● 寫給素食者的注意事項

　　倘若你是蛋奶素或是純素者，但現在打算重新在飲食裡加入一些動物性食物，我建議先從大骨湯或是以肉湯為基礎的食譜下手，持續至少 2 周的時間（最多 1 個月），好讓身體有時間慢慢重新適應消化動物性蛋白的能力。因為長期茹素可能已經讓你的身體喪失了產生充足胃酸的能力，所以必須給身體一段時間去恢復這項能力，如此，吃動物性蛋白質產生的不適感才會漸漸消失。

這段期間也可以在以肉湯為基底的餐點裡加一匙 Vital Proteins 的水解膠原蛋白補充劑，藉以增加身體對蛋白質的消化率和利用率，並提供腸道恢復原本機能的額外支持。另外，每匙水解膠原蛋白補充劑含有 9 公克的蛋白質，所以如果有使用它做為輔助，也別忘了調整飲食中的其他蛋白質的分量。

● **其他注意事項**

- **如果打算減肥，請務必留意蛋白質攝取量。**不過仍可大方地享用椰子油或是 Pure Indian Foods 的發酵印度奶油，因為它們所蘊含的短鏈和中鏈脂肪酸，比長鏈脂肪酸更容易轉化為酮體。而且如果膽囊有狀況者，它們對膽囊的負擔也比較輕。享用沙拉時，夏威夷果仁油也是很棒的淋醬選擇。

- **如果打算減去「很多」體重，除了上述技巧，還要再調整一下三餐的分量。**午餐可以吃多一點，但晚餐要吃少一點、清爽一些（例如：沙拉、元氣雜燴湯），而且不要太晚吃。盡量將進食的間隔時間保持在 6 到 8 小時之間，睡前的 3 到 4 小時內也不要吃任何東西。這些小舉動有助達到間歇性斷食的效果，其所營造的效益可以為你帶來更棒的減重成果。

- **如果你過輕或沒有要減肥的打算，液態熱量說或許會是個好選擇。**可以試試食譜裡加有濃郁椰奶的超級抗氧化奶昔，並以堅果醬（例如：食譜中的杏仁小豆蔻醬）作為點心或奶昔的佐料。平時多喝一點加有 Vital Proteins 水解膠原蛋白粉的大骨高湯，這款補充劑能提供大量的營養素，對於有腸漏症的人來說（體重過輕或是有消化問題的人常有這個問題），也能有效改善營養的狀況。

● **如果患有自體免疫性疾病**，例如：橋本氏症、類風溼性關節炎、多發性硬化症、氣喘、牛皮癬、乳糜瀉或第 1 型糖尿病，進行燃脂生酮飲食時，或許需要更嚴格的限制飲食，避免吃進某些容易引發免疫反應的食物。蛋、堅果和種子（有時連椰子也會）是最常引發免疫反應的食物。另外，茄屬的植物也比較容易觸發免疫反應，例如：番茄、茄子、甜椒和其他椒類。假如你沒吃這些食物之後，症狀因此明顯改善，最好就把這些食物全面從你的飲食中剔除。另外，萬一避免接觸這些食物幾周後，仍然持續出現發炎的症狀，或體重沒有任何下降，就請開始記錄飲食日誌，藉以追蹤自己平常的飲食狀況，一旦出現任何與發炎有關的症狀時（例如：疲倦、胃不舒服、思緒渾沌、頭痛、關節痛等），便可以參照日誌，找出可能引發免疫反應的食物。確認哪一項食物可能造成你發炎後，請試著將它排除飲食中至少 2 周的時間，看看這個食物到底是不是元凶。假設 2 周後，還是不太確定這個食物是不是造成發炎的原因，就請一次性的大量吃進這個食物（也就是說，如果懷疑雞蛋是過敏源，就一次吃 1 份由 2 到 3 顆雞蛋製成的煎蛋捲；如果是堅果，就一次吃一大把的堅果，或是幾大匙的堅果醬），然後靜待 2 到 3 天，仔細觀察身體的變化。假如在這段期間，覺得症狀有任何加劇的情形（或是體重突然上升了），我想，你大概心裡就有譜了。接下來，你要做的事，就是把這樣食物徹底從你的飲食中移除。

想要更快速、詳盡地找出導致過敏的食物或根源，可以透過 Cyrex Labs 的網站 www.cyrexlabs.com，尋求合格專業人員的協助，他們可以進一步為你做食物敏感症的相關檢測。以下就是 21 天燃脂生酮飲食計畫的精選食譜：

第 1 天

● 早餐：菠菜烘蛋或超級抗氧奶昔（如果你沒有減肥需求）。
● 午餐：綜合沙拉（食譜請見「沙拉拼盤」和「生酮油醋醬」）搭配半片
　　　　酪梨和 2 到 3 顆橄欖（整顆、切碎或切片皆可）。
● 晚餐：泰式咖哩雞。

第 2 天

● 早餐：烤牛脊（2 塊剖半的牛脊骨）搭配 2 到 3 湯匙的生酮泡菜。
● 午餐：私房雞肉沙拉搭配滿滿的綠色蔬菜。
● 晚餐：燃脂櫛瓜麵。

第 3 天

● 早餐：元氣雜燴湯，搭配一點青菜和黃咖哩（肉量可依個人喜好添加）。
● 午餐：生酮碎牛肉沙拉。
● 晚餐：特選香烤雞腿排搭配蒸煮青花菜或蘆筍，再灑上一些橄欖油或酪
　　　　梨油。

第 4 天

● 早餐：生酮精力早餐。
● 午餐：1 杯前幾天多做的私房雞肉沙拉，或是 1 杯燃脂總匯燉菜。
● 晚餐：嫩煎無骨雞腿排佐瑪莎拉白酒炒野菇時蔬，搭配白花椰菜炒飯，
　　　　以及 2 到 3 湯匙的生酮泡菜。

第 5 天

● 早餐：生酮歐姆蛋捲。
● 午餐：升級版元氣雜燴湯：在燉煮元氣雜燴湯時，額外加入生重約 30 到

60 公克的碎牛肉，再加上一點莎莎醬、1/2 到 1 瓣的蒜末（或 1/8 茶匙蒜粉），以及喜馬拉雅山岩鹽或凱爾特海鹽增添風味。

● 晚餐：生酮烤雞（約 60 公克煮熟的雞肉）、白花椰菜泥以及 2～3 湯匙的生酮泡菜。

第 6 天

● 早餐：慢燉蔬菜鍋或超級抗氧奶昔（如果你沒有減肥需求）。
● 午餐：綜合沙拉（食譜請見「沙拉拼盤」和「生酮油醋醬」）搭配半片酪梨和約 60 公克前一晚多做的生酮烤雞。
● 晚餐：生酮墨西哥捲餅。

第 7 天

● 早餐：元氣雜燴湯搭配一些蔬菜或佐料，或是超級抗氧奶昔（如果你沒有減肥需求的話）。
● 午餐：白花椰菜炒飯搭配蔬菜，以及 60 公克的生酮烤雞或是升級版元氣雜燴湯（升級方式詳見第 5 天）。
● 晚餐：心肝漢堡排佐蘑菇、白花椰菜泥以及 2 到 3 湯匙的生酮泡菜。

第 8 天

● 早餐：辣味墨西哥生酮烘蛋搭配希臘風味松子菠菜。
● 午餐：雞骨高湯搭配 60 公克之前多煮的肉、1/8 茶匙蒜粉、1/8 茶匙薑、1 茶匙咖哩粉以及少量椰奶或隔餐的私房雞肉沙拉，再加上綜合沙拉（食譜請見「沙拉拼盤」和「生酮油醋醬」）搭配半片酪梨和切碎的水煮蛋。
● 晚餐：卡魯瓦烤豬、立陶宛風味炒紫甘藍。

第 9 天

● 早餐：1 杯元氣雜燴湯搭配 2 到 3 湯匙的莎莎醬，或超級抗氧奶昔（如果你沒有減肥需求的話）。
● 午餐：泰式沙拉佐酸辣醬。
● 晚餐：孜然炒豬肉片搭配白花椰菜炒飯。

第 10 天

● 早餐：生酮肉丁南洋鍋，搭配椰子油或生酮南美風味醬。
● 午餐：暖心椰香泰式濃湯。
● 晚餐：卡魯瓦烤豬沙拉。

第 11 天

● 早餐：自製肉餅佐炒青蔬，搭配 2 到 3 湯匙的生酮泡菜。
● 午餐：椰香檸檬雞丁濃湯或前天多做的暖心椰香泰式濃湯。
● 晚餐：東南亞肉末生菜捲。

第 12 天

● 早餐：1 或 2 顆水煮蛋，可依個人喜好搭配鹹味佐料或是多做的暖心椰香泰式濃湯享用；或是喝 1 杯超級抗氧奶昔（如果你沒有減肥需求的話）。
● 午餐：綜合沙拉（食譜請見「沙拉拼盤」和「生酮油醋醬」）搭配半片酪梨，也可以配一點肉。
● 晚餐：特選香烤羊肋排，搭配白花椰菜塔布勒。

第 13 天

● 早餐：元氣雜燴湯（可依個人喜好決定要不要添加肉或莎莎醬），或超級

　　　　抗氧奶昔（如果你沒有減肥需求）。
● 午餐：凱薩熱沙拉。
● 晚餐：嫩肝佐培根搭配白花椰菜泥、立陶宛風味炒紫甘藍以及灑上橄欖
　　　　油或酪梨油的蒸煮青花菜。

第 14 天

● 早餐：無敵總匯早餐。
● 午餐：元氣雜燴湯搭配一些肉、蔬菜或佐料。
● 晚餐：杏仁鱒魚/鼓眼魚，搭配希臘風味松子菠菜。

第 15 天

● 早餐：生酮精力早餐。
● 午餐：綜合沙拉（食譜請見「沙拉拼盤」和「生酮油醋醬」）搭配半片
　　　　酪梨，也可以另外撒上一點肉和 1 到 2 湯匙的松子。
● 晚餐：祕魯烤雞心串搭配檸香羽衣甘藍沙拉，佐以半片酪梨和少許喜馬
　　　　拉雅山岩鹽或凱爾特海鹽調味。

第 16 天

● 早餐：烤牛脊搭配炒青菜、希臘風味松子菠菜和 2 到 3 湯匙的生酮泡
　　　　菜。
● 午餐：咖哩羊肉雞胗燉菜。
● 晚餐：燃脂櫛瓜麵和綜合沙拉（食譜請見「沙拉拼盤」和「生酮油醋醬」）
　　　　搭配半片酪梨。

第 17 天

● 早餐：自製肉餅佐炒青蔬，搭配 2 到 3 湯匙的生酮泡菜。
● 午餐：燃脂總匯燉菜。

● 晚餐：私房炙烤牛排搭配白花椰菜泥，以及淋有鴨油、橄欖油或酪梨油
　　　　蒸煮的蘆筍。

第 18 天

● 早餐：生酮肉丁南洋鍋。
● 午餐：立陶宛甜菜冷湯以及 1 大份淋有生酮油醋醬的綜合蔬菜沙拉，搭
　　　　配 1 顆水煮蛋或之前沒吃完的雞肉或牛排。
● 晚餐：85 公克的脆皮燒肉搭配希臘風味松子菠菜或立陶宛風味炒紫甘
　　　　藍，以及 2 到 3 湯匙的生酮泡菜。

第 19 天

● 早餐：辣味墨西哥生酮烘蛋。
● 午餐：椰香檸檬雞丁濃湯。
● 晚餐：魚排墨西哥夾餅搭配 2 到 3 湯匙的生酮泡菜。

第 20 天

● 早餐：椰漿優格搭配一把藍莓，或超級抗氧奶昔（如果你沒有減肥需求
　　　　的話）。
● 午餐：蔬菜沙拉搭配切片的酪梨、朝鮮薊心，撒上一些核桃或松子，也
　　　　可以加一些肉片。
● 晚餐：香菇燒無骨雞腿排。

第 21 天

● 早餐：乾煎雞肝佐松子炒菠菜。
● 午餐：椰香檸檬雞丁濃湯。
● 晚餐：30 到 60 公克切片的私房炙烤牛排佐生酮南美風味醬，搭配炒香
　　　　的洋蔥和菇類，以及檸香羽衣甘藍沙拉和 2 到 3 湯匙生酮泡菜。

60 道美味的燃脂生酮食譜

⬤ 基本常備菜

　　請務必盡可能選用純有機的食材製作本食譜的每一道料理，尤其是肉品，不論是畜肉或是禽肉，都請盡量選擇完全放養、草飼且非圈養式工業化養殖的肉品。相關購買資訊可參考附錄 2。除了完全放養的家畜、禽肉，裡面亦提供了購買野生漁貨的門路。

生酮南美風味醬

　　這是一款百搭的沾醬！你可以豪邁的把這個南美風的熱情滋味澆淋在任何一樣簡單蒸煮或燒烤的蔬菜上，亦可以將它作為提味醬料，讓它為烤牛肉、豬肉、雞肉或是魚肉的風味帶來畫龍點睛之效。另外，也可以把它淋在蛋料理上，或是直接塗抹在椰製餅皮上作為捲餅的基底抹醬，因為它和這些料理也很對味。

　　剛開始做這款風味醬時，請先做得稠一些，這樣日後比較方便依個人喜好調整醬料的稠度。如果想讓風味醬的稠度稀一點，好做為沙拉或是蔬菜的淋醬，可以在風味醬裡多加一點橄欖油。保存方面，儘管這款風味醬不適合冷凍保存，但在冷藏的情況下，最多仍可保存 1 週。

▶材料（約 3 杯）

新鮮的香菜葉……1 杯（壓實）

新鮮的扁葉巴西里葉……1 杯（壓實）

大蒜……8 瓣（中等大小）

蘋果醋……1/4 杯（未經加工過濾，例如 Bragg 的有機蘋果醋）

新鮮奧勒岡葉……3 湯匙

新鮮檸檬汁……3 湯匙

紅洋蔥末……2 湯匙

乾辣椒片＊……2 茶匙

黑胡椒粉……1 茶匙

喜馬拉雅山岩鹽或凱爾特海鹽……1/2 茶匙

特級初榨冷壓橄欖油＊……2 杯

> ＊可依個人需求調整用量，但勿超過此量。

▶**作法**

1. 將香菜、巴西里、大蒜、醋和奧勒岡全部放入食物調理機，蓋上調理機的蓋子，啟動電源，攪打至細碎，但未成態狀，即可取 1 只中碗，盛裝調理機裡打好的食材。

2. 先拌入檸檬汁、洋蔥、乾辣椒片、黑胡椒和鹽，最後再拌入 1 杯橄欖油，讓所有食材均勻混合。若想要依照使用需求調整醬料的稠度，可以再多加一點橄欖油，但是總量不要超過 1 杯；在拌入橄欖油時，請不斷攪拌，以確保它有充分混合，直到它的質地達到你想要的稠度為止（這個稠度可能是略帶稠度的松子青醬、偏水的沾醬，甚至是沙拉醬等），即完成。

3. 密封冷藏，最多可保存 1 周，但食用前需先回溫。

生酮高湯

　　我很愛煮高湯，但是我喜歡一次做一大鍋，再冷凍起來備用。這份食譜的配方是初學者比較好掌握的分量，但也可自行將這份食譜的配方乘以 2 倍或 3 倍，做為常備湯品享用。這種清湯形式的高湯通常是拿來直接飲用，或者是扮演提升料理風味的角色；至於濃郁形式的高湯，一般是用來作為其他菜餚的基底，像是醬料或濃湯。如果買得到雞腳，也可以把它放到高湯裡一起燉煮，可以增加高湯的膠質（它非常營養，且能讓湯品的質地更為濃稠）。

　　當然，也可以選擇加 1～2 匙的明膠（我推薦 Vital Proteins Gelatin）；在烹煮的時候薄薄地撒在高湯表面，再均勻拌入湯體（但別忘了，每匙 Vital Proteins 的明膠都會額外增加這道菜 9 公克的蛋白質含量）。我都用全新的寬口玻璃罐子來分裝煮好的高湯，以 1～2 杯的分量冰存在冷凍櫃裡。不要用回收的玻璃罐子，因為在冷凍的過程中它們很可能會破裂。此外裝填高湯時，記得只能裝到 7 分滿，因為高湯冷凍後體積也會膨脹。

▶**材料（約 3 公升）**

雞骨架……1 副（有機放養等級，烤過並切成數塊）

雞腳*……450 公克（有機放養等級，清洗乾淨）

雞脖子或雞翅*……450 公克（有機放養等級，清洗乾淨）

Vital Proteins Glatin*……1～2 匙

黃或白洋蔥……2 大顆（去皮，切成 4 等分）

大蒜……1 大顆（去皮，分成瓣狀）

檸檬……1 中顆（對切去籽）

蘋果醋……1/4 杯（未經加工過濾，例如：Bragg 的有機蘋果醋）

黑胡椒粒……1 湯匙

月桂葉……2 片

喜馬拉雅山岩鹽或凱爾特海鹽……2 茶匙

> ＊這 3 種材料可以任選 1 種使用就可。

▶**作法**

1. 取 1 只大湯鍋，先放入雞骨架和雞腳，再放入洋蔥、大蒜、檸檬、醋、黑胡椒粒和月桂葉。
2. 倒入足以覆蓋所有食材的水量，讓食材與水面至少保有 5 公分以上的距離，總水量大約是 4～6 公升。放入冰箱冷藏 1 小時。
3. 從冰箱中取出湯鍋，在未蓋鍋蓋的情況下，以大火煮沸，並將浮於湯面的浮渣撈除。

4. 蓋上鍋蓋，轉小火細火燉煮 6 小時。若是用明膠取代雞腳、雞脖子或雞翅等，則請在蓋上鍋蓋前，先將它們撒在湯的表面，拌入湯體。

5. 取另 1 只大鍋盛接在濾器下方，倒入煮好的高湯，濾除高湯中的食材（此舉是為了確保高湯不會有浮渣，請在濾器上方墊一層紗布）。

6. 在過濾後的高湯裡拌入鹽巴調味，即可密封冷藏，最多可保存 4 天（冷藏後會呈膠狀），或者冷凍保存。

TIPS 清洗雞腳時，請準備 1 個大碗，倒入約 2 公升脫水和 2 杯未經加工過濾的蘋果醋。放入雞腳，充分攪拌後，靜置 10 分鐘。接著，以濾器濾除碗中水分，再用冷水充分沖洗雞腳，徹底清除其沾附的砂礫髒汙。

料理小教室

　　生酮高湯的應用非常多元：可以做為濃湯或是燉菜的湯底、替醬汁提味、溶解煎鍋上焦化的湯汁，或是它自己本身就可以當作一道溫熱、營養的湯品。也可以將這道食譜裡的雞骨架改為牛、豬或是羊的骨頭，或者是將它們通通丟進湯鍋裡一起燉煮。

　　這道湯品也可以升級成午餐和晚餐的餐點。只要在碗裡放入一些蒸煮過的蔬菜末（例如：幾朵小的青花菜、切丁的四季豆或是蘆筍）、前一餐剩下的烤雞或烤豬肉、切片菇類，或者甚至是只放幾梗新鮮的香草（像是迷迭香或龍蒿葉），再以小火加熱 1～2 杯的高湯，煮沸後澆淋在碗中的食材上，靜待 1～2 分鐘，待碗中的食材徹底熟成或變熱後，即可享用。

生酮油醋醬

　　每道沙拉都可以搭配這道簡便的油醋醬！不只可以把它淋在撕碎的萵苣葉上，更可以把它灑在對切的酪梨或切成細絲的茴香，甚至是直接澆在生白花椰菜或青花菜上享用。或者，也可以把它當成蒸煮或烤食物時的調味料。烤肉跟這款油醋醬更是特別對味，不論是烤魚、烤雞、烤豬或烤牛,盛盤後淋上一點,便可讓滋味更加爽口。總之,生酮油醋醬是一款既美味又百搭的醬料。

▶材料(約 1.5 杯)

酪梨油*……1 杯

夏威夷果仁油*……1 杯

特級初榨冷壓橄欖油*……1 杯

有機巴薩米克醋……1/4 杯

蘋果醋……1 又 1/2 湯匙(天然、未經過濾)

有機芥末籽醬……1 湯匙

黑胡椒粉……1/2 茶匙

喜馬拉雅山岩鹽或凱爾特海鹽……1/4 茶匙

＊以上 3 種可選 1 種使用即可,或是將 3 種油混為 1 杯的量使用。

▶作法

取 1 只小碗,放入所有食材,攪打至所有食材均勻融合乳化,即完成。請立即享用或密封冷藏,最多可保存 2 周(使用前需先回溫)。

生酮泡菜

不用打開爐火也可以做出最棒的泡菜!首先,把甘藍中心的硬梗去除,再把甘藍分批切成絲。或者也可以利用裝上切絲刨刀的食物調理機,幫助你完成這個步驟;只需要先把去芯的甘藍切成 4 等分,每次放一塊到食物調理機裡刨絲即可。為了避免雜菌汙染泡菜,備置泡菜時,請全程配戴手套(乳膠、腈橡膠或聚乙烯的材質)。待泡菜熟成完成後,就可以將它搭配任何燒烤肉類享用;拌入蔬菜沙拉中(這樣就不需要再加沙拉醬);或者,也可以直接把它當作提振體力的小點。

▶材料(500～1000 公克)

甘藍*1……1 中顆(約 1400 公克,去芯,切絲)

喜馬拉雅山岩鹽或凱爾特海鹽⋯⋯1 又 1/2 湯匙

新鮮薑末、葛縷籽、乾蒔蘿、茴香籽或切絲的青辣椒（例如：墨西哥辣椒）*2⋯⋯1 湯匙

> ＊1：也可用紫甘藍、高麗菜、皺葉甘藍、大白菜等。
> ＊2：調味料可依照個人喜好選擇單種或多種使用。

▶作法

1. 取 1 只大碗，放入甘藍，灑上鹽巴。

2. 戴上手套，把鹽巴均勻搓揉到甘藍上，並不時拋擲、混勻碗中食材，持續約 10 分鐘，直到甘藍開始出水、變軟。若有使用薑或是其他調味料，可以在此時拌入。

3. 把混勻的食材分裝在 2 個滅菌過，約 1000 公克的寬口玻璃罐中；每次填裝甘藍時，都要壓實，並確認每個罐子裡的甘藍都有離罐口約 2 公分的距離。

4. 在每罐玻璃罐的罐口覆上雙層紗布，並以橡皮筋固定。

5. 把玻璃罐置於有邊框的烤盤上，避免罐中食材冒氣，湧出罐口的液體溢流。保存在室溫 18℃ 左右的涼爽處。

6. 剛封罐的 24 小時內，請不時掀開紗布，以戴手套的指尖擠壓罐中甘藍，讓甘藍釋出更多的水分。24 小時後，甘藍應該完全浸泡在液體裡，如果沒有，取 1 只小碗，倒入 1 杯水，拌入 1 匙鹽，再用這杯鹽水把罐中液體加至完全淹沒甘藍為止。

7. 再度用紗布密封罐口，並重新置於涼爽處 3～10 天的時間，靜待甘藍熟成出令人胃口大開的酸味。甘藍浸漬的時間越久，質地會變得越柔軟，酸味也會更明顯。因此一旦泡菜達到你偏好的滋味，就請栓上瓶蓋或是在罐口覆上橡皮筋固定的保鮮膜，停止整個發酵反應，以免越來越酸。冷藏保存，最多可存放 1 個月。

> **TIPS** 玻璃罐滅菌時，請將空玻璃浸入一大鍋滾水中 10 分鐘，或把空玻璃罐
> 單獨置入沒填裝清潔劑的洗碗機，利用洗碗機的高熱烘乾功能殺菌。滅
> 完菌的玻璃罐請罐口朝下，置於鋪有餐巾紙的耐熱桌面上，靜待至少 15
> 分鐘，讓水分充分乾燥，方可使用。想了解更多進階版的泡菜製作方
> 式，請上我的網頁 www.primalfatburner.com。

甜菜淡啤酒

　　如果你不想親自做甜菜淡啤酒這種發酵飲料，直接從健康食品店購入也無妨。Zukay.com 就有販售很棒的甜菜淡啤酒，以及其他的發酵飲料。不過有機會的話，我還是希望各位可以自己試著動手做看看，這樣不僅可以享受手作的樂趣，還可以省一點錢。

　　這款飲料汲取了甜菜的精華，每天啜飲一小口，即可達到滋補身體的效果。除了單喝，也可以把淡啤酒當作醋的角色，摻入淋醬或是滷汁調味；或者利用它當作冷湯的湯底，例如稍後會看到的美味又養身的立陶宛甜菜冷湯（詳見 P.309），即會用它入菜。

▶材料（1 人份）

紅甜菜……680 公克
喜馬拉雅山岩鹽或凱爾特海鹽……4 茶匙

▶作法

1. 甜菜不要去皮，用力搓洗外皮後，把它們切成約 1 公分的塊狀（修切甜菜時，一定要保留球根和莖之間連結的部位，因為這裡含有大量能降低膽汁濃稠度的物質），放入約 2 公升大的滅菌玻璃罐。

2. 加入鹽，倒入足以覆蓋罐內甜菜的水量，並讓水面與罐口保有 5 公分左右的距離。

3. 用雙層紗布封住罐口，並以橡皮筋固定。稍微搖動後，置於室溫約

20℃ 左右的涼爽處，靜待發酵；期間請每天定時去搖晃一下罐子，整個發酵時間約需 1～2 周，可依個人口味喜好而定。發酵 1 周後，就可以先取一點發酵液嚐嚐，看看當時的味道合不合胃口，因為甜菜發酵越久，酸味會變得越濃厚（有點類似優格或是優酪乳的味道）。

4. 發酵到喜愛的滋味後，就可以將發酵液液面的黴菌或浮渣撈除，再用襯有多層紗布的濾器過濾成品。

5. 過濾後的甜菜淡啤酒可封裝在 1 個或多個密封罐裡，冷藏保存，最多可存放 1 周。

料理小教室

　　雖然甜菜本身含有大量的糖（順帶一提，大部分歐美的砂糖都是以經過基因改造的甜菜製作，而非甘蔗），但是在發酵過程中，甜菜裡大部分的糖分都會被發酵液中的益生菌消耗掉。也就是說，最後我們得到的甜菜淡啤酒成品是個十足健康的益生菌飲料；因為它僅含微量或是不含任何糖分，而且保有豐富的甜菜營養物質。

　　甜菜淡啤酒有兩種不同的發酵方式：一為人工發酵，即起始發酵的菌種是人為放入；二為天然發酵，即起始發酵的菌種是來自土壤或是周遭環境中的天然細菌。製作甜菜淡啤酒不一定要購買菌種，但如果能善用優質的菌種，對發酵成果肯定大有幫助。約瑟夫・梅爾科拉（Joseph Mercola）博士的自創品牌 Kinetic Culture 就有販售這種具有驚人功效的特殊發酵菌種，該種益生菌能在發酵的過程中產生大量的維生素 K_2。利用人工的方式放入發酵菌種還有另一個好處，就是在發酵過程中會比較安心，因為可以確保最終的淡啤酒成品裡只會有對健康有益的好菌。

椰漿優格

　　別再依賴店家販售的優格，趕快捲起衣袖，學著自己動手做椰漿優格！因為我很少看到店家販售的優格不含糖、防腐劑或其他添加物。再者，自製椰漿優格不僅成本低，製作過程也相當簡便。我有幾種比較簡易的方法，可以讓你在沒有優格機的情況下，依舊能在正確的溫度下，順利完成優格的發酵；但如果想幾減少麻煩，也可以利用優格機這類電器製作，那麼就只需要把食材丟入滅菌的玻璃罐後，依照機器的說明操作即可。由於並未添加任何增稠劑，所以發酵完成後，罐底可能會有一些分層的液體，這對優格的營養完全沒影響，大可放心享用上方濃郁的優格。

▶材料（約 2 公升）

有機椰漿……1 公升（油脂含量至少達 22%，最好是 Wilderness Family Naturals 這個牌子）

益生菌膠囊*……3 顆（內含 500 億益生菌的）

＊或 3 湯匙 Inner-Eco 的植物性優酪乳。

▶作法

1. 取 1 只大湯鍋，倒入椰漿，以小火加熱。煮至溫熱，大約 37℃ 左右，即可移離火源。

2. 打開益生菌膠囊，將粉末拌入椰漿，或是把優酪乳拌入。拌勻的食材請平均分裝到 2 個 1 公升大的玻璃罐，並加蓋密封。

3. 最好的發酵溫度是 43.3℃ 左右，如果家裡沒有優格機，有以下 3 個替代方案：第一，如果家裡有可以定溫的食物乾燥機，請移除烘箱內的托盤，將溫度設定在 43.3℃左右，再把玻璃罐放入烘箱內，靜置約 12～24 小時，直到優格呈現黏稠狀，即完成。第二，如果烤箱有做麵包的功能，請啟動「發麵」模式，再把加蓋的玻璃罐放入有邊框的烤盤，靜置烤箱約 12～24 小時。第三，取 1 只大湯鍋，注入滾燙的熱水，再稍微靜置一下，讓鍋中的水溫降至 43.3℃ 左右；把密封的玻璃罐放入 1 個小型、隔熱功能良好的保冷箱中，倒入比罐中食材高度稍高的水量，然後蓋緊保冷箱，讓玻璃罐在其中靜置 12～24 小時，即完成。

TIPS 我很喜歡把這款優格當作中午的點心；1 杯優格再撒上一些蜂花粉（bee pollen）或藍莓，就很美味。這款優格也可以加在奶昔或是醬料裡，增添滑順的口感。當然，也可以把它運用在料理上，像我之後要介紹的立陶宛甜菜冷湯（P.309）和椰香檸檬雞丁濃湯（P.308）等富含益生菌的料理，就會用它入菜。

堅果奶

　　想要創造出令人驚豔的滑順堅果奶口感，你需要一台功能強大的大型果汁機。夏威夷堅果打出的堅果奶味道比較溫和，香氣比較淡；杏仁果打出的堅果奶除了口感會比較濃厚外，還帶有一股濃郁的風味。

▶材料（約 1 公升）
無糖椰絲……1 杯
夏威夷堅果或杏仁……1/3 杯
非基因改造卵磷脂……1 又 1/2 茶匙
喜馬拉雅山岩鹽或凱爾特海鹽……1/8 茶匙

▶作法
1. 把椰子、堅果、大豆卵磷脂和鹽全部放入大型果汁機裡，並加入 4 杯水。
2. 蓋上果汁機的蓋子，啟動電源攪打 2 分鐘，或攪打至所有食材成滑順狀。
3. 用襯有雙層紗布的濾器或紗布袋過濾堅果奶；過濾後的堅果奶可裝入大瓶子，或是有壺嘴設計的密封罐，冷藏保存，最多可存放 4 天。

植物性鮮奶油

我喜歡在早餐來一杯加有自製植物性鮮奶油的熱茶。我保證嚐過這款植物性鮮奶油後，你一定不會再想念過去喝的乳製鮮奶油。

▶材料（大約可做 3 又 3/4 杯）

堅果奶（見 P.287）……2 杯　　　　無酒精香草精……1 茶匙

全脂椰奶……1 罐（約 390 公克）

▶作法

1. 把堅果奶、椰奶和香草精倒入一個 1 公升大的玻璃罐。

2. 蓋上瓶蓋，充分搖勻罐中食材即完成。冷藏保存最多可存放 1 周。

TIPS 如果喜歡綿密的奶泡，這款植物性鮮奶油肯定深得你心！我家裡有 1 台小型的雀巢奶泡機，每次要把植物性鮮奶油加入熱茶前，我都會先把它倒入奶泡機裡，按下啟動鍵。然後，大概 30 秒後，就會有一份綿密、濃厚又香醇的美味奶泡，可以任意添加在你最愛的紅茶、綠茶、香草茶，甚至是有機咖啡裡。

🍚早餐

元氣雜燴湯

這道料理既簡便又營養美味。它能讓你在忙碌的早晨不必花費太多力氣，就可以吃進充足的養分。養成把其他餐多煮的肉類放在保鮮盒冷藏的習慣，並常備一些青菜在家裡，便可以輕鬆做出一頓符合燃脂生酮飲食原則的早餐。

▶材料（1 人份）

生酮高湯……1 又 1/2 杯（見 P.279）

嫩羽衣甘藍葉*1……1/4 杯

去骨熟雞肉*2……1/4 杯（剁碎）

咖哩粉、義大利調味料、普羅旺斯香草、五辛粉、薑黃粉、芹菜籽或乾
百里香*3……1/2 茶匙

---

*1：也可用嫩菠菜、白菜碎、去除粗梗的水田芥碎或解凍的冷凍有機菠菜替換。
*2：也可是牛絞肉、之前多做的牛排、去骨火雞胸肉以及野生鱒魚或鼓眼魚。
*3：可以依照個人需求自由選用一種或多種料理。

▶**作法**

1. 裝 1 小湯鍋的生酮高湯，以中大火煮到小滾。

2. 拌入羽衣甘藍、肉類和調味料。

3. 蓋上鍋蓋，燜煮約 2 分鐘，待全部食材都充分受熱後，即完成。請
一次食用完畢。

> **TIPS** 加熱元氣雜燴湯時，可以加入 2 湯匙的全脂椰奶或是新鮮莎莎醬（微辣
> 或大辣），增添風味和營養。如果想要達到提振精神的效果，則可以在加
> 熱後加入 1 湯匙的初榨椰子油，或者是 1 匙 Vital Proteins 的明膠或水解
> 膠原蛋白（但請別忘了它們每 1 匙都含有 9 公克的蛋白質）。

生酮精力早餐

這份早餐將為你開啟美好的一天！不僅會吃進豐富的蛋白質、
大量的綠葉蔬菜，它們還會為你帶來滿滿的活力。為確保整道菜呈
現最佳風味，雞肝千萬不要煮太久，雞肝內側應該略帶粉紅。

▶**材料（4 人份）**

嫩羽衣甘藍葉……4 杯　　　　　青蔥……中等大小 4 株（切絲）

有機發酵印度奶油……3 湯匙　　新鮮薑末……1 湯匙

蒜泥……1 茶匙　　　　　　　椰子醋……1 又 1/2 湯匙

黃咖哩粉……1/2 茶匙　　　　喜馬拉雅山岩鹽……1/4 茶匙

有機放養雞隻的雞肝……340 公克（剁碎）

▶**作法**

1. 取 1 只大碗，盛裝嫩羽衣甘藍葉，備用。

2. 取 1 只中型煎鍋，開中火，融化鍋中印度奶油。

3. 奶油融化後，加入蔥、薑和大蒜，拌炒約 30 秒。接著加入咖哩粉，拌炒約 20 秒，直到咖哩香氣飄散。

4. 加入雞肝稍微拌炒 3 分鐘，直到雞肝表皮焦褐但中心仍呈粉紅時，即可加入醋和鹽調味，並再拌炒約 30 秒左右，讓所有食材融合。

5. 把鍋中炒好的食材倒入步驟❶準備的嫩羽衣甘藍葉上，以拋甩的方式混勻大碗中的所有食材，直到餘熱使碗中的羽衣甘藍略為皺縮，即可享用。

辣味墨西哥生酮烘蛋

　　這份食譜雖然是傳統墨西哥煎蛋的簡化版，但料理方式卻更符合燃脂生酮飲食的原則。如果你家的煎鍋比較大，可以一次做 2 人份。不過，若想要一次做 4 人份，當作全家人的早餐，爐子上可能就必須要有 2 個煎鍋，才有辦法同時完成它們。

▶**材料（1 人份）**

有機發酵印度奶油……1 湯匙

黃洋蔥或白洋蔥……1/4 杯（大約 1/2 小顆，切丁）

秀珍菇或舞茸菇……1/4 杯（大約 28 公克，切片）

嫩菠菜葉……1/4 杯（壓實）

雞蛋……2～3 大顆（充分打散）

新鮮莎莎醬……2 湯匙（微辣或大辣）

酪梨……1/2 顆（去籽去皮，切成薄片）

喜馬拉雅山岩鹽……適量

黑胡椒粉……適量

▶作法

1. 取 1 只中型煎鍋，開中火，融化鍋中印度奶油。

2. 奶油融化後，放入洋蔥和菇類，拌炒大約 4 分鐘，直到食材軟化。
   接著加入菠菜，拌炒約 10 秒鐘至菠菜葉皺縮熟成。

3. 倒入蛋液，拌炒約 1～2 分鐘，待蛋體成形即可離火，盛盤。

4. 淋上莎莎醬，並以酪梨片盤飾，撒上鹽和胡椒調味，即完成。

> **TIPS** 如果想要做成煎蛋，就不要把蛋先打在小碗裡打散，而是等鍋中的奶油經中火加熱融化後，直接將蛋打入鍋中，煎至蛋白凝固（此時如果你想要蛋比較熟，可以將蛋翻面），即可盛盤。然後把其他蔬菜繼續按照本食譜的做法製作，再把炒好的蔬菜舀到蛋上，淋上莎莎醬。最後放上酪梨片點綴，並撒上鹽和胡椒調味，即完成。

菠菜烘蛋

　　如果不能在家裡吃早餐，這是一個很棒的熱食早餐選項，甚至可以把它們烘烤成馬芬蛋糕的形狀，方便攜帶。只不過烘烤時，一定要記得在馬芬蛋糕的模具內側仔細刷上一層油脂，這樣烘烤過後餡料才不會沾黏在模具上。

▶材料（2～4 人份）

有機豬油或牛油……2 湯匙（外加少許避免模具沾黏的油脂，最好是 Fatworks 的產品）

香菇或舞茸菇……170 公克（切碎）　　多香果粉……1/2 茶匙（可依個人

嫩菠菜葉……3 杯（壓實）　　　　　　喜好選用）

新鮮的蒔蘿末……1 湯匙　　　　　　　喜馬拉雅山岩鹽或凱爾特海鹽

蒜末……2 茶匙　　　　　　　　　　　……1/2 茶匙

黑胡椒粉……1/2 茶匙　　　　　　　　雞蛋……1 大顆

▶作法

1. 烤爐中央放 1 個烤架，烤箱預熱到約 204℃。

2. 以餐巾紙沾取些許豬油，仔細在 4 個馬芬蛋糕的模具內側塗抹上一層油脂。

3. 取 1 只大煎鍋，開中火，融化鍋中豬油。

4. 豬油融化後，加入菇類，拌炒約 2 分鐘，直到菇體的邊緣開始出現皺縮。接著加入菠菜、蒔蘿、大蒜、多香果粉（如果有用的話）、鹽和胡椒，拌炒約 1 分鐘，待菠菜皺縮後即可離火。此時鍋中的食材應該因為菇類釋出的水分變得濕潤。

5. 炒好的食材均勻分裝進步驟❷準備好的模具中，並以湯匙背面在填入模具的香菇餡料中心壓出一個略帶深度的凹槽，分別打入 1 顆蛋。

6. 烘烤 12 分鐘，或是烘烤到蛋體呈喜愛的熟度，即完成。

7. 先在馬芬蛋糕模具裡靜置放涼約 2～3 分鐘，即可脫模享用。

TIPS 也可以用能放入烤箱烘烤的 20 公分煎鍋來烹煮菇類餡料（可能需要分批加入嫩菠菜葉，才能讓菠菜充分熟成），之後就可以不必再另外使用馬芬蛋糕的模具來烘蛋，只需要把炒好的餡料平鋪在煎鍋上，再用湯匙背面等距的壓出 4 個凹槽，逐一打入雞蛋，整鍋拿進烤箱烘烤就好。

生酮歐姆蛋捲

當然，歐姆蛋捲絕對是一份很棒的早餐，但是它作為午餐也同樣出色，甚至如果晚上只想速戰速決的料理好一頓晚餐，它肯定也是最佳選擇。歐姆蛋捲最講求的就是製作技巧：必須將煎鍋上成形的蛋體，從煎鍋邊緣慢慢地整片捲起。萬一第一次製作歐姆蛋捲時，無法將軟嫩的蛋體成功捲起也無傷大雅，因為它頂多就是變成一份炒蛋罷了！

▶材料（1 人份）

有機鴨油……2 湯匙（最好是 Fatworks 的產品）

紅洋蔥末……2 湯匙

茴香籽……1/2 茶匙

牛皮菜葉……60 公克（蒸熟切碎）

新鮮奧勒岡葉末……1 茶匙

喜馬拉雅山岩鹽或是凱爾特海鹽……1/4 茶匙

黑胡椒粉……1/4 茶匙

雞蛋……2 大顆（充分打散）

▶作法

1. 取 1 只小煎鍋，開中小火，融化鍋中鴨油。

2. 鴨油融化後，加入洋蔥和茴香籽，拌炒約 20 分鐘，直到茴香籽的外皮開始爆裂。

3. 加入牛皮菜、奧勒岡、鹽和黑胡椒，拌炒約 1 分鐘，使鍋物中食材充分受熱，牛皮菜開始皺縮。

4. 倒入蛋液，靜置鍋中加熱 1 分鐘。拿橡膠鍋鏟把蛋體邊緣稍微往中心推，讓中心尚未成形的蛋液往四周流溢受熱。靜置 1 分鐘後，再重複上述動作。這次請靜置蛋體 1 分鐘，或待蛋體成形即可熄火。

5. 將蛋體從一邊邊緣捲起，捲成歐姆蛋捲後，再順勢將它從鍋中輕滑到盤中，即完成。

TIPS 若不想用鴨油料理，也可以用骨髓取代。從煮熟的骨頭裡挖出 2 匙的骨髓，置入加熱的煎鍋融化後，即可用它來煎製歐姆蛋捲。

生酮肉丁南洋鍋

這道菜通常是我忙到想不出該做些什麼特別的早餐時，用來飽餐一頓的首選。食用的方式有一點像傳統的瑞士起司鍋，只不過起司鍋是拿麵包沾取加熱融化的起司，在這裡，則是用富含油脂和天然香料的肉塊沾取鮮美的肉湯。任何富含油脂的肉品，都跟這道食譜裡以椰子油為基底的醬料很對味。

▶材料（2 人份）

生酮高湯……3 杯（作法見 P.279）
100% 純草飼無骨前腰脊肉牛排*……170 公克（切成 0.5 公分大的丁狀）
初榨椰子油……2 湯匙（融成液態狀，放涼備用）
薑黃粉……1/4 茶匙
喜馬拉雅山岩鹽或凱爾特海鹽……1/4 茶匙

＊也可用有機放養無骨羊腿肉，或有機放養無骨去皮雞腿肉。

▶作法

1. 取 1 只小湯鍋，以大火將高湯煮沸。

2. 煮沸後放入你選用的肉品，轉中火煮 2 分鐘，使鍋中食材充分受熱。

3. 等待步驟❷完成的空檔，取 1 只小碗，將椰子油、薑黃粉和鹽放入，混勻。

4. 以漏勺撈起步驟❷煮熟的肉塊，分裝在 2 個碗裡，等量的淋上所有步驟❸的醬料。

5. 鍋中的肉湯裝入❷只馬克杯中，即可搭配調味過的肉塊享用；也可以把肉塊沾著肉湯品嚐，細細品味這一頓豐盛的早餐！。

> **TIPS** 可以先在每只馬克杯裡放入 1 / 4 杯的嫩菠菜葉或羽衣甘藍葉,再把滾燙的肉湯倒入馬克杯。或者,也可以不做椰子油醬料,直接用生酮南美風味醬(作法見 P.278)當作肉塊的醬汁。

自製肉餅佐炒青蔬

覓得選用有機放養肉品製成的優質香腸,並不是一件容易的事,因為就算是最棒的香腸製品,或多或少都會含有糖或麩質這類的成分。雖然我知道 Mulay's Sausage 這個品牌有生產多款高品質的香腸或碎肉餅,而且在網路上就可以買到它們,但是,自己動手做也很簡單!

事實上,你或許會想要一次做一大批調味好的豬絞肉(將這份食譜的分量直接乘以 3 倍或 4 倍),再把它捏成數個約 40 公克重的小肉餅。只要把這些小肉餅之間以蠟紙區隔,就可以把它們堆疊起來,裝到密封的容器裡,冷凍保存 6 個月的時間。這段期間只要想要用它當作早餐,就在前一晚睡前從冷凍櫃拿 2 塊肉餅到冷藏室退冰就好,隔天早上便可以立刻運用它們變化出美味的早餐。

▶材料(2 人份)

有機放養豬絞肉⋯⋯170 公克(最好肥一點)

茴香籽⋯⋯1/4 茶匙

乾奧勒岡⋯⋯1/4 茶匙

乾鼠尾草⋯⋯1/4 茶匙

喜馬拉雅山岩鹽或凱爾特海鹽⋯⋯1/4 茶匙

黑胡椒粉⋯⋯1/4 茶匙

有機豬油⋯⋯2 湯匙

松子⋯⋯1 湯匙

菠菜葉⋯⋯60 公克(蒸煮切碎)

牛皮菜葉⋯⋯60 公克(蒸煮切碎)

羽衣甘藍⋯⋯60 公克(蒸煮切碎)

▶**作法**

1. 取 1 只中碗,放入豬肉、茴香籽、奧勒岡、鼠尾草、鹽和黑胡椒,
   混勻。

2. 待所有食材充分融合後,等分成 4 塊肉餅。

3. 取 1 只大煎鍋,開中火,融化鍋中 1 湯匙的豬油。

4. 豬油融化後,放入肉餅,煎 6 分鐘左右,期間翻一次面,待肉餅徹
   底熟透後,盛盤備用。

5. 在煎鍋裡放入剩下 1 湯匙的豬油,融化後,放入松子,拌炒約 1 分
   鐘,直到松子表面略帶焦黃,且香氣四溢。

6. 放入所有青菜,拌炒約 1～2 分鐘,使青菜充分熟成。

7. 把炒好的蔬菜平均擺放到 2 個盤子上,再分別放上 2 塊肉餅,即可
   享用。

TIPS 我超級喜歡這些綠色蔬菜!不過,或許你並不想要一次買這麼多種青菜,所以我要告訴你,其實在準備這道菜時,只要有搭配 1 又 1 / 2 杯的蒸煮綠色蔬菜即可,並不一定要同時準備這麼多種蔬菜。只是,多樣化的蔬菜肯定會讓整個早餐吃起來更加美味。此外,炒松子時可以加一茶匙的蒜末,香氣會更加濃郁。另外,也可以在每份肉餅旁,多加上 2 湯匙的生酮泡菜(作法見 P.282)當作配菜。

烤牛脊

　　草飼牛的脊髓裡,富含優質的油脂和脂溶性維生素。購買時,可以請肉販幫忙將牛脊縱向對切,並將骨頭上殘留的結締組織清除乾淨。另外,只要把它作為早餐的分量乘以 2 倍,就可以變身成一道豐盛的午餐料理。

▶**材料（2 人份）**

有機草飼牛的牛脊……2 根（約 15～20 公分長，剔除骨表的結締組織，縱向對切）

紅蔥頭……1 小粒（切末）

喜馬拉雅山岩鹽或凱爾特海鹽……1/4 茶匙

黑胡椒粉……1/4 茶匙

橄欖油……2 湯匙

新鮮檸檬汁……1 湯匙

▶**作法**

1. 烤爐中央放 1 個烤架，烤箱預熱到 205℃左右。

2. 把脊骨剖面朝上的排列在烤盤上，均勻撒上紅蔥頭末、鹽和胡椒。

3. 烤約 15 分鐘，直到脊髓呈焦褐、冒泡狀，即可出爐。

4. 享用前灑上橄欖油和檸檬汁，即完成（享用時，請用小湯匙舀取脊骨中的骨髓）。

TIPS 如果不想用紅蔥頭增添脊骨風味，也可改撒蒜末和南瓜籽碎（當然也少不了鹽和黑胡椒），再放入烤箱烘烤。享用時，請搭配一些清炒或蒸煮的青菜，或者也可以直接取 2 湯匙的生酮泡菜（作法見 P.282）當作配菜。

慢燉蔬菜鍋

　　再也沒有一件事比一覺醒來，就聞到一鍋香氣四溢的燉菜更美妙了！這道菜裡有大量健康的蔬菜，口味也很奔放。想要減少準備的工序，可以買已經先處理好的袋裝有機紫甘藍絲。另外，也可以搭配約 60 公克家裡現成的肉品享用。

▶**材料（4 人份）**

紫甘藍……400 公克（去芯切絲）

白花椰菜……340 公克（切成小朵，稍微剁碎）

秀珍菇……230 公克（稍微剁碎）

紅洋蔥……1 小顆（切成薄片，撥散成一個個環狀）

有機芥茉籽醬……2 湯匙

葛縷籽……1 茶匙

檸檬皮末……1 茶匙

喜馬拉雅山岩鹽或是凱爾特海鹽……1/2 茶匙

黑胡椒粉……1/2 茶匙

乾辣椒片……1/4 茶匙（可依個人喜好選用）

▶**作法**

所有食材放入容量 4～6 公升的慢燉鍋，蓋上鍋蓋，小火燉煮 8 小時，即完成。

TIPS 想讓整道料理的風味更清新，可以在享用前撒上一些椰子醋。如果你想要吃得更豐盛些，可以在每份慢燉蔬菜上再搭配一大顆鴨油煎的蛋，甚至是額外加上 1 湯匙松子和 1 湯匙無糖椰子絲。

無敵總匯早餐

萬一吃膩了含蛋的早餐，可以改吃這一道，它完全不含蛋，而且還能讓你在早上多攝取到一些蔬菜。但由於這道早餐準備的時間比較長，所以在一般時候或許會比較適合當作週末的早午餐。

▶**材料（4 人份）**

有機放養雞絞肉或豬絞肉……340 公克

新鮮的鼠尾草葉……2 茶匙（切成細末）

新鮮的百里香葉……1 茶匙

喜馬拉雅山岩鹽或凱爾特海鹽……1/2 茶匙

黑胡椒粉……1/2 茶匙

肉荳蔻粉⋯⋯1/4 茶匙

卡宴辣椒粉⋯⋯1/4 茶匙

（cayenne pepper，可依個人喜

好選用）

黃洋蔥或白洋蔥⋯⋯1 小顆（切碎）

有機鴨油或雞油⋯⋯2 湯匙（最好

是 Fatworks 的產品）

香菇⋯⋯226 公克（切片）

球芽甘藍⋯⋯226 公克（切薄片）

蘆筍⋯⋯113 公克（切碎）

▶**作法**

1. 把絞肉和鼠尾草、百里香、鹽、黑胡椒、肉豆蔻和辣椒（如果有用的話）混勻，使所有食材充分融合在一起。

2. 取 1 只大煎鍋，開中火，融化鍋中 1 湯匙的鴨油。

3. 鴨油融化後，加入步驟❶的絞肉混料，拌炒 5 分鐘，期間需不時以木勺背面壓散絞肉；炒至絞肉表面呈褐色、充分熟透，即可盛裝到大碗中備用。

4. 在鍋中融化剩下的 1 湯匙鴨油，加入洋蔥和香菇，拌炒約 4 分鐘，直至鍋中食材軟化。

5. 加入球芽甘藍和蘆筍，拌炒約 2 分鐘，至球芽甘藍開始初水、皺縮。

6. 重新將步驟❸的絞肉混料放入煎鍋，拌炒約 1 分鐘，待所有食材充分受熱後，平均分裝在 4 個盤子上，即完成。

料理小教室

　　如果你會去掉香菇的蒂頭，請保這些蒂頭留下來，裝在一個小夾鏈袋裡冷凍保存；等下一次要煮雞菇高湯時，就可以把它們丟進湯裡一起燉煮，增加湯體的風味。

　　另外，不想用球芽甘藍，也可以用去梗的羽衣甘藍碎或去芯的萵苣碎取代。蘆筍則可以用切碎的四季豆或青花菜取代。

超級抗氧奶昔

喝奶昔是一個攝取大量營養素的好方法。如果想要維持體重，奶昔對你大有幫助。然而，假如你是想要減肥的人，這款奶昔就不太適合了，因為這杯奶昔裡的食材太過營養、高熱量。對於想減肥的人來說，1 杯加有 1～2 滴甜菊糖和少許檸檬汁或薑末的綠色蔬菜汁（不含任何水果），會是比較好的選擇。綠色蔬菜裡豐富的植化素和抗氧化劑，能有效幫助人體排毒和滋養身體。

基本上，我並不推崇蛋白粉，因為：（1）它們經過高度加工，（2）它們常常含有大量可疑的成分，（3）這種補充蛋白質的方式太容易過度彰顯蛋白質的重要性，以及（4）對很多人來說，多數蛋白粉的蛋白質來源都會誘發他們的免疫反應。因此，在這份食譜裡的蛋白粉我只推薦使用 Vital Proteins 的 Collagen Peptides，因為他們的蛋白粉是由 100% 純放養的牛隻身上萃取出來，沒有加任何添加物，可以幫助人體修復腸道、重建結締組織。單一匙 Vital Proteins 的 Collagen Peptides 就能夠提供你大約 9 公克吸收、利用率佳的高品質蛋白質。

▶材料（1 人份）

小黃瓜……1/2 根（切薄片）

酪梨……1/2 小顆（去籽去皮）

中等大小的青花菜……4 朵

嫩羽衣甘藍或菠菜葉……1/4 杯（壓實）

冷凍野生藍莓……1/4 杯（不用事先解凍）

去殼的巴西堅果或夏威夷堅果……1/4 杯

青花菜芽……1/4 杯

雞蛋蛋黃……1 大顆

夏威夷果仁油或初榨椰子油……1 湯匙

Vital Proteins 的 Collagen Peptides……1 匙（增加 9 公克的蛋白質）

新鮮薑黃根末……2 茶匙（或 1/2 茶匙薑黃粉）

甜菊糖液……2 滴
冰塊……3 顆

全脂椰奶……1/2 杯（可依個人需
求調整用量，但不要超過此量）

▶作法

1. 把小黃瓜、酪梨、青花菜、羽衣甘藍、青花菜芽、藍莓、堅果、蛋黃、油、Vital Proteins 的 Collagen Peptides、薑黃和甜菊糖放入果汁機。

2. 啟動果汁機電源，以高速攪打，同時加入足量的椰奶，使所有的食材均勻融合在一起。

3. 最後加入冰塊，持續將所有食材攪打至濃稠的泥狀，即完成。

> **TIPS** 也可以加入 1～2 湯匙的堅果醬，增加奶昔的滑順度和熱量。

🍚午餐

沙拉拼盤

這不是一道制式化的食譜，而是一份教你該如何構築出一道分量十足的沙拉的基本骨架，讓你在午餐，甚至是晚餐，可以光吃一道沙拉就填飽肚子。在家中冰箱和食物儲藏櫃裡常備這些食材，這樣每天都可以輕鬆做出一道填飽肚子的菜。如果是一大群人一起吃飯，我建議可以直接把這些食材分裝在不同的碗裡，讓用餐者自行打造出專屬他們自己喜愛的沙拉。

▶材料與作法（1 人份）

❶ 任選下列各種葉菜：在大碗裡鋪上 1 又 1/2 杯的綠色蔬菜：

嫩羽衣甘藍葉	嫩菠菜葉	去芯蘿蔓生菜
去芯菊苣	去芯波士頓萵苣	去芯紅葉萵苣

去芯奶油萵苣　　　　綜合生菜葉（mesclun mix）

❷ 任選下列各種蔬菜，在綠色蔬菜上鋪上 3/4 杯的蔬食：

青花菜碎　　　　　　胡蘿蔔絲　　　　　　荷蘭豆

甜豌豆　　　　　　　切丁小黃瓜

（不管你選了什麼，最後一定要抓一把芽菜到碗裡！）

❸ 任選下列各種菇類，在碗裡鋪上 1/4 杯的薄片菇類：

香菇　　　　　　　　舞茸菇　　　　　　　波特貝羅菇

秀珍菇　　　　　　　雞油菇

❹ 若想吃肉可任選下列任一種肉類，在沙拉上撒上 30〜60 公克的碎肉：

去骨熟雞肉　　　　　香煎嫩肝　　　　　　豬肉絲

去骨熟火雞肉　　　　炙燒牛排　　　　　　熟牛絞肉

❺ 任意選用下列任一種油（2 湯匙）和醋（1 湯匙）搭配基本調味料，在小碗裡調出沙拉醬料：

● **油**

酪梨油　　　　　　　夏威夷果仁油　　　　特級初榨冷壓橄欖油

● **醋**

椰子醋　　　　　　　陳年巴薩米克醋

● **其他基本調味料**

有機芥末籽醬……1 茶匙　　　　　　胡椒粉……1/4 茶匙

喜馬拉雅山岩鹽或凱爾特海鹽……1/8 茶匙

泰式沙拉佐酸辣醬

　　這道食譜其實是摘錄自帕利（Pauli Halstead）的《原味佳餚》（Primal Cuisine: Cooking for the Paleo Diet）一書。乾辣椒片和墨西

哥辣椒為這道沙拉增添了不少辣度，但由於它們是容易引發免疫反應的茄屬植物，所以除非平常有吃辣，否則就不要用它們入菜。

▶材料（2 人份）

香油……3 湯匙

椰子醋……2 湯匙

新鮮薑末……2 茶匙

椰子醬油……1 湯匙（Coconut Aminos，不含麩質、大豆的醬油替代品）

新鮮萊姆汁……2 茶匙

蒜末……1 茶匙

乾辣椒片……1/4 茶匙

喜馬拉雅山岩鹽或凱爾特海鹽……1/4 茶匙

大白菜……3 杯（去芯、切絲）

有機放養的去骨雞肉……170 公克（煮熟、切碎）

紅甜椒……1 中顆（去籽切細絲）

綠豆芽……1 杯

紅蔥頭……2 中粒（切薄片）

墨西哥辣椒……1 小顆（去籽，切薄片；可依個人需求調整用量，但不要超過此量）

夏威夷堅果……1/4 杯（事先烘烤、剁碎）

香菜葉……2 湯匙（切碎）

▶作法

1. 取 1 只大碗，倒入香油、椰子醋、椰子醬油、薑、萊姆汁、蒜、乾辣椒片和鹽，充分混勻。

2. 加入白菜絲、雞肉、甜椒、豆芽、紅蔥頭和墨西哥辣椒，以拋甩的方式讓醬汁均勻沾附在食材上。

3. 把碗中食材分裝在 2 個盤子裡，撒上堅果和香菜點綴，即完成。

凱薩熱沙拉

燒烤過的萵苣滋味會更加鮮美，略帶煙燻的風味也不會被凱撒沙拉醬的濃厚香氣遮掩。不要讓萵苣在燒烤的過程中燒起來，就是製作這道沙拉的竅門所在。因此燒烤時，請密切關注葉面的狀態，一旦它們的葉緣開始變黑，只要再烤幾秒鐘就可以立刻呈盤了。

▶材料 （2 人份）

陳年巴薩米克醋……2 湯匙　　黑胡椒粉……1/4 茶匙

罐裝鯷魚排……1 小塊（切成末）　　蘿蔓生菜……2 小株

蒜末……1 茶匙　　椰子油……1/4 杯（加熱融化）

有機芥末籽醬……1 茶匙

▶作法

1. 取 1 只大碗，倒入醋、鯷魚、蒜、芥茉和胡椒，充分拌勻，備用。

2. 準備 1 個烤肉架，或是 1 只經大火燒烤 1～2 分鐘的燒烤盤。

3. 把蘿蔓生菜從頭縱向對切，在切面上刷上所有椰子油。

4. 將刷有油脂的切面朝下，擺放在烤肉架或盤上，燒烤約 4 分鐘，不要翻面，直到葉緣稍微呈現焦黑狀，即可離火。

5. 在砧板上將烤好的蘿蔓生菜橫向切成約 1 公分寬的條狀，撥散葉片，放入步驟❶的大碗中，以拋甩的方式讓醬汁均勻沾附葉面，分裝到 2 個盤子上，即完成。

料理小教室

　　想要讓沙拉的分量看起來更大些，可以在盛盤的沙拉上再撒上一些白蘿蔔片、芹菜片、胡蘿蔔絲或是酪梨丁。想讓沙拉的營養更加豐富，則可以在烤蘿蔓生菜前，先烤約 170 公克有機放養的無骨、去皮雞胸肉，並切成條狀；待沙拉完成後，再把雞肉條放在沙拉上一起享用。

生酮碎牛肉沙拉

　　這道料理非常簡單又快速！你一定不敢相信，經過少量動物性油脂烹煮的蔬菜，會變得如此美味。如果想讓整道菜的味道更一致，也可以把鴨油或雞油換成牛油。

▶材料（4 人份）

有機鴨油或雞油……2 湯匙

大的紅洋蔥……半顆（切成碎末）

香菇……約 226 公克（切碎）

蒜末……2 茶匙

有機草飼牛絞肉……340 公克

奶油萵苣或蘿蔓生菜……6 杯（去芯、切碎）

水漬罐裝有機朝鮮薊心……1 杯（瀝乾罐頭湯汁）

酪梨……1 顆（去籽去皮、切丁）

酪梨油或特機初榨冷壓橄欖油……1/3 杯

有機巴薩米克醋……2 湯匙

有機芥末籽醬……1 湯匙

喜馬拉雅山岩鹽或凱爾特海鹽……1/4 茶匙

黑胡椒粉……1/4 茶匙

▶作法

1. 取 1 只大煎鍋，開中火，融化鍋中的鴨油。

2. 鴨油融化後，加入半杯的洋蔥，拌炒約 2 分鐘，使洋蔥軟化。

3. 加入香菇和大蒜，拌炒約 4 分鐘，直到香菇釋出水分並收汁為止。

4. 加入牛絞肉，拌炒約 4 分鐘，待絞肉徹底煮炒熟後，即可關火。

5. 把蘿蔓生菜分裝到 4 個盤子上，每盤生菜上都舀上 1/4 的碎牛肉混料；接著再把酪梨、朝鮮薊心和剩下 1/4 杯的洋蔥，均分到 4 個盤子上。

6. 取 1 只小碗，放入酪梨油、醋、芥末、鹽和黑胡椒，充分攪拌，讓所有食材融合在一起；平均淋在 4 盤沙拉上，即完成。

TIPS 也可以額外蒸煮或炒一些盧筍丁、紫甘藍碎或青花筍碎等，拌入沙拉一起享用，增加視覺和味覺上的豐富性。

私房雞肉沙拉

　　這道料理是我個人的私房菜，但它實在是太美味了，基於「好東西一定要跟好朋友分享」的道理，所以我決定在這裡分享給大家。這道菜可能一餐吃不完，放在密封的保鮮盒裡，它可以存放個 1〜2 天，或者也可以把它們當成早餐享用。

▶材料（4 人份）

高麗菜……約 450 公克（去芯、切成細絲）

有機放養的雞腿肉……340 公克（無骨去皮，切成 1 公分的塊狀）

有機鴨油或雞油……1 湯匙（最好是 Fatworks 的產品）

黃洋蔥或白洋蔥……1 小顆（切碎）

香菇……113 公克（切薄片）

黃咖哩粉……2 茶匙

蒜末……1 茶匙

喜馬拉雅山岩鹽……1/2 茶匙

松子……1/4 杯

無糖椰子絲……1/2 杯

酪梨油*……1/3 杯

香油……1 湯匙

甜菊糖液……2 滴（可依個人喜好選用）

＊也可用夏威夷果仁油，或特級初榨冷壓橄欖油替代。

▶作法

1. 將高麗菜絲放入大碗中，備用。

2. 燒 1 小鍋的滾水，放入雞肉，煮約 5 分鐘，直到雞肉全熟。

3. 以濾器濾除鍋中的水分，將剛起鍋的雞肉倒在步驟❶的高麗菜絲上，以拋甩的方式讓雞肉和高麗菜混勻，同時利用雞肉的餘熱讓高麗菜絲變熟。

4. 取 1 只小煎鍋，開中火，融化鍋中的鴨油。

5. 鴨油融化後，加入洋蔥和香菇，拌炒約 2 分鐘；洋蔥和香菇開始軟化後，加入咖哩粉、蒜和鹽，拌炒約 15 秒，待香氣四溢時即可將所有食材倒入步驟❸的大碗中。

6. 煎鍋不要清洗，重新置於中火上，加入松子拌炒約 2 分鐘，使松子
表面略帶焦黃，即可倒在高麗菜混料上，撒上椰子絲，以拋甩的方式
充分混勻大碗中的所有食材。

7. 盛盤享用前加入酪梨油、香油和甜菊糖（如果有用的話），再次拋
擲、拌勻所有食材，分裝到 4 個盤子上，即完成。

> **TIPS** 這道滋味令人驚艷，但做法卻很簡單的沙拉，很適合當作綠色或是切碎
> 新鮮蔬菜的佐料，再拌入酪梨碎，甚至是芽菜等食材一起享用。

暖心椰香泰式濃湯

　　這道湯品會給人一種飄飄然的舒適感，因為在冷天時它不只暖
人脾胃，更飽含能支持免疫力的食材。如果當餐吃不完，只要把它
放在密封的保鮮盒裡冷藏即可，隔天它的風味甚至會變得更好。此
外，萬一覺得身體不太舒服，想要從飲食方面尋求一些支持，來一
杯好喝的暖心椰香泰式濃湯準沒錯，它在提振精神之餘，更會提升
免疫力！

▶材料（4 人份）

初榨椰子油……1 湯匙　　　　　舞茸菇或香菇……113 公克（切碎）

黃洋蔥或白洋蔥……1 中顆（切丁）　有機無調味的紅咖哩醬……1 湯匙

蒜末……2 茶匙　　　　　　　　無糖、無味精的魚露……2 湯匙

生酮高湯*……6 杯（作法見 P.279）　（最好是 Red Boat 這個品牌）

有機放養的雞腿肉……226 公克　　新鮮薑末……1、湯匙

（去骨去皮，切碎）　　　　　　薑黃粉……1/2 茶匙

全脂椰奶……2 杯　　　　　　　嫩菠菜葉……2 杯（壓實）

紫甘藍……1/4 小顆（去芯切細絲）　新鮮萊姆汁……2 湯匙

香菜葉……適量（切碎）

> ＊自製生酮高湯是首選，或者選購有機放牧的無麩質、無味精雞高湯也可（請見下方「TIPS」說明）。

▶作法

1. 取 1 只大湯鍋，開中火，融化鍋中的油脂。油脂融化後，加入洋蔥和大蒜，拌炒約 3 分鐘，直到鍋中食材軟化。

2. 加入高湯、雞肉、椰奶、甘藍、菇類、魚露、咖哩醬、薑和薑黃，充分拌勻，讓咖哩醬融於湯汁中；待湯汁開始小滾後，轉最小火，煨煮 20 分鐘。

3. 熄火拌入菠菜和萊姆汁。蓋上鍋蓋約 2 分鐘，讓餘熱燜熟菠菜。

4. 舀入碗中，享用前撒上香菜末，即完成。

> **TIPS** Pacific 是不錯的品牌，可以用這個高湯為基底，再加入 1～2 湯匙 Fatworks 的雞油，增加整道湯品對抗微生物力的戰鬥力。永遠不要忘記，雞湯之所以會有「猶太人的盤尼西林」（Jewish Penicillin）這個稱號，主要都是因為油脂發揮的神奇功效（雞油有天然的抗菌效果）！

椰香檸檬雞丁濃湯

　　這道湯不但十分美味，還有益腸道健康。你的味蕾、你的家人和你體內的微生物菌叢都會打從心底感謝你。養成用天然發酵食物入菜的習慣，例如：這道菜和其他燃脂生酮飲食上的這類充滿益生菌的料理，可以為消化系統或大腦帶來額外的驚人好處。另外，這道湯品不適合冷凍，因此如果當天沒喝完，建議當作隔天的早餐！

▶材料（4 人份）

有機發酵印度奶油……1 湯匙
黃洋蔥或白洋蔥……1 中顆（切碎）

生酮高湯＊……4 杯（作法見 P.279）

蒜末⋯⋯1 茶匙

有機放養的雞腿肉⋯⋯113 公克
（去骨去皮，切丁）

香菇⋯⋯113 公克（切薄片）

喜馬拉雅山岩鹽或凱爾特海鹽
⋯⋯1/2 茶匙

新鮮檸檬汁⋯⋯1/4～1/3 杯

椰漿優格（作法見 P.285），或商
家販售的原味無糖有機椰子優格
⋯⋯2 杯

＊自製生酮高湯是首選，或者選購 1 公
升包裝、有機放牧的無麩質、無味精
雞高湯也可以。

▶**作法**

1. 取 1 只大湯鍋，開中火，融化鍋中的印度奶油。奶油融化後加入洋
蔥和大蒜，拌炒大約 3 分鐘至鍋中食材軟化。

2. 加入生酮高湯、雞肉、香菇和鹽，煮至小滾後，轉小火，不蓋鍋蓋的
滾煮 5 分鐘。

3. 離火，放涼 5 分鐘。拌入椰漿優格，待其與食材充分融合後，再拌
入檸檬汁調味（先加 1/4 杯，再依個人口味慢慢往上加）即完成。

TIPS 雞腿在稍微冷凍的狀態下，最容易分切成小塊。

立陶宛甜菜冷湯

　　我的母親是立陶宛人，夏天時她都會做甜菜冷湯給我們喝。比
較傳統的甜菜冷湯會用新鮮的熟甜菜和大量的酸奶油或白脫牛奶
（buttermilk）入菜，但如果是要減肥的人，我絕對不建議你這麼
做。所以我要教各位用符合燃脂生酮飲食的原則，準備這道湯品，
讓你用最健康的方式製作這道滋補腸道、肝臟和膽囊的料理。

▶材料（6 人份）

甜菜淡啤酒……2 杯（作法見 P.284）

椰漿優格……2 杯（作法見 P.285）

黃瓜……1 大條（去皮去籽，切丁）

新鮮蒔蘿末……1/4 杯

Vital Choice 的牛明膠……2 茶匙（Beef Gelatin，依個人需求選用）

甜菊糖液……2 滴（依需求選用）

水煮蛋……6 顆

新鮮細香蔥末……適量

▶作法

1. 取 1 只大碗，倒入甜菜淡啤酒和椰漿優格，攪打至兩者均勻融合。

2. 拌入黃瓜、蒔蘿、明膠和甜菊糖（如果有用的話），覆上保鮮膜，放入冰箱冷藏；享用前至少冷藏 2 小時（最多不超過 2 天）。

3. 享用時，剝 1 顆水煮蛋，切成 4 等分，放入小碗，淋上 1 杯甜菜冷湯，撒上細香蔥，即完成。

料理小教室

　　這道菜含有豐沛的益生菌，因為它同時用了 2 道富含益生菌的發酵食物入菜。誠如本食譜的開場白所說，除了腸道，它對膽汁方面的健康也大有幫助。如果你正在尋找一道可以提升腸道菌相健康，又能改善油脂消化能力的料理，這道料理就是你的最佳選擇！

　　一般來說，甜菜冷湯會用新鮮的甜菜製作，而非甜菜淡啤酒，所以傳統的甜菜冷湯通常含有大量來自甜菜的天然糖分。為了讓這道食譜盡可能保有傳統甜菜冷湯的滋味，我還特別請我立陶宛的料理達人朋友卡洛琳（Carolyn Rush，她著有教你如何用少少的食物預算做出美味料理的《小資原味料理》〔直譯，*Primal Tightwad*〕）替我把關，以確保它如實呈現出甜菜冷湯的色、香、味。當然，最後我們終於順利完成了這道超棒的燃脂版甜菜冷湯配方！只不過對某些消化不太好，尤其是很少吃發酵食物的人來說，這道食譜的對腸道的衝擊力可能會有點大。所以假如你是這樣的人，請先小分量的食用這道湯品，避免一次性的大量飲用，然後再依身體的反應慢慢增加分量，但一次最多不要喝超過 1 杯。

燃脂總匯燉菜

製作燉菜時，煨煮的時間越久滋味就越好。享用時，可以在燉菜上加一大把生洋蔥、少許莎莎醬，或甚至是單純灑一些陳年巴薩米克醋提味。它是一道分量和飽足感十足的料理，尤其是在寒冷的天氣裡，它更能同時滿足你的身和心！在這份食譜的配方裡，我用了比較多的雞骨高湯，所以它的湯汁會比一般燉菜多一些；可別小看這些湯汁，它的滋味可是比任何高湯還要鮮美！

▶材料（4 人份）

有機鴨油（或雞油，或牛油）……1 湯匙（最好是 Fatworks 的產品）

黃洋蔥或白洋蔥……1 大顆（切丁）

新鮮墨西哥辣椒……1 根（去籽、切丁）

舞茸菇或/和香菇……450 公克（切碎）

有機草飼牛絞肉（或雞絞肉，或火雞絞肉）……337 公克

辣椒粉……2 湯匙

蒜末……2 茶匙

生酮高湯*……4 杯（作法見 P.279）

煙燻番茄丁……400 公克

有機番茄糊……170 公克

喜馬拉雅山岩鹽或凱爾特海鹽……1/2 茶匙

> *自製生酮高湯是首選，或者選購 1 公升包裝、有機放牧的無麩質、無味精雞高湯也可以。

▶作法

1. 取 1 只大湯鍋，開中火，融化鍋中鴨油。鴨油融化後，加入洋蔥和墨西哥辣椒，拌炒約 3 分鐘，至鍋中食材軟化。

2. 加入菇類，放拌炒約 5 分鐘，使菇類出水並收汁。

3. 捏散絞肉，入鍋拌炒約 3 分鐘，全表面的粉紅色澤轉褐；拌入辣椒粉和大蒜，翻炒約 15 秒爆香；最後加入高湯、番茄丁、番茄糊和鹽，拌炒至所有食材均勻融合在一起。

4. 待鍋中食材煮滾，轉小火，開蓋煨煮約 30～60 分鐘，或者是煨煮到你個人喜歡的濃稠度，即完成。

> **TIPS** 如果要用慢燉鍋煮這鍋燉菜，請把生酮高湯的用量降到 2 杯。完成步驟 ❸ 後，把所有食材倒入容量 4～6 公升的慢燉鍋裡，蓋上鍋蓋，小火煨煮 7 小時，即完成。

咖哩羊肉雞胗燉菜

　　這是所有午餐食譜裡最豐盛的午餐菜色，而且口味熱情奔放！市面上販售的雞胗大多已經清理乾淨，不過如果是在農民市集或是直接跟農家購買，回家後可能還需要再花點工夫清理它們，因此選購前請先詢問商家雞胗的清理狀況。清理雞胗時，請將雞胗切開，先取出它裡面未消化完的物質，再徹底洗淨所有髒污，最後將雞胗的內膜剝除。

▶材料（4 人份）

有機放養去骨羔羊肉……280 公克（切成約 2 公分的塊狀）

有機放養雞胗……56 公克（清理乾淨，切丁）

蒜末……2 茶匙

孜然粉……1 茶匙

香菜粉……1 茶匙

薑粉……1 茶匙

卡宴辣椒……1/4 茶匙

喜馬拉雅山岩鹽或凱爾特海鹽……1/4 茶匙

球芽甘藍……450 公克（對切）

煙燻番茄丁……約 400 公克

紅洋蔥……1 大顆（切成薄片）

新鮮細香蔥末……適量

▶作法

1. 把羔羊肉、雞胗、蒜、孜然、香菜、薑、卡宴辣椒和鹽放入容量為

4～6 公升的慢燉鍋裡，拌勻所有食材，使辛香料充分沾覆肉塊。

2. 加入球芽甘藍、番茄和洋蔥。與鍋中食材拌勻後，蓋上鍋蓋，大火燜煮 3 小時或小火燜煮 5 小時，直到羔羊肉變得軟嫩。

3. 盛入碗中，灑上細香蔥點綴，即完成。

TIPS 享用時，可以在每份燉菜上面再擺上一小坨的椰漿優格（作法見 P.285）。

🍚 晚餐

心肝漢堡排佐蘑菇

「心肝漢堡排」裡是真的有心有肝，不僅可以吃進更多動物內臟裡的營養素，牛心還讓這些漢堡排呈現更鮮美的風味。你一定不會想要讓這些漢堡排太瘦，因為油脂除了有增加香氣的功用，更可以幫助這些肉排成型。製作這道菜不需要用到絞肉機，1 台食物調理機就綽綽有餘。買回牛心後，先把它切成 5 公分大的塊狀，即可放入保鮮盒裡冷凍保存，待使用時再取出。我喜歡用這道漢堡排直接放在簡單的沙拉（1 碗切碎的萵苣，淋上　些橄欖油以及新鮮檸檬汁或是巴薩米克醋，再撒上一小撮鹽和黑胡椒）上一起享用，因為漢堡排裡飽滿的肉汁就是最鮮美的沙拉醬。

▶材料（4 人份）

有機牛油……2 湯匙（最好是 Fatworks 的產品）

紅洋蔥或黃洋蔥……2 湯匙（切末）

舞茸菇或秀珍菇……56 公克（成細切木）

喜馬拉雅山岩鹽或凱爾特海鹽……1/4 茶匙

蒜末……1 茶匙

黑胡椒粉……1/4 茶匙

有機草飼牛心……113 公克（切塊）

有機草飼牛肝……56 公克（切塊）

有機草飼牛絞肉……170 公克（脂肪含量最好在 20% 以上）

▶作法

1. 取 1 只小煎鍋，開中火，融化鍋中 1 湯匙的牛油。加入洋蔥，拌炒約 1 分鐘；加入菇類、大蒜、鹽和黑胡椒，持續拌炒 1 分鐘，直到鍋中食材軟化。取 1 只中碗盛裝，放涼 10 分鐘。

2. 利用食物調理機把牛心和牛肝絞碎，但不要打到呈泥狀。把打碎的心肝放入裝有牛絞肉的碗中，利用器具或清洗乾淨的乾燥雙手充分拌勻所有食材，再分成 4 塊肉餅。

3. 取 1 只大燒烤鍋或鑄鐵鍋，開中火，融化剩下 1 湯匙的牛油。把肉排平鋪在烤燒烤鍋上，煎烤約 8 分鐘，需翻面，煎至五分熟即可盛盤（漢堡排煎得越久，牛肝的風味就會越明顯）。

料理小教室

　　品嚐漢堡排時，可以在上面淋上一點帶有甜味和濃郁香氣的陳年巴薩米克醋，或是無糖、無麩質的芥末籽醬，提升整體的風味。如果想讓整道菜看起來更豐盛，可以另外烤 2 個特大的波特貝羅菇，當作漢堡包。波特貝羅菇的料理方式：在燒烤的那一面刷上一層橄欖油，灑上少許蒜末和海鹽；放在燒烤鍋上烘烤約 3 分鐘，不要翻面。烤好的波特貝羅菇燒烤面朝上，上面各放一塊漢堡排，即完成。

私房炙燒牛排

　　誰說吃燃脂生酮飲食，晚上就不能吃大餐？這道牛排就是打造出一桌典雅大餐的氣派主菜，再佐以白花椰菜泥（作法見 P.338）和一大份爽脆的沙拉，保證你一定會吃得心滿意足。

▶材料（4 人份）

喜馬拉雅山岩鹽或凱爾特海鹽……1/2 茶匙

菲力或肋眼牛排……70 公克　　　黑胡椒粉……1/2 茶匙

有機牛油……2 湯匙（最好是 Fatworks 的產品）

紅蔥頭……1 大粒（切末）

香菇……85 公克（切碎）

有機放養的雞肝……56 公克（切碎）

有機芥末籽醬……1 湯匙

新鮮百里香葉……1 茶匙（切末）

生酮高湯＊……1/3 杯（作法見 P.279）

＊自製生酮高湯是首選，或者選購 1 公升包裝、有機放牧的無麩質、無味精雞高湯也可以。

▶作法

1. 以鹽和胡椒調味牛排；取 1 只大煎鍋（最好是鑄鐵鍋），開中火，融化鍋中的牛油。

2. 放入牛排，煎約 5 分鐘，期間翻一次面；當用牛排熟度測溫計插入牛排中心，顯示中心溫度為 54℃表示三分熟，60℃表示五分熟。當牛排達到喜愛的熟度後，即可分裝在 4 個餐盤上。

3. 將紅蔥頭和香菇放入煎鍋，拌炒約 1 分鐘，直到紅蔥頭開始略帶透明；加入雞肝，拌炒約 10 秒鐘，逼出其香氣。

4. 倒入高湯，煮至小滾，順勢把所有殘存在鍋內壁面的焦褐碎屑刮入湯中，拌炒約 1 分鐘，待鍋中液體稍微收乾，呈較為濃厚的醬汁狀，即可舀到牛排上，搭配牛排一起享用。

TIPS 如果不想用牛油，也可以從 5 公分粗的生牛骨髓裡，舀 2 湯匙的脊髓，把它當作油脂來煎牛排。

卡魯瓦烤豬

你也可以說它是一種夏威夷式的烤乳豬！卡魯瓦（Kālua）一詞在當地意指「野炊」，不過當然不需要為了做這道菜，在庭院裡起挖一個窯，慢燉鍋就可以搞定這道菜。呈現這道菜風味的精髓在於「鹽」，雖然許多卡魯瓦烤豬的食譜會使用煙燻醬，但我個人還是比較喜歡用鹽，搭配大量的天然辛香料調味。千萬別忘了，務必在早上做這道菜，因為它需要花很長的時間燜烤。另外，由於這道菜的分量很大，所以完成之後，我建議可以分成一份一份的，放入保鮮盒冷凍保存，方便日後食用。

▶材料（16 人份）

有機放養的無骨豬肩胛肉……約 1800 公克（去皮，但不要修掉皮下的油花）

夏威夷黑鹽或紅鹽……2 湯匙

蒜末……1 湯匙

孜然籽或黑孜然籽……2 茶匙

香菜籽……1 茶匙

黑胡椒粉……1/2 茶匙

▶作法

1. 把豬肉放入容量為 4～6 公升的慢燉鍋，用水果刀的刀尖在豬肉表面戳數刀。

2. 取 1 只小碗，放入鹽、蒜、孜然籽、香菜籽和胡椒，充分混勻後，直接用洗淨、乾燥的雙手把這些調味料抹在豬肉上，並把部分調味料稍微塞進你剛剛戳的洞裡。

3. 蓋上鍋蓋，小火燜烤 6 小時；開鍋翻面，再蓋上鍋蓋，繼續小火燜烤 6 小時左右，直到豬肉用叉子一撥就散，即完成。

> **TIPS** 別浪費慢燉鍋中的汁液，把烤完豬的湯汁倒到一個大鍋裡，把它當作滷汁，丟入一些去梗的羽衣甘藍或蔬菜，小火燉煮大約 20 分鐘，待鍋中食材變軟，即完成。整個料理過程完全不需要再加一丁點調味料！

孜然炒豬肉片

　　這是一道帶有大漠風情的快炒料理，且十分簡便，輕輕鬆鬆就可以做出一道燃脂生酮好菜。料理時要先熱鍋，待鍋夠熱之後才可以把食材放入，並需要不斷拌炒以避免食材過度焦糖化。如果可以的話，左右手各拿一枝木鏟同時交替拌炒最好！

▶材料（4 人份）

有機放養的無骨豬里肌肉……340 公克（切薄片）

初榨椰子油……2 湯匙　　　　　新鮮薑末……2 湯匙

孜然籽……2 茶匙　　　　　　　蒜末……2 茶匙

乾辣椒片……1/2 茶匙　　　　　椰子醋……2 湯匙

青江菜……450 公克（稍微切碎）　椰子醬油……2 湯匙

香油……2 茶匙

▶作法

1. 取 1 只大炒鍋或煎鍋，開大火，融化鍋中的椰子油；加入茴香籽和乾辣椒片，拌炒約 10 秒鐘。

2. 炒出食材香氣後，加入豬肉，拌炒約 3 分鐘，讓肉片不再帶有粉紅色血水。

3. 加入青江菜、薑和大蒜，拌炒約 2 分鐘，直到青江菜和肉片熟透。

4. 拌入椰子醋和椰子醬油，拌炒約 1 分鐘，待醬汁均勻沾附在食材上後，即可離火。用前灑上香油，即完成。

> **TIPS** 青江菜的沙土通常比較多，清洗時，請先在乾淨的水槽裡注入半滿的清水，再放入青江菜充分清洗。清除掉泥沙後，先別急著直接從水中撈起，讓它們靜置在水中約 10 分鐘，水中的泥沙便曾沉降到水槽底部；此時再用漏勺撈起青江菜，放入濾器，以清水重新沖洗一次，即完成。

脆皮燒肉

　　你大概再也找不出一道比它更原汁原味的料理，皮脆多汁的燒肉，肯定會成為你的美食新歡！品嚐時，請務必連皮帶肉的一起送入嘴裡，才能體會到最完美的滋味和口感。配菜方面，各種青菜或烤茴香都是不錯的選擇。另外，雖然這道菜裡的洋蔥和大蒜經過高溫燒烤後，會略帶苦味，但卻反而更能烘托出豬肉的鮮甜。

▶材料（4 人份）

有機放養的帶皮三層肉……450 公克

橄欖油……3 湯匙

喜馬拉雅山岩鹽或凱爾特海鹽……1/2 茶匙

黑胡椒粉……1/2 茶匙

黃洋蔥……1 大顆（切成半月形的薄片）

大蒜……5 瓣（去皮）

▶作法

1. 用鋒利的刀子在豬肉的表皮畫出十字紋，抹上 1 又 1/2 湯匙的橄欖油，再抹上鹽和胡椒。

2. 烤箱預熱到 230℃。取 1 只可放入烤箱的小平底鍋或是一個約 22 x 33 公分的烤盤，先放入洋蔥、蒜瓣和剩下 1 又 1/2 湯匙的橄欖油，再把處理好的三層肉放到上面。

3. 烘烤 20 分鐘後，把烤箱溫度調整到 135℃，繼續烘烤 2 小時，直到表皮焦黃酥脆（期間請偶爾翻攪一下蔬菜，並將鍋中的汁液澆淋在肉塊上）。

4. 剛出爐的燒肉請先置於砧板上，放涼約 10 分鐘，再切成塊狀，即可搭配鍋中略帶苦味的洋蔥和大蒜一起享用。

南洋風肉末生菜捲

　　肉末生菜捲是東南亞國家常見的菜色。香辣的豬肉混料，直接夾入爽脆的生菜葉食用，輕鬆就可營造出隨興又放鬆的晚餐氛圍。為了呈現出最佳的口感，請在砧板上反覆的切剁牛心或豬心數次，直到它的外觀看起來跟你使用的豬絞肉差不多為止。

▶材料（4 人份）

香油⋯⋯2 湯匙

有機放養的豬絞肉⋯⋯280 公克

有機放養的牛心或豬心⋯⋯56 公克（切末）

紅蔥頭⋯⋯6 中顆（切薄片）

新鮮薑末⋯⋯2 湯匙

香茅末⋯⋯2 湯匙

無糖、無味精的魚露⋯⋯2 湯匙

新鮮萊姆汁⋯⋯1 湯匙

甜菊糖液⋯⋯3 滴

波士頓萵苣⋯⋯2 株

新鮮墨西哥辣椒⋯⋯適量（去籽，切薄片）

松子⋯⋯適量

▶作法

1. 取 1 只大煎鍋，開中大火，倒入香油，放入豬絞肉和豬心或牛心肉末，拌炒約 5 分鐘，使食材熟透呈褐色。

2. 加入紅蔥頭、薑和香茅，拌炒約 1 分鐘；炒出香氣後，拌入魚露、萊姆汁和甜菊糖，持續拌炒約 30 秒。待鍋中湯汁開始冒泡，即可離火靜置，冷卻數分鐘。

3. 食用時取一葉萵苣葉，放上 1～2 湯匙的豬肉混料，再撒上 1、2 片墨西哥辣椒和少許松子點綴，即可捲起享用。

嫩肝佐培根

　　它可以是一份豐盛午餐，助你充滿精力的完成午後工作；也可以是一份補給能量的晚餐，讓你在歷經一整天漫長、繁重的工作後，重新恢復體力。培根和嫩肝在這道菜裡融合出非常鮮甜、美味又鹹香的原始風味，相當適合搭配本書的白花椰菜泥（作法見P.338）一起享用！又或者，可以搭配沙拉或是調味過、淋有酪梨油的蒸煮蔬菜一起品嚐。

▶材料（6 人份）

有機、不含硝酸鹽的厚切培根……4 片（切成約 1 公分大）

有機放養的豬油……用量依烹調狀況而定

鼠尾草葉……8 片

紅蔥頭……1 中顆（切薄片，剝成環狀）

有機放養的小牛肝或牛肝……約 450 公克（切成 6 等分）

生酮高湯＊……4 杯（作法見 P.279）

黑胡椒粉……適量

> ＊自製生酮高湯是首選，或者選購 1 公升包裝、有機放牧的無麩質、無味精雞高湯也可以。

▶作法

1. 把培根放入大煎鍋，開中火，稍微拌炒約 4 分鐘，使培根呈酥脆狀；用漏勺撈起培根，放在鋪有餐巾紙的盤子上，備用。

2. 確認鍋中油脂的分量，鍋中只需留有 3 湯匙的油脂量。如果太多，請撈出多餘的培根油（暫存在 1 個小碗中）；太少則以豬油補足。

3. 加入鼠尾草葉，拌炒約 2 分鐘，待呈酥脆狀後，以漏勺撈起，跟培根放在同一個盤子上吸油。

4. 加入紅蔥頭，拌炒約 2 分鐘，軟化後，同樣放到盤子上備用。

5. 若此時煎鍋裡沒有什麼油分，最多可以再加 1 湯匙之前保留的培根油，或是豬油。放入牛肝轉中低火，煎約 5 分鐘，期間翻一次面，直到表面焦褐、中心略帶粉紅為止。

6. 重新將培根和紅蔥頭放入鍋中，倒入高湯，煮約 1 分鐘，使湯體呈現濃稠醬汁狀，即可盛盤。

7. 撒上壓碎的鼠尾草葉，再以少許黑胡椒調味，即完成。

TIPS 想讓牛肝的口感更好、腥味更淡，烹煮前請先將切好的牛肝浸於加有 1 顆檸檬汁，或 2 湯匙天然、未經過濾蘋果醋的自來水。20 分鐘後，再瀝乾水分，並以紙巾吸乾牛肝表面的多餘水分。

生酮烤雞

不要買超市裡用旋轉烤肉架烤的烤雞，你有更好的選擇！星期天晚上完成它後，便能在周間的晚餐盡情享用。印度奶油賦予這道烤雞濃郁的風味，很有法式料理的感覺；用蒸煮過的白花椰菜當配菜，或是如果你沒對堅果過敏的話，搭配一些腰果或烤過的松子也很不錯。另外，千萬別把雞肚裡的內臟丟掉，它可以做為其他料理的配料或是變化出別的料理，例如：私房炙燒牛排（作法見 P.314）和祕魯烤雞心串（作法見 P.328）等。

▶材料（8 人份）

Pure Indian Foods 的發酵印度奶油……1/3 杯

有機放養的全雞……1 隻（約 1360 公克，去除脖子和雞肚中的內臟）

喜馬拉雅山岩鹽或凱爾特海鹽……1 茶匙

細香蔥末……2 湯匙

蒜末……2 茶匙

黑胡椒粉……1 茶匙

黃或白洋蔥……1 小顆（對切）

檸檬……1 小顆（對切）

▶作法

1. 烤爐中央放 1 個烤架，烤箱預熱到 190℃；取 1 只小碗，放入印度奶油、細香蔥、蒜、鹽和黑胡椒，充分混勻，最終呈現濕潤糊狀。

2. 用洗淨、乾燥的手指頭，小心從清除內臟的切口將雞胸和雞腿處的皮和肉分離，不要把皮撕破或是移除，雞皮應該還是要保持在原本的對應位置。

3. 把比一半稍微多一點的印度奶油糊抹在這兩處雞皮下的肉上，再把剩下的印度奶油糊抹在整隻雞的皮上，並輕拍雞胸和雞腿處的雞皮，讓雞皮重新貼在肉上。

4. 在雞肚裡塞入洋蔥和檸檬。

5. 把整隻雞雞胸朝上的放到烤盤上，送入烤箱烘烤 45 分鐘，再將烤盤上烘出的汁液重新澆淋在烤雞表面。

6. 繼續送入烤箱再烘烤 45 分鐘，期間請增加澆淋烤盤汁液的頻率；待食品用溫度計插入雞腿和雞胸最厚處（不得碰到骨頭）測得 75℃，即可取出，置於砧板上放涼 10 分鐘。

7. 分割或享用前，將雞肚中的洋蔥和檸檬移除，即完成。

> **TIPS** 最省力的分切烤雞工具是雞骨剪。它可以讓你直接將整隻雞分成兩半，剪下雞腳，甚至是整隻雞腿。分切完剩下的雞骨架也別丟掉，它還可以拿來燉雞骨高湯。

特選香烤雞腿排

　　這是一道適合全家大小一起享用的料理，能讓你在周間的晚上也輕鬆吃得生酮！準備食材時，修剪掉的茴香梗和葉子不要丟掉，放入密封袋裡冷凍保存，下次煮生酮高湯時就可以一併放入。

▶**材料（4 人份）**

香油……2 湯匙

有機放養的帶骨雞腿……5 隻（約 140 公克）

黃洋蔥或白洋蔥……1 小顆（切碎）

茴香球莖……1 小顆（除去梗葉，切碎）

檸檬……1 中顆（切薄片，去籽）

去籽黑橄欖……1/3 杯

茴香籽……1 茶匙

新鮮迷迭香……2 段（約 10 公分）

喜馬拉雅山岩鹽……1/2 茶匙

黑胡椒粉……1/2 茶匙

生酮高湯*……1/2 杯（作法見 P.279）

＊自製生酮高湯是首選，或者選購 1 公升包裝、有機放牧的無麩質、無味精雞高湯也可以。

▶**作法**

1. 烤爐中央放 1 個烤架，烤箱預熱到 190℃。

2. 取 1 只可入烤箱的大煎鍋，開中火，倒入香油，放入雞腿，煎約 4 分鐘，期間翻一次面，至表皮黃褐，即可盛盤備用。

3. 加入洋蔥和茴香，拌炒約 4 分鐘，使鍋中食材軟化；加入檸檬、橄欖和茴香籽，拌炒 20 秒鐘，逼出它們的香氣。

4. 重新把雞腿放入煎鍋，並將迷迭香浸入鍋中醬汁，澆淋上雞骨高湯，撒上鹽和胡椒調味。送入烤箱烘烤 20 分鐘，待雞肉軟嫩、熟透後，取出放涼約 5 分鐘，即可上桌。

嫩煎無骨雞腿排佐瑪莎拉白酒野菇時蔬

為了讓雞腿肉的厚薄一致，請利用厚重的平底鍋底部，或是肉錘平滑的那一面，捶打上面鋪有蠟紙的雞腿肉，讓整塊雞腿肉呈約 0.5 公分厚。捶打雞肉時，力道不用很大，但是每一擊的施力都要力求平穩，這樣雞腿肉的厚度才會一致。

▶**材料（4 人份）**

無骨、去皮雞腿肉……4 隻（約 85 公克；捶打成 0.5 公分厚）

喜馬拉雅山岩鹽或凱爾特海鹽……1/2 茶匙

黑胡椒粉……1/2 茶匙

有機鴨油或雞油……1/4 杯（最好是 Fatworks 的產品）

黃洋蔥……1 小顆（切碎）

蘆筍……226 公克（切碎）

舞茸菇……113 公克（切薄片）

香菇……約 56 公克（切薄片）

嫩菠菜葉……1/2 杯

新鮮奧勒岡葉……2 茶匙（切碎）

新鮮迷迭香葉……2 茶匙（切碎）

蒜末……1 茶匙

瑪莎拉白酒或生酮高湯……1/4 杯

有機椰漿……1/4 杯（油脂含量至少達 22%，最好是 Wilderness Family Naturals 這個牌子）

▶**作法**

1. 以鹽和胡椒調味雞腿肉；取 1 只大煎鍋，開中小火，融化鍋中 2 湯匙的鴨油；放入雞腿，煎 5 分鐘，期間翻一次面，待雞肉表面呈焦黃色，即可盛盤備用。

2. 在煎鍋裡融化剩下 2 湯匙的鴨油，加入洋蔥，拌炒約 2 分鐘，使其軟化；加入蘆筍，拌炒約 2 分鐘，使其呈青綠色。

3. 加入舞茸菇和香菇，拌炒 3 分鐘，釋出水分後，即可加入菠菜、奧勒岡、迷迭香和大蒜，拌炒 1 分鐘至菠菜出水、皺縮。

4. 倒入瑪莎拉白酒和椰漿，充分拌勻，煮約 1 分鐘；鍋中湯汁沸騰、冒泡時，熄火，將醬汁和蔬菜舀到雞腿排上，即完成。

TIPS 如果想來點海味，可以將這道料理的主菜替換成 4 片 85 公克的鮭魚排
（建議選用 Ōra King 的紐西蘭帝王鮭魚，詳見附錄 2。

料理小教室

瑪莎拉白酒裡的酒精成分，在小滾 20～30 秒鐘後就會完全蒸發掉。另外，此道菜使用的 1 / 4 杯白酒約略僅含 2.3 公克的糖，相當於每人份只有 0.57 公克的糖；這樣的糖量就跟 100 公克蒸煮青花菜（0.48 公克）或 1 / 4 杯杏仁（0.43 公克）的天然含糖量差不多。

我知道有些人非常介意攝取到不必要的糖分，所以才會提供生酮高湯的選項，但實際上，瑪莎拉白酒在這道菜裡提供的糖量真的非常少，卻能為這道菜帶來獨特的非凡風味。

香菇燒無骨雞腿排

這份食譜將傳統的家常料理變身成了一道燃脂生酮美食，而且豬油讓整道菜的風味變得更為濃郁！不過，如果想要整體嚐起來的滋味帶點清爽感，也可以在每份雞腿排上擠一片檸檬汁。

▶材料（4 人份）

有機放養的無骨、去皮雞腿
肉⋯⋯4 隻（約 85 公克）

喜馬拉雅山岩鹽或凱爾特海鹽
⋯⋯1/2 茶匙

黑胡椒粉⋯⋯1/2 茶匙

有機放養的豬油⋯⋯2 湯匙

紅蔥頭⋯⋯2 中粒（切薄片，剝成環狀）

香菇⋯⋯約 226 公克（切薄片）

蒜末⋯⋯2 茶匙

普羅旺斯香料⋯⋯1 茶匙

微辣的辣椒粉⋯⋯1 茶匙

生酮高湯*⋯⋯1/2 杯（作法見 P.279）

＊自製生酮高湯是首選，或者選購 1 公升包裝、有機放牧的無麩質、無味精雞高湯也可以。

▶作法

1. 用鹽和胡椒調味雞腿肉；取 1 只中等大小的煎鍋，開中火，融化鍋中的 1 湯匙豬油；放入雞腿肉，煎約 4 分鐘，期間翻一次面，使表面呈黃褐色，但內部仍尚未熟透；盛盤備用。

2. 在鍋中融化剩下 1 湯匙豬油，放入紅蔥頭，拌炒爆香約 1 分鐘；接著，放入香菇、大蒜、普羅旺斯香料和辣椒粉，拌炒約 1 分鐘，直到香菇出水、變軟。

3. 倒入高湯，並把雞腿肉重新放入煎鍋，蓋上蓋子，轉成最小火，煨煮 20 分鐘，雞肉軟嫩，即完成。

TIPS 普羅旺斯香料可以用其他的香料組合取代，例如：黃咖哩和薑黃，百里香和香菜，或是墨角蘭和迷迭香等。

泰式咖哩雞

這道菜面面俱到的顧到了肚子與荷包，讓你不必花大錢也能吃到令人心滿意足的異國料理。如果閉上眼睛，這道菜沁入鼻腔的迷人香氣，肯定會讓你以為自己正在普吉島度假！

▶材料（4 人份）

初榨椰子油……2 湯匙

紅洋蔥……1 小顆（對切，切成半月形的薄片）

切碎的青花菜……1 又 1/2 杯

新鮮的甜豌豆或荷蘭豆……1 杯

蘆筍……1 杯（切薄片）

有機放養的無骨、去皮雞腿肉……340 公克（切成細條狀）

新鮮薑末……1 湯匙

黃咖哩粉……2 茶匙

蒜末……1 茶匙

喜馬拉雅山岩鹽或凱爾特海鹽……1/2 茶匙

香菇或舞茸菇……113 公克（切薄片）

壓實的嫩菠菜葉……1/4 杯

無糖椰子絲……2 湯匙

全脂椰奶……1/2 杯

無糖、無味精的魚露……1 湯匙

新鮮萊姆汁……1 湯匙

香油或辣味香油……適量

▶作法

1. 取 1 只大煎鍋或是炒鍋，開中大火，融化鍋中椰子油；加入洋蔥，拌抄約 1 分鐘。加入青花菜、豌豆、和蘆筍，拌炒約 2 分鐘，直到鍋中蔬菜呈現翠綠色澤。

2. 放入雞肉，拌炒約 4 分鐘；雞肉熟透後，加入薑、咖哩粉、大蒜和鹽，拌炒約 15 秒鐘，逼出香料的香氣。

3. 加入菇類、菠菜和椰子絲，拌炒約 2 分鐘，至菠菜出水、皺縮；倒入椰奶、魚露和檸檬汁，拌炒約 1 分鐘，待鍋中湯汁沸騰、冒泡，離火，分裝在 4 個碗裡，撒上少許香油提味，即完成。

> **TIPS** 擔心椰奶裡含有雙酚 A、關華豆膠或三仙膠的朋友，我建議可以選購 Wilderness Family Naturals 這個牌子的椰奶或椰漿。如果有消化道方面的問題（尤其是腸躁症），則可以到 www.importfood.com 去購買 Aroy-D 的全天然椰奶或椰漿（不含雙酚 A，也沒添加關華豆膠或三仙膠）。

祕魯烤雞心串

　　我是最近到祕魯旅行時，才發現這道南美佳餚是一個十足的燃脂生酮美食！我會搭配球芽甘藍一起享用，球芽甘藍淡淡的苦味更能彰顯出醃料的滋味。料理前，請確認融化的椰子油已經回到室溫，否則醃料還沒滲入雞心，就已經先把雞心燙熟了。

▶材料（4 人份；每份 2 串）

有機放養的雞心……340 公克

初榨椰子油……2 湯匙（融化放涼）

蘋果醋……2 湯匙（天然、未經過濾的，例如 Bragg 的有機蘋果醋）

乾的奧勒岡……2 茶匙

微辣的辣椒粉……1 茶匙

蒜末……1 茶匙

卡宴辣椒……1/4 茶匙

喜馬拉雅山岩鹽或凱爾特海鹽……1/2 茶匙

球芽甘藍……24 小顆（約 280 公克外觀）

竹籤……8 根（不需要先浸泡）

生酮南美風味醬……1 杯（作法見 P.278）

▶作法

1. 取 1 只中等大小的碗，放入雞心、椰子油、蘋果醋、奧勒岡、辣椒粉、蒜、鹽和卡宴辣椒，以拋甩的方式讓所有辛香料均勻沾附在雞心上。冷藏醃漬 2 小時。

2. 準備 1 個可大火直接燒烤的烤肉架，或是 1 只經中大火燒烤數分鐘的烤肉鍋

3. 將球芽甘藍和雞心交錯的串在竹籤上，做成 8 串分量相同的雞心串。

4. 燒烤約 10 分鐘，期間需翻面數次，直到食材熟透，外觀略帶焦褐，

即可盛盤。

5. 每份雞心串淋上 2 湯匙的燃脂南美風味醬，即完成。

特選香烤羊肋排

羊肋排很適合當作晚餐，它們肉量適中又富含飽足感，獨特的風味跟食譜裡香氣飽滿的醬汁很搭。煮羊排醬汁時，要讓朝鮮薊等食材充分融入煮到徹底化掉的番茄裡，並稍微收汁，才能呈現此醬汁濃厚質地的特色。

▶材料（4 人份）

有機放養的帶骨羊肋排或羊里脊排……8 根（約 85 公克）

喜馬拉雅山岩鹽或凱爾特海鹽……1/2 茶匙

黑胡椒粉……1/2 茶匙

有機豬油或牛油……2 湯匙（最好是 Fatworks 的產品）

冷凍朝鮮薊心……250 公克（解凍，每顆切成 4 等分）

白花椰菜……170 公克（分成小朵）

乾百里香……1 茶匙

乾蒔蘿……1/2 茶匙

煙燻番茄丁……1 罐（約 400 公克）

生酮高湯＊……1/4 杯（作法見 P.279）

＊自製生酮高湯是首選，或者選購 1 公升包裝、有機放牧的無麩質、無味精雞高湯也可以。

▶作法

1. 用鹽和胡椒條羊排；取 1 只可放入烤箱的大煎鍋，開中火，融化鍋中的豬油；放入羊排，煎約 4 分鐘，期間翻一次面，表面呈焦黃色後，盛盤備用。

2. 放入朝鮮薊、白花椰菜、百里香和蒔蘿，拌炒約 1 分鐘；倒入番茄丁和高湯，煮至鍋中湯汁沸騰、小滾。繼續滾煮約 10 分鐘，讓醬汁變得更加濃稠。

3. 重新把羊排和盤子裡的汁液放入煎鍋，煎煮約 1～2 分鐘，待羊排充分加熱，再淋上醬汁，即完成。

燃脂櫛瓜麵

「櫛瓜麵」是用櫛瓜絲做成的麵條，現在在市面上可以買到一些幫助你把其他蔬菜削成麵條狀的小工具，例如：美國 Spiralizer 的切菜機、日本 Benriner 的蔬菜刨絲機，或者美國 OXO 也有出產手動的自助刨絲器。或者，也可以用陽春的刨絲刀，甚至是普通削皮刀，刨出外觀比較寬、類似刀削麵的各種蔬菜麵條。如果不想花心思另外做食譜中的醬料，簡單將蔬菜麵條與少許發酵印度奶油、蒜末和新鮮巴西里碎一起拌炒，也是一頓清爽營養的晚餐。

▶材料（4 人份）

櫛瓜……3 大根

純淨的發酵印度奶油……3 湯匙

黃洋蔥或白洋蔥……1 小顆（切碎）

波特貝羅菇……1 大朵（切碎）

蒜末……2 茶匙

有機草飼牛絞肉……340 公克（脂肪含量最好在 20% 以上）

番茄丁……1 罐（約 400 公克）

乾奧勒岡……1 茶匙

乾百里香……1 茶匙

肉豆蔻粉……1/4 茶匙

喜馬拉雅山岩鹽或凱爾特海鹽……1/4 茶匙

▶作法

1. 用削皮刀或其他特殊的刨絲廚具，縱向刨出扁長的櫛瓜麵條。

2. 取 1 只大煎鍋，開中火，融化鍋中 1 又 1/2 湯匙的印度奶油；放入櫛瓜麵，稍微拌炒約 1 分鐘，待櫛瓜麵呈現軟而不爛、略帶咬勁的口感，即可盛盤或直接分裝在 4 個碗中。

3. 開中火，在煎鍋裡融化剩下 1 又 1/2 湯匙的印度奶油；加入洋蔥，拌炒約 3 分鐘。洋蔥軟化後，加入波特貝羅菇和大蒜，拌炒約 2 分鐘，直到菇開始釋出水分。

4. 稍微捏散牛絞肉，入鍋拌炒約 4 分鐘，期間需不時以木勺背面壓散結塊的牛絞肉，炒至絞肉不再帶有粉紅色的血水。

5. 拌入番茄、奧勒岡、百里香、肉豆蔻和鹽。將鍋中湯汁煮到沸騰，然後轉小火，開蓋煨煮 5 分鐘，期間需常常攪拌。醬汁呈濃稠狀後，離火，澆淋在櫛瓜麵上，即完成。

TIPS 如果想要麵上有帕瑪森乳酪這類的佐料，可以撒上少許的營養酵母粉（nutritional yeast），即可營造出相似的效果。或者，淋上一些陳年巴薩米克醋也是不錯的選擇，其濃郁微甜的香氣亦可讓整道麵的滋味更上一層樓。

卡魯瓦烤豬沙拉

這道菜讓卡魯瓦烤豬以全然不同的方式呈現。只要搭配一些混有多種蔬菜的沙拉，你隨時都可以利用家裡多做的卡魯瓦烤豬迅速變出一頓豐盛晚餐。

▶材料（1 人份）

蘿蔓生菜……2 杯（去芯切絲）

紫甘藍……1/2 杯（去芯切絲）

酪梨……1/2 顆（去籽去皮，切片）

紅洋蔥……1 薄片（撥散成環狀）

卡魯瓦烤豬（作法見 P.315）……約 85 公克

莎莎醬……2 湯匙

酪梨油……1 湯匙

新鮮萊姆汁……1 湯匙

去籽的新鮮墨西哥辣椒末……適量

蒜味胡椒……適量

喜馬拉雅山岩鹽……少許

▶作法

1. 把蘿蔓生菜、紫甘藍、酪梨和洋蔥放在大盤子裡。可以把它們拌勻，也可以單純一層一層的擺上。

2. 放上卡魯瓦烤豬，在上面淋上莎莎醬；接著，將酪梨油和萊姆汁淋在整盤沙拉上，並依個人喜好以墨西哥辣椒、蒜味胡椒和鹽調味。

料理小教室

　　如果想用熱的卡魯瓦烤豬做沙拉，可以先將 60～85 公克的卡魯瓦烤豬從冰箱取出，放入小煎鍋裡以中火拌炒約 2 分鐘，待鍋中豬肉充分受熱，即可加入沙拉。

生酮墨西哥捲餅

　　生酮墨西哥捲餅帶給你的飽足感絕對會令你大吃一驚，這也是我在最喜歡做的一道家常料理。

▶材料（4 人份）

萵苣（例如：蘿蔓生菜、奶油萵苣或波士頓萵苣等）……2 杯（去芯、切絲）

青花菜芽……1 杯（約 20 公克）

酪梨……2 中顆（去籽去皮，切丁）

新鮮檸檬汁……2 湯匙

酪梨油……2 湯匙

喜馬拉雅山岩鹽……1/2 茶匙

黑胡椒粉……1/2 茶匙

初榨椰子油……2 湯匙

黃或白洋蔥……1 中顆（切碎）

有機草飼牛絞肉……約 226 公克（脂肪含量最好在 20% 以上）

有機草飼牛肝……113 公克（切末）

辣椒粉……2 茶匙

蒜末……2 茶匙

金針菇……200 公克（稍微切碎）

牛皮菜葉……85 公克（去梗切碎）

煙燻番茄丁……1 罐

椰製餅皮……4 片

▶作法

1. 取 1 只大碗，放入萵苣、青花菜芽、酪梨、檸檬汁、酪梨油、鹽和胡椒，以拋甩的方式，充分混勻所有食材。

2. 取 1 只大煎鍋，開中火，融化鍋中的椰子油；加入洋蔥，拌炒約 3 分鐘，使洋蔥軟化。

3. 稍微捏散牛絞肉和牛肝末，入鍋拌炒約 4 分鐘，期間需不時以木勺背面壓散結塊的牛絞肉，炒至絞肉和肝都不再帶有粉紅色的血水。

4. 加入辣椒粉和蒜，拌炒約 15 秒，逼出香氣；加入金針菇和牛皮菜，拌炒約 1 分鐘，直到牛皮菜開始出水、皺縮。

5. 倒入番茄，將鍋中液體煮至沸騰後，轉小火，拌炒約 5 分鐘，讓醬汁變得濃厚。

6. 把炒好的混料平均放到 4 片椰製餅皮上，以折或捲的方式包起來，再覆上一層步驟❶的萵苣沙拉，即完成（也可以在最後灑上一些新鮮的莎莎醬，點綴整道菜的外觀和風味）。

杏仁鱒魚 / 鼓眼魚

　　幾乎每一個愛吃海鮮的人，都會喜歡這道料理。它需要用到大量的杏仁粉，不過並不需要把杏仁粉全部用光。準備那麼多杏仁粉的用意，只是為了確保每一片魚排都能均勻的裹上一層外衣，讓整個料理過程進行的更加順利。

▶材料（4 人份）

初榨椰子油……2 湯匙

黃洋蔥或白洋蔥……2 大顆（切成薄片環狀）

蒜末……2 茶匙

鱒魚或鼓眼魚魚排……4 片（約 85 公克）

喜馬拉雅山岩鹽或凱爾特海鹽……1/2 茶匙

黑胡椒粉……1/2 茶匙

細磨杏仁粉……1 杯（建議用 Bob's Red Mill 的杏仁粉）

有機鴨油……6 湯匙（最好是 Fatworks 的產品）

杏仁粒或松子……1/2 杯

新鮮羅勒、香菜或巴西里葉……2 湯匙（切末）

新鮮細香蔥……1 湯匙（切末）

檸檬片……4 瓣

▶作法

1. 取 1 只大煎鍋，開小火，融化鍋中椰子油；放入洋蔥，拌炒約 40 分鐘，使其色澤焦黃、質地柔軟、滋味鮮甜（萬一洋蔥的顏色太焦，請把火力再調小一點）。

2. 放入大蒜，拌炒約 2 分鐘，香氣出來後，離火備用。

3. 用鹽和胡椒調味魚排。

4. 準備 1 個裝有杏仁粉的大盤子，將調味好的魚排埋入其中，從上方稍微輕壓，讓杏仁粉均勻沾附在魚排表面，然後再將它們從粉堆取出，輕輕甩掉表面多餘的粉末。

5. 取另 1 只大煎鍋，開中火，融化鍋中的鴨油；放入魚排，煎約 6 分鐘，期間翻一次面，煎至酥脆熟透，即可盛盤，分裝到 4 個餐盤上。

6. 將堅果放入煎鍋，拌炒約 1 分鐘，香氣出來後，離火備用。

7. 舀 1 杓洋蔥淋在魚排上，再灑上堅果和香草，最後每份魚排旁都放 1 片檸檬作為盤飾和食用時的調味，即完成

墨西哥風味魚排夾餅

　　天氣變暖的時候，在室外用餐是再好不過的事了。如果你是和許多朋友一塊兒聚餐，請依你的需求直接將這份食譜的分量放大 2 倍或 3 倍，然後把夾餅的各式配料搬到露天桌上，讓親友們自行選料，組裝出屬於自己的夾餅。

▶材料（4 人份）

鱒魚或鼓眼魚魚排……4 片（約 85 公克）

辣椒粉……1 湯匙

喜馬拉雅山岩鹽……1/2 茶匙

香油……2 湯匙

椰製餅皮……8 片

奶油萵苣……4 杯（去芯、切碎）

高麗菜和/或青花菜芽……4 杯（去芯、切碎）

酪梨……2 中顆（去皮去籽，切片）

紅洋蔥……1 小顆（切碎）

新鮮香菜葉……1/2 杯

酪梨油……1/2 杯

生酮泡菜（作法見 P.282）……1 杯（可依個人喜好選用）

墨西哥辣椒……2 根（去籽切末；可依個人喜好選用，但最多不要超過這個分量）

檸檬片……8 瓣

▶作法

1. 用辣椒粉和鹽調味魚排；取 1 只大煎鍋，開中火，加熱香油；放入魚排，煎約 4 分鐘，期間翻一次面，使魚排熟透。

2. 將魚排置於砧板，切成 2 公分大的塊狀。

3. 把椰製餅皮平鋪於一個潔淨、乾燥的檯面，放上等量的魚塊；接著鋪上等量的萵苣、酪梨、洋蔥和香菜，以及依個人喜好選用的泡菜和墨西哥辣椒。

4. 在每片夾餅的配料上淋 2 湯匙酪梨油，再擠上 2 片檸檬汁，即可折起餅皮享用。

🍚配菜

　　這些配菜顧名思義，在 21 天的燃脂生酮飲食計畫裡，僅是搭配主菜的小菜；不過，也可以依自己喜好的方式去混搭這些料理，打造出專屬的燃脂生酮菜單！

檸香羽衣甘藍沙拉

以少許檸檬或萊姆汁搓揉羽衣甘藍葉，可以讓它們的口感變得比較柔軟，且滋味更好！只需要搭配一些烘烤過的肉片，馬上就可以變成一道更豐盛的配菜。

▶材料（4 人份）

胡桃碎或松子碎⋯⋯1/4 杯

嫩羽衣甘藍或切碎的羽衣甘藍葉

⋯⋯約 226 公克

新鮮檸檬汁或萊姆汁⋯⋯2 湯匙

特級初榨冷壓橄欖油⋯⋯3 湯匙

喜馬拉雅山岩鹽或凱爾特海鹽

⋯⋯1/2 茶匙

黑胡椒粉⋯⋯1/2 茶匙

番茄⋯⋯1 大顆（切丁）

▶作法

1. 取 1 只乾燥的煎鍋，開中小火，放入胡桃，拌炒約 5 分鐘，至表面略帶焦褐且香氣四溢，即可倒入大碗放涼。

2. 取 1 只大碗，放入羽衣甘藍，加入檸檬汁、鹽和胡椒。用洗淨、乾燥的雙手，輕柔的將檸檬汁和調味料搓揉到羽衣甘藍上，軟化它的質地；嫩葉只需搓揉約 30 秒，一般的羽衣甘藍葉最多則要搓揉到 2 分鐘左右。

3. 加入炒香的堅果，番茄和橄欖油，以拋甩的方式充分混勻所有食材，即完成。

> **TIPS** 也可以把橄欖油的用量減至 1 湯匙，將原本另外 2 湯匙的橄欖油以 1 小顆去籽、去皮的酪梨取代。搗碎的酪梨泥可以讓整份沙拉醬的口感變得綿密滑順。

白花椰菜塔布勒

　　我是從一位澳洲朋友那裡學到這道菜的，這位朋友就是身兼生物牙醫和營養專業的榮恩醫師（Ron Ehrlich）。榮恩熱中一切有關燃脂生酮的事物，同時也很會做菜。這份食譜是我參考了他的配方後，稍微做了一點調整的版本，不過風味並沒有跟榮恩的版本差太多，因為我主要是將烹調的步驟簡化了。

▶材料（4～6 人份）

白花椰菜……1 小顆（去除粗梗和葉，切成粗粒狀）

青花菜……226 公克（切成小朵，生的或蒸煮過仍帶有脆度皆可）

紅洋蔥……1 小顆（切成細末）

黃瓜……1 小條（去皮去籽，切碎）

新鮮巴西里葉……1 杯（切細末）

特級初榨冷壓橄欖油……1/2 杯

喜馬拉雅山岩鹽或凱爾特海鹽……1 茶匙

新鮮檸檬汁……3 湯匙

黑胡椒粉……1/2 茶匙

▶作法

1. 把白花椰菜和青花菜放到食物調理機裡打成細末。如果量太多，請分批攪打。

2. 打碎的蔬菜倒入大碗，加入洋蔥、黃瓜、巴西里、橄欖油、檸檬汁、鹽和黑胡椒，以拋甩的方式充分拌勻，即完成。

TIPS 黃瓜削皮後要去籽。教大家一個省力的小技巧；將黃瓜縱向對切，即可拿湯匙將種子和瓜囊輕鬆刮除。

白花椰菜泥

這道料理是取代馬鈴薯泥的不二人選，而且我真心覺得它比馬鈴薯泥美味太多了！白花椰菜泥不僅沒什麼碳水化合物，還含有大量有益健康的纖維素和營養素。用它代替馬鈴薯泥後，我相信你一定不會再想念馬鈴薯泥的滋味！

▶材料（4～6 人份）

白花椰菜……1 大顆（去除葉子，切成大塊狀）

有機椰漿[*1]……1/4 杯（油脂含量至少達 22%，最好是 Wilderness Family Naturals 這個牌子）

新鮮檸檬汁……2 湯匙

純淨發酵印度奶油[*2]……2 湯匙

蒜頭……1 中瓣

喜馬拉雅山岩鹽或凱爾特海鹽……1 茶匙

黑胡椒粉……1/2 茶匙

生酮高湯[*3]……不超過 1/4 杯（作法見 P.279）

新鮮細香蔥末……適量

> *1：或 3 湯匙 Kite Hill 的杏仁製奶油乳酪（cream cheese）。
> *2：或有機鴨油（最好是 Fatworks 的產品）。
> *3：自製生酮高湯是首選，或者選購 1 公升包裝、有機放牧的無麩質、無味精雞高湯也可以。

▶作法

1. 把蒸菜盤放到裝有 2 公分高滾水的大湯鍋裡，放入白花椰菜塊，蓋上鍋蓋，蒸約 10 分鐘，直到白花椰菜變軟嫩。

2. 把花椰菜放到食物調理機裡，加入椰漿、檸檬汁、印度奶油、大蒜、鹽和胡椒，蓋上蓋子將所有食材攪打均勻；攪打期間，從蓋子上的進料口慢慢滴進高湯（不要加太多，否則會過稀無法成泥），待所有食材呈現類似馬鈴薯泥的質地時，盛盤，灑上細香蔥末點綴即可。

TIPS 想要把這道配菜變成一道主菜，可以另外加入以少許發酵印度奶油或有機鴨油炒熟的切片黃洋蔥和切碎香菇或舞茸菇。

白花椰菜炒飯

這道料理可以做為任何一道肉類的配菜，或是當作下飯料理的飯。它和卡魯瓦烤豬（作法見 P.315）就很對味；或者，也可以用它當作泰式咖哩雞的基底（作法見 P.326）。

▶材料（4 人份）

初榨椰子油……3 湯匙
紅蔥頭……4 中粒（切薄片）
新鮮薑末……1 湯匙
蒜末……2 茶匙
白花椰菜……1 小顆（約 600 公克，用磨泥器或食物調理機切成粗粒狀）
椰子醬油……2 湯匙

▶作法

1. 取 1 只炒鍋或煎鍋，開中大火，融化鍋中的椰子油；加入紅蔥頭、薑和蒜，拌炒約 30 秒，直到香氣四溢。
2. 加入白花椰菜，拌炒約 3 分鐘，使花椰菜軟而不爛，帶點顆粒感。
3. 享用前淋上椰子醬油，以拋甩的方式拌勻，即完成。

TIPS 想讓整道菜更豐盛，就把 85～170 公克之前多做的脆皮燒肉切碎，直接跟紅蔥頭混料一起拌炒。

立陶宛風味炒紫甘藍

　　我的父母來自立陶宛，所以我成長的過程中，經常會吃到一些帶有我父母家鄉味的料理，這道菜就是其中之一。我希望我的母親會原諒我擅自把這道菜變成一道燃脂生酮料理，但我相信吃過這道菜後，一定會同意這道菜確實既美味又健康！

▶材料（4 人份）

有機鴨油……2 湯匙（最好是 Fatworks 的產品）
紫甘藍……1/2 大顆（約 1100 公克；去芯，切碎）
香菇……170 公克（切薄片）
陳年巴薩米克醋……2 湯匙
喜馬拉雅山岩鹽或凱爾特海鹽……1/2 茶匙

▶作法

1. 取 1 只大煎鍋，開中火，融化鍋中鴨油；放入紫甘藍，拌炒約 6 分鐘，直到甘藍熟透，但仍保有脆度。
2. 加入香菇和醋，拌炒約 2 分鐘，待香菇出水軟化後，拌入鹽巴，即完成。

希臘風松子菠菜

　　雖然我不是希臘人，但是我熱愛希臘的食物！這道菜即是希臘菜的經典菜色之一。

▶材料（4 人份）

有機鴨油或雞油……2 湯匙（最好是 Fatworks 的產品）
黃洋蔥或白洋蔥……1 中顆（切成碎末）

松子……1/3 杯

菠菜葉……4 杯（蒸熟、切碎）

新鮮奧勒岡葉……2 茶匙（切末）

新鮮百里香葉……1 茶匙

特級初榨冷壓橄欖油……2 湯匙

新鮮檸檬汁……2 湯匙

喜馬拉雅山岩鹽或凱爾特海鹽……1/2 茶匙

▶**作法**

1. 取 1 只大煎鍋，開中火，融化鍋中鴨油；放入洋蔥和松子，拌炒約 4 分鐘，直到洋蔥變軟。

2. 放入菠菜，拌炒約 2 分鐘，至菠菜開始出水、皺縮。

3. 倒入 1/4 杯水，蓋上鍋蓋，轉小火，燜煮 5 分鐘；菠菜變軟嫩後，拌入奧勒岡和百里香，持續拌炒約 1 分鐘，收乾鍋中所有湯汁。

4. 離火，淋上橄欖油和檸檬汁；享用前灑上鹽，即完成。

🍚 方便外帶的點心或正餐

　　用這些可以「拿了就走」的料理，幫助你度過沒時間或沒辦法在家開伙的時刻，例如：工作繁忙或旅居在外的日子。這些料理是最好的救急備案，讓你有辦法應付生活中無法預料的意外！把這些方便攜帶的點心或料理放在小保鮮盒裡，冰存在飯店冰箱或是保冷箱裡，以供不時之需。

　　此外，如果在外面找不到健康的草飼畜肉或放養禽肉，以下這些料理也可以為你補給重要的油脂、完整蛋白質和脂溶性營養素。

牛肉乾

這是我吃過最美味的肉乾！海鹽讓肉乾餅呈現清新的原始滋味，椰子醬油則會讓肉乾帶有照燒的風味。

▶材料（32 塊迷你肉餅）

蘋果醋……1 又 1/2 湯匙（天然、未經過濾的，例如 Bragg 的有機蘋果醋）

喜馬拉雅山岩鹽或凱爾特海鹽，或椰子醬油……4 茶匙

蒔蘿粉……2 茶匙

蒜粉……1 又 1/2 茶匙

洋蔥粉……1 又 1/2 茶匙

薑粉……1 又 1/2 茶匙

黑胡椒粉……1 又 1/2 茶匙

甜菊糖液……3 滴

有機草飼牛絞肉（脂肪含量最好在 20% 以上）……約 900 公克

▶作法

1. 取 1 只中等大小的碗，放入醋、鹽、辣椒粉、蒜粉、洋蔥粉、薑粉、胡椒粉和甜菊糖液，充分拌勻。

2. 加入牛絞肉，持續攪拌，讓碗中所有食材融合在一起。

3. 把步驟❷的混料，捏成數個約 28 公克重的肉餅（大約每 2 湯匙可做 1 塊肉餅，不過為求精確，請以料理秤秤量），並將其厚度控制在 0.5 公分厚。

4. 把五層式食物乾燥機設定在最高溫（62～68℃），放入所有肉餅，乾燥約 5～10 個鐘頭，烘到總時數的一半時，請將層架的位置轉向，讓上面放置的每一塊肉餅都可以均勻受熱。

5. 待肉餅熟透，變成外觀有如皮革的牛肉乾，即可取出放涼，再裝入密封罐冷藏保存，最多可放 1 周。

TIPS 每次不要吃超過 3 片牛肉乾，別把它們當成洋芋片！如果你在三餐之間有吃牛肉乾當作點心，下一餐正餐時就請改吃一大份沙拉，並調整蛋白質攝取量。

椰香堅果雜糧醬

這是一道適合運動員、學生或想要快速提升心理或生理能量來源者的美味點心。它不只可以隨身帶著走，還不會增加太多蛋白質攝取量。

▶材料（約 1360 公克）

初榨椰子油……700 公克

椰子醬……226 公克

可可醬……113 公克

杏仁粉……1/2 杯（建議用 Bob's Red Mill 的杏仁粉）

榛果粉……1/2 杯

椰子粉……1/2 杯

肉桂粉……1～2 湯匙

無酒精的香草精……1 湯匙

甜菊糖液……3 滴

無糖椰絲或椰片……1 又 1/2 杯

切碎的夏威夷堅果、杏仁、巴西堅果、去皮榛果、南瓜籽和/或奇亞籽……各 1 又 1/2 杯

▶作法

1. 取 1 只中等大小的湯鍋，開小火，融化鍋中椰子油、椰子醬和可可醬，靜置 5 分鐘放涼。

2. 把鍋中融化的油脂全部倒入果汁機，加入杏仁粉、榛果粉、椰子粉、肉桂、和甜菊糖，蓋上蓋子，攪打至所有食材充分融合、滑順綿密；再拌入椰絲和堅果和/或種子，倒入大碗中。

3. 把大碗中的混料倒進矽膠冰塊盒（讓它成為一口大小的點心），或是直接分裝到數個可以密封的小玻璃罐。冷藏或冷凍到罐內混料凝固之

後，就可以在家或是在外面享用這道點心（這道點心可以室溫保存，也可以冷藏保存；如果選擇冷藏保存，要吃之前請提早 1 小時將它從冰箱取出回溫，其質地才會變得比較軟）。

> **TIPS** 最多可以在步驟❷的粉料裡加 1/4 杯的瑪卡粉；步驟❸的配料裡則最多可加 1/2 杯的可可碎粒。

葡萄葉肉捲

　　這是一位崇尚低碳水化合物和史前時代料理的朋友杜爾加‧富勒（Durga Fuller）分享給我的食譜，我認為它是一道很棒又方便攜帶的燃脂點心。把這道料理搭配燃脂希臘風味松子菠菜或白花椰菜泥，以及一份由切片番茄和去籽黑橄欖組成的沙拉，就成了一個完整的正餐。你也可以把它放在保冷盒裡帶著走，因為它冷了也很好吃，是一道令人吮指回味的小點。

▶材料（約 24 捲）

純淨發酵印度奶油……4 湯匙（另多準備一些塗抹砂鍋用）

黃洋蔥或白洋蔥……2 小顆（切末）

芹菜葉或去梗芥菜……1/2 杯（切細末）

蒜末……4 茶匙

有機草飼羊絞肉或牛絞肉……約 450 公克

新鮮扁葉巴西里葉……1/4 杯

松子……1/4 杯

新鮮奧勒岡葉……3 湯匙（切細末）

喜馬拉雅山岩鹽或凱爾特海鹽……1 茶匙

黑胡椒粉……1/2 茶匙

玻璃罐裝的葡萄葉……40 片（瀝去汁液並洗淨）

牛骨高湯⋯⋯至少 2 杯

新鮮檸檬汁⋯⋯1/2 杯

▶作法

1. 烤爐中央放 1 個烤架,烤箱預熱到 176℃;用餐巾紙沾取少許印度奶油,在容量 2～4 公升的砂鍋內側抹上一層油。

2. 取 1 只中等大小的煎鍋,開中小火,融化鍋中 2 湯匙的印度奶油;加入洋蔥,拌炒約 3 分鐘,使其軟化。加入芹菜葉和大蒜,拌炒約 2 分鐘,至菜葉開始出水、皺縮,離火,放涼 15 分鐘。

3. 在大碗裡將煎鍋裡的食材和絞肉一起拌勻。混入巴西里、松子、奧勒岡、鹽和胡椒,使所有食材融而為一。

4. 用最小片的葡萄葉在砂鍋底部鋪上薄薄一層內襯。

5. 取 1 片大片的葡萄葉,亮面朝下的放在潔淨、乾燥的檯面上,如果背面有清晰可見的梗請修剪掉。然後在葡萄葉背面的中心放上 1 湯匙步驟❺的絞肉混料,捲起葉片,封合處朝下的放入砂鍋。持續以此方始製作更多的葡萄葉肉捲,如果有需要可以在砂鍋裡排兩層。

6. 倒入高湯和檸檬汁,湯汁必須淹過砂鍋裡的葡萄葉肉捲;如果沒淹過,就倒入更多的高湯,直到完全淹過。

7. 灑上剩下 2 湯匙的印度奶油,在砂鍋頂部也鋪上一層薄薄的葡萄葉,覆蓋下面的葡萄葉肉捲。

8. 蓋上鍋蓋烘烤 1 個鐘頭。出爐後,整鍋靜置放涼,待溫度降至室溫,移除上層的葡萄葉,重新蓋回鍋蓋,整個砂鍋直接放入冰箱冷藏,最多可保存 5 天。食用時不必搭配鍋中湯汁,直接取出葡萄葉肉捲即可享用。

野味肉醬

　　它是一道由豐富肉類和油脂組成的料理，是簡便的點心或正餐選擇，可以搭配新鮮蔬菜生酮脂南美風味醬（作法見 P.278）一起享用。這份食譜我是根據莎莉・費隆（Sallly Fallon）在《傳統的養分》（直譯，*Nourishing Traditions*）裡提及的版本修改而成。

▶材料（6 人份）

鴨油或雞油……6 湯匙（最好是 Fatworks 的產品）

黃或白洋蔥……1 中顆（切碎）

香菇、舞茸菇和/或波特貝羅菇……340 公克（切碎）

蒜末……2 茶匙

有機放養雞肝（和/或其他家禽的肝）……450 公克（修剪洗淨）

新鮮迷迭香葉……1 茶匙（切末）

黑胡椒粉……1 茶匙

乾芥末粉……1/2 茶匙

乾蒔蘿……1/2 茶匙

喜馬拉雅山岩鹽……1/2 茶匙

生酮高湯……2/3 杯

甜菊糖液……5～10 滴

新鮮檸檬汁……2 湯匙

▶作法

1. 取 1 只大煎鍋，開中火，融化鍋中 3 湯匙的鴨油；加入洋蔥，拌炒 2 分鐘。待洋蔥邊緣變軟，加入菇類和大蒜，拌炒約 6 分鐘，直到菇類釋出的水分幾乎都被蒸發掉。

2. 加入肝臟，拌炒約 4 分鐘，至肝臟表面呈淡褐色；加入迷迭香、胡椒、芥末粉、蒔蘿和鹽，拌炒約 20 秒，逼出香氣。

3. 倒入生酮高湯、甜菊糖和檸檬汁,將鍋中液體煮至沸騰;沸騰後持續拌煮約 10 分鐘,至鍋中液體幾乎都被蒸發掉,離火放涼 10 分鐘。

4. 把煎鍋中的食材到入食物調理機,加入剩下 2 湯匙的鴨油,蓋上蓋子,攪打至所有食材綿密滑順,即可倒入碗內。

5. 封上保鮮膜,放入冰箱冷藏至少 6 小時之後才可享用;最多可冷藏保存 4 天。

金黃玉露

這份超級健康、撫慰身心又抗發炎的飲料,是我幾位在澳洲拜倫灣 Roadhouse 工作的朋友教我的,相當美味。

▶材料(2 人份)

薑黃根……1 塊(約 15 公克;用磨泥器磨成粗粒)

新鮮的薑……1 塊(約 25 公克,用磨泥器磨成粗粒)

肉桂粉……1/4 茶匙

黑胡椒粉……1/4 茶匙

過濾水……2 杯

堅果奶(作法見 P.287)……1 杯

中鏈三酸甘油酯油或椰子油……1 湯匙

甜菊糖液(依需求選用)……2 滴

▶作法

1. 取 1 只湯鍋,開小火,放入薑黃、薑、肉桂和胡椒,拌炒約 1 分鐘,逼出濃郁香氣。

2. 倒入水,轉中火,鍋中液體煮沸後,持續煮約 8 分鐘,直到鍋中的液體體積只剩原本的一半。

3. 拌入堅果奶,轉小火,拌煮約 1 分鐘,讓薑黃裡的脂溶性化合物和堅果奶結合,即可平均倒入 2 只馬克杯中。

4. 享用前，在每個馬克杯內加入 1/2 湯匙的中鏈三酸甘油酯油和 1 滴甜菊糖，即完成。

TIPS 如果想要在這道飲品上加一點綿密奶泡，可以用奶泡機打 30～60 公克的植物性鮮奶油（作法見 P.288），再灑上一些肉豆蔻和肉桂，即可增加整道飲品在視覺和味覺上的豐富性。

杏仁小豆蔻醬

　　這個醬超級美味！如果你正在奮力對抗嗜糖的念頭，吃 1 湯匙的杏仁小豆蔻醬可以幫助你擊退這類飢餓難耐的磨人感受。或者是把它抹在有機草莓上，加到早餐的奶昔。但請注意，每 1 湯匙的杏仁小豆蔻醬都含有 3 公克的蛋白質。

▶材料（28 人份；每份 1 湯匙）

有機無鹽滑順杏仁醬……450 公克

中鏈三酸甘油酯油或夏威夷果仁油……1 湯匙

小豆蔻粉……2 茶匙

無酒精香草精……1 茶匙

馬拉雅山岩鹽或凱爾特海鹽……2 茶匙

甜菊糖液……2 滴（可依個人喜好選用）

▶作法

1. 倒出杏仁醬頂部的杏仁油，加入中鏈三酸甘油酯油；以餐刀插入杏仁醬的中心，慢慢把中鏈三酸甘油酯油攪拌到杏仁醬中，直到整罐杏仁醬呈現均勻的滑順質地。

2. 加入小豆蔻、鹽、香草精和甜菊糖。持續用餐刀將罐中所有食材攪拌均勻，待它們全部都融而為一後，重新蓋上罐子的蓋子，冷藏保存，最多可存放 2 周。

｜結語｜
歡迎來到燃脂生酮部落！

　　看到這裡，想必你已經走到了 21 天燃脂生酮飲食的終點。讓我先跟你說聲恭喜！如果這段日子你都有確實遵守燃脂飲食的原則，你的身體應該已經成功步上了燃脂代謝的正軌，因為你不但度過了啟動燃脂力初期最艱難的過渡期，更慢慢熟悉了這樣的飲食習慣，抓到自己執行這項飲食的節奏。如果 21 天計畫結束後，仍有持續保持這樣的飲食習慣，再過 3 到 4 周後，你會發現自己的燃脂力變得更有效率。因此，即便計畫結束，也請繼續維持這樣的飲食習慣，讓它成為你一生的飲食態度與身心健康的重要護身符。

　　燃脂生酮飲食是一種生活態度，不要讓它流於形式。這個飲食無關乎你是否把自己當成原始人看待，而是要透過這種飲食，將人體回歸到最原始的代謝模式。沒錯，這份飲食所追求的目標就是如此簡單。在這裡，我們講的並不是另一套與我們截然不同的人體生理構造和理論，而是我們與先祖共享，最基本、最原始的生理需求。雖然從我們遠古的先祖到現代，人類的外貌和基因已經出現許多細微的變動，然而，這些細微的改變卻不足以撼動構築起「人類」這個物種的基本生理框架。

　　這本書的首要任務，就是希望幫助大眾認清和強化這些人體與生俱來的基本生理特性。

　　現在你也是燃脂生酮部落裡的一員了，正跟許多來自各方的人一起邁向燃脂代謝的坦途；這些人就跟你一樣，過去可能是素食者、嗜肉者、生態學家、美食家、運動員、醫師或是想讓孩子擁有一個美好人生起點的家長，而來自四面八方的我們之所以會聚集在一起，都是因為我們渴望擺脫不周全的飲食政策、低劣（和容易使人生病）的食物供應系統和大型財團對民眾的惡意操弄。想要獲得健康的身體和地球，現在就請立即展開行動；藉由購買以有機、人道和永續方式畜養或栽植的食物，每一個人都可以實質地支持大地，讓它依照自然的規律生息。

有許多資源都可以支持你持續在燃脂生酮這條路上前進；我鼓勵各位多去本書裡列出的相關資源看看，並且定期追蹤我在 www.primalfatburner.com 上方發布的最新訊息。

或許你還記得，前面我說過，我之所以會一頭栽進燃脂代謝這門學問，都是因為我非常好奇這個世界上到底有沒有一套最基本的飲食方式，可以滿足人體的所有需求。由於溫斯頓‧普萊斯醫師曾說過，因紐特人的飲食雖極度簡單、基本，但卻仍然足以滿足他們身體所需，並讓他們擁有超然的健康，因此，才讓我決定從因紐特人的飲食開始進行這方面的研究。基本上，在普萊斯頓醫師研究過的眾多族群中，因紐特人的飲食是最單調的；他們的食材大致上只有肉和油脂（還有用這 2 種食材熬煮出來的鹹香高湯），偶爾可能還會搭配少量其他食物，但是卻沒有穀類、乳製品或澱粉這類的食物出現。因紐特人也是溫斯頓醫師見過最健康的一群人，擁有堅強、樂觀的性情，而且儘管生活在地球最嚴苛的環境下，他們仍舊能巧妙地運用智慧從中求生。更重要的是，縱然他們擁有無人能及的強健體魄，但戰爭和虐童從未發生在他們的文化中。他們一直是我心目中的英雄，我打從心底深深地敬佩他們。

不要輕忽過敏反應，對身體造成的發炎傷害

今天，我們的飲食之所以會吹起一陣復古風，重新重視「真食物」的重要性，並食用許多「看似」營養豐富的食物，大多是受到

普萊斯醫師的研究成果所啟發。由於他向世人展示了許多傳統和原始飲食的好處，讓許多人因此紛紛將天然發酵的麵包、乳酪和乳品以及大量的穀類全都納為飲食的一部份。當時，這樣「相對」均衡的飲食方式或許看起來有益健康，但是它跟現代社會的飲食方式還是兩碼子事。我建議你還是要對這樣的飲食方式持保留態度，不要輕易嘗試。因為我認為，普萊斯醫師當時研究中的受試者，在吃了這些天然麵包、乳製品和穀物後，還沒有出現免疫反應，是因為他們本身對這些食物的耐受性比較強（尤其是穀類），但若要追究他們擁有如此強健體魄的原因，其實根本應該要歸功於他們當時食用的草飼肉品和油脂。

　　我親眼見證太多現代人都誤以為自己跟普萊斯醫師研究裡的受試者一樣，擁有強健的體魄可以承受這些食物，結果吃了之後，身體不但沒變得比較健康，反而還被這些含有麩質、乳品或是其他發炎性物質的食物搞得百病叢生。雖然我也的確見過一些人因為飲用放養生乳而受惠，可是我看過更多人因為無法耐受這些乳品裡的蛋白（不單純只是乳糖的問題），而產生類似麩質過敏的免疫反應（有趣的是，在各種乳品中，只有一種乳品不會讓大多數的人產生這樣的免疫反應，那就是駱駝奶）。偏偏，大部分有這類耐受問題的人，都不曉得這些食物會引起自己的免疫反應（直到他們到 Cyrex Labs 做了食物過敏症的檢測）。我知道，我以前就是這樣的人！可怕的是，長時間反覆發生的發炎反應，會不斷削弱這些患有食物過敏症者的健康狀態，甚至可能致命。我們必須認清一件事實：現在我們已經不再生存在溫斯頓·普萊斯醫師進行研究的那個時代了。

　　另一方面，我要提醒你，請把愛斯基摩人簡樸的飲食放在心上，因為過去他們不論是男人或女人，主要的熱量來源都是富含油脂的肉類和油脂本身，而且這些食物全都是來自最純淨、無污染的動物。所以我認為，若要說到人類的最佳飲食是什麼，愛斯基摩人的飲食一定就是這個飲食的根本基礎。儘管如此，我絕對不會就此貿然定論，認為我們每一個人只要吃這些食物就能夠獲得最棒的健康狀態。不過，就愛斯基摩人的飲食和健康狀態來看，的確可以合理推論他們的飲食足以供給人體所需的絕大部分必需營養素；這是我們不容忽視的重要基本原則。何況，愛斯基摩人強健的體魄、堅強的心智、祥和的天性和社會氛圍，以及與萬物和平共處的關係，都是現代人所崇尚的狀態。再者，我認為，這一切的不同都是因食物而起，所以讓我們一起讓燃脂生酮飲食成為你的人生基礎，讓你的飲食由繁化簡！換句話說，所有人類對營養的基本需求都相同，至於個體之間的其他差異其實相當細微。因此，不管是要因個人差異在這份基本的燃脂生酮飲食裡加入哪些額外的營養素，最重要的是，都請千萬不要破壞到這個維持身體基本運作的飲食基礎。

讓燃脂生酮的健康觀念，慢慢擴散出去

說到這裡，我們就有足夠的證據可以合理推斷，動物性的油脂是我們每一個人的主要基本能量和營養來源；同時，脂肪也是能最有效率幫助人體儲存能量或產生能量的燃料。就熱量來說，每公克的脂肪的熱量是碳水化合物和蛋白質的 2 倍以上；但就產生的能量來說，每公克脂肪產生的能量卻是另外兩者的 4 倍以上，能提供身體乾淨、安全又持久的能量！脂肪提供人體細胞能量的方式就像是環保的太陽能；而碳水化合物則像是充滿汙染物的石油和核燃料。

燃脂生酮飲食計畫不是為 3 分鐘熱度的人設計的飲食計畫，它是專門為無畏挑戰現狀、真心想要努力恢復或增強自身長期健康狀態的人所設計，或者也可以說，它是為了想要吃得健康，卻同時想讓地球永續發展的人所建立的飲食指南。又或者也可以說，這份飲

食是為了讓你的錢不會進到那些貪婪跨國財閥的口袋裡，能夠轉而支持那些辛勤工作、堅持做對的事的農民和小型良心企業所打造的飲食。總之，就營養層面來說，燃脂生酮飲食代表的是一種人類對健康和飲食的自覺和追尋。一旦你開始採取了這個行動，就絕對不會再走回頭路；因為此刻當你重新走進一般的超市裡，你肯定無法再用跟以前一樣的眼光去看待眼前的事物。這份飲食計畫會讓你自然而然的改變對過往事物的看法，只要明白燃脂生酮飲食的飲食方式可以為你在各個層面帶來多大的好處，並了解當前的政策是如何蒙蔽這些真相、不斷剝奪你獲得健康的權利，你必定不會有任何想走回頭路的意願。**燃脂生酮飲食的意義已經遠超乎其他只在乎身形胖瘦的「潮流飲食」，因為燃脂生酮飲食除了是一份健康飲食外，更希望透過正確、友善環境的飲食方式改善整個地球的生態。**

　　請千萬記得這條路上你絕對不會孤軍奮戰。在你讀到這本書的時候，書中的各章概念和資訊就已經潛移默化的啟發了你的思維，打開了你的眼界，提供了滿滿支持你向前的力量。此時，你的腦中會出現一種「部落」意識，讓你不只希望自己好，也希望整個群體都一起邁向更好的境界；這份認知也會使你進一步瞭解到，食物和食物生產方式在提升個體和整個群體的過程中扮演著多麼重要的角色。因此，如果現在你的腦袋裡已經有了這樣的概念，那麼我一定要跟你說聲：「歡迎來到燃脂生酮部落！」

　　這份具有高度自覺意識的飲食型態，所能帶來好處不僅僅是滿滿的活力、清晰的思慮和擺脫各式病痛的解放感；一旦你讓這個齒輪開始轉動，看到一切成果逐一在你眼前呈現，我相信你一定會更有毅力和熱情在這條路上堅持下去。我要在此特別聲明，每個人「絕對」都有能力執行這份飲食，而且用對方法還可以讓你的花費比傳統美式飲食少；健康並非有錢人的專利，你必須破除這個迷思。

健康是每一個人與生俱來的權利，而現在就是你起身行動的時刻。

回歸生酮飲食，是守護地球的一種方式

　　燃脂生酮飲食計畫會創造一個雙贏局面，一是在找回健康之餘省了荷包，另一個則是讓整個地球以更健康方式永續的方式運轉！

　　最後，燃脂生酮飲食會將我們引導到一個基本的「原始生活狀態」，讓我們成為一個互助的「部落式」社會。雖然我們每一個人對「部落」的定義、政策和喜好程度可能會存在著一定程度的差異性，但是就基本的演化歷史、生理結構和生理機能來看，我們仍是同屬於人類這個物種，也對生活中的某些目標擁有相同的熱情。事實上，我想絕大多數的素食主義者應該會對這個概念特別有感觸。雖然燃脂生酮飲食不是一個純素的飲食，但是在這個飲食中，卻傳遞了更多值得我們持續關注的重要觀念：

- 密切關注我們和我們至親的健康。
- 認清現今嚴重失序的糧食供應狀態，以及政策和經濟體制在幕後操弄的事實。
- 重視環境和所有動物的福祉。
- 建立一套永續、人道的食物供應鏈。
- 以實際行動支持農民和企業繼續做對的事。
- 終結大財團壟斷農業、油業市場的現象；推翻蒙蔽健康真諦的政策；驅逐那些破壞環境的化肥工業以及從病痛中牟利的生技產業、化學工業、製藥大廠和醫療工業。
- 堅信每個人都有權掌控自己的健康，並享用透明化的食物標示和剔除所有的基改食品！
- 了解以上的改變不會從天而降，除非我們親身展開行動；所

以為了我們自己的健康和未來，現在是時候展開行動了，而這些行動衍生的甜美的成果也將從我們手中傳承下去。

為了達成這些目標，我們必須團結一致。現在這個世界已經太過分崩離析了，而這些分化只會讓現行的既得利益者繼續從中牟取暴利。因此，唯有我們連成一氣，才能齊心解決整個地球和人類的健康危機。假如沒有這樣的認知和體悟，我們永遠也不可能達成這些有意義、理想又永續的目標。

只要將這份理念永鑄於心，凝聚眾人的力量，我們還是有辦法移除眼前的重重難關。昔日惜肉如金的社會（若能重返這樣的食肉習慣，我們就能拯救整個世界！）

我知道現在你的腦中，現在一定默默地想著這些問題……

燃脂生酮飲食的飲食方式，真的有助於地球生態永續發展？

透過燃脂生酮飲食的原則，我們有可能用什麼樣的形式滋養地球？

今日的傳統養殖業和以基因改造和化學工業為導向的農業，基本上完全不健康、不天然，也不利地球永續發展。從來沒有任何研究證實，這些生產糧食的方式有辦法滋養地球，更遑論是我們的健康。我們畜養的草食性動物從來就不打算吃穀類、玉米或大豆（甚至是許多令人震驚的飼料成分），牠們自始自終只鍾情一樣糧食，即：天然的青草和牧草。

我們盤中的肉品是否有益健康，與生產這些肉品的動物健康狀態息息相關。數千萬年前（遠在人類尚未出現在地球之時），大量的野生草食性動物（而且牠們的體型大多都相當龐大）曾盤據在全球各地的土地上。不過，當時這些野生的草食性動物卻和這些土地互利共生，讓整片大地欣欣向榮；如果你把這些草食性動物從這些土地上移除，這些土地上的植物也會隨之失去生命力，讓整片大地變得一片死寂。

現在整個地表高達 2／3 的沙漠化土地，就讓我們親眼見證了一個前所未見的生態失衡證據。除此之外，早在歐洲人抵達之前，北美的大草原上本來有 6000 萬頭北美野牛恣意奔馳，但是現在牠們全都消失無蹤。把時間再往前推到上一個冰河期之前，當時，這塊大陸上還有其他 40 種大型草食動物與這些數量龐大的北美野牛共存；然而，儘管牠們同時盤據了大面的土地，卻反而使得這片土地的土壤更加肥沃、生態更加多元。反觀今日，全世界已經有 70% 的草原不再肥沃，這些草原上有益人體健康的表土和其中的礦物質，正以前所未見的速度流失。實際上，現在土壤流失養分的速度已經比它回補養分的速度快了 13%，而且我們在過去短短 100 年間，也已經失去了全世界高達 75% 的穀類品種。更遺憾的是，現在全世界有超過 10 億人口沒有辦法獲得安全的飲用水，但在此同時，卻有 80% 珍貴的潔淨淡水（它遠比石油還珍貴）為工業化農業使用。

這一切的跡象都再再顯示今日的糧食供應形態無法長久永續發展（而且它充其量只是在圖利少數財團而已），可悲的是，我們的稅金卻依舊被挹注在這些有害地球環境的生產方式上。

養殖業對環境造成的衝擊性，絕對不亞於工業化的單一栽植農業，所以現在我們急需做出改變這個生產模式的行動。不過，站在人類健康和環境永續的角度來看，改變這個糧食生產模式的辦法絕對不會是吃素。好消息是，現在我們已經有了足以翻轉這個生產狀態的知識和科技。友善畜牧協會（Savory Institute，www.savory.global）已經在全球對數千家的養殖場推廣人道的畜牧管理方式，希望透過健康、天然的畜養方式，有系統的重新恢復自然生態系統的平衡、土壤和水源的健康、環境的多樣性，以及全球氣候穩定性。我們大家都應該一起鼎力支持這個組織的付出，因為完全草飼的動物（目前佔全球供肉量的 3～4% 左右）有機會在徹底改善人類和環境的健康議題之餘，同步餵飽全球大量的人口，特別是那些生活在最貧脊、根本無法發展農業地區的人民。整個地表有 2 / 3 的土地（由凍原、大草原、沙漠、無法耕作的草地、山巒和其他生態系統組成）完全不能發展農業，但是這些無法耕作的土地上仍有苔癬、草料和青草，能夠餵養大批的草食性動物（同時保持當地天然物種的多樣性）；然後，經過這些草食動物對大地的滋養，不僅可以提升該地的土質，甚至還能在當地發展出共生性的作物。用天然的生態模式正確的管理這些動物，有機會解決當前的許多、許多問題，包括社會和政治的不安定性，以及全球各地為了爭奪資源、糧食和水源所引發的戰爭。以人道的方式畜養動物真的有辦法改變眼前這些棘手的難題。因此，我們必須改變我們的想法和我們的作為，而且是立刻、馬上。

　　這一切的努力除了會為我們贏得更健康的人生，更會讓我們留給後代一個美好的土地和未來。我們一起攜手努力！

　　　　　　　　　　　　　　　　諾拉・蓋朱達斯

附錄 1 | 有助建立正確飲食觀念的資源

不斷更新的燃脂生酮飲食資訊：www.PrimalFatBurner.com 和 www.PrimalBody-PrimalMind.com。這些我所屬的網頁上有很多關於燃脂生酮飲食的文章、資源和食譜，不僅可以提供世界各地正在進行燃脂生酮飲食的人支持和信心，更可以讓更多人了解燃脂生酮飲食。

狩獵‧採集‧成長基金會（Hunt Gather Grow Foundation）：www.huntgathergrowfoundation.com。這是一個新創立的基金會，該會致力於把各地的「真食物」網絡連結在一起。同時，他們也設有許多地方分會，向大眾推廣溫斯頓‧普萊斯（Weston A. Price）等營養專家的飲食理念和分享相關資源，希望透過教育大眾，由下而上的改變我們整個國家的飲食型態。

普萊斯-布登傑營養基金會（Price-Pottenger Nutritional Foundation）：www.ppnf.org。這是一個非營利的教育性組織，以反轉現代人健康狀態每況愈下的趨勢為宗旨。他們向大眾和公衛專家推廣的營養觀念囊括了普萊斯和布登傑（Francis M. Pottenger Jr.）等營養界大前輩的飲食理念。

豐饒澳洲（Nourishing Australia）：www.nourishingaustralia.org.au。「豐饒澳洲」是一個非營利的組織，致力於教育和喚起大眾對土壤、水源、植物、動物、人、社群，乃至整個地球的關愛。

遠祖健康協會（Ancestral Health Society）：www.ancestryfoundation.org/AHS.html。「遠祖健康協會」對古營養學的推廣不遺餘力，包括科學家、公衛專家，或任何想要從古營養學的角度了解現代人類健康狀態的一般民眾，都是他們的服務對象。

MINDD 基金會（MINDD Foundation）：www.mindd.org。位於澳洲雪梨的 MINDD 基金會，旨在幫助醫生和病人找出對抗疾病的有效方法，這些疾病多半是常影響患者心理狀態的代謝性、免疫性、神經性或消化性等疾病。他們主要的服務重心放在兒科疾病，例如過動症、氣喘、過敏、自閉症、慢性疾病、憂鬱症、學習和語言能力遲滯，以及消化和行為方面的疾病。另外，MINDD 基金會在網頁上也有提供合作的醫師名單和相關資源。

基因改造科技協會（Institute for Responsible Technology）：www.responsibletechnology.org/GMFree/Home/index.cfm。這是了解基因改造食品和作物的最佳管道，他們提供完備、詳盡的大量重要基改科學資訊。請務必花一些時間到他們網頁逛逛，支持這個組織！

食物安全中心（Center for Food Safety）：www.truefoodnow.org。藉由遏止有害健康的食物生產方式，並推廣有機和永續農業，來保護人類和環境的健康。讓我們一起拒絕工業化農業，擁抱真正的食物，守護健康！

反思膽固醇國際組織（The International Network of Cholesterol Skeptics，THINCS）：www.thincs.org。這是一個由醫師和科學家組成的非營利組織，提供許多與現代認知相反的膽固醇與心臟疾病資訊，呈現更多面向的思考。

營養與代謝協會（Nutrition and Metabolism Society）：www.nmsociety.org。「營養與代謝協會」是一個符合美國聯邦 501（c）條款第三項標準的非營利健康組織，提供許多與營養科學相關的研究、資訊和教育資源。該協會特別致力於推廣低碳水化合物飲食，希望藉此解決今日盛行的肥胖、糖尿病和心血管疾病等代謝相關問題。

溫斯頓·普萊斯基金會（Weston A. Price Foundation）：www.westonaprice.org。該基金會由莎莉·費隆（Sallly Fallon）和已故的瑪莉·安寧格（Mary Enig）博士創立，致力於推廣普萊斯醫師的飲食理念，在各地設有許多分會。這些分會是很棒的資源，你可以藉由它們找到自家附近的有機/放養食物。

友善畜牧協會（Savory Institute）：www.savory.global。該組織專門向牧場經營者或地主推廣友善土地的理念，希望透過健康、天然的畜養方式，有系統的重新恢復自然生態系統的平衡、土壤和水源的健康，以及氣候的穩定和環境的多樣性。

Cyrex **實驗室**（Cyrex Labs）：www.cyrexlabs.com。它是唯一能真正全方位提供你準確食物過敏症和免疫性檢測數據的實驗室。截至二™一五年，它僅在美國、加拿大、英國和愛爾蘭等地設有據點，不過它很快就會在其他國家拓展新的據點。

小資原味料理（Primal Tightwad）：www.primaltightwad.com。這個網站可以教你如何用比較少的食物預算做出美味的料理，就算是原本就精打細算的人，在這個網站上也可以發現不少令人眼睛為之一亮的省錢技巧或點子。同時這個網站也可以向你證明，吃得好不代表就要花大錢，相反的，你花的錢甚至還會比傳統美式飲食少！

享受原味（Eat Wild）：www.eatwild.com。這是了解哪裡有生產優質草飼動物的網站，可以透過它知道自家附近有哪些優良農家！

覓得清泉（Find a Spring）：www.findaspring.com。你可以利用這個網站找出你家附近的乾淨、天然泉水。這些深埋在地底的泉水大多可供人隨意取用，不僅不用讓你支出額外的花費，還能讓你喝到最純淨的水源。

有關「小腸細菌過度增生症」（SIBO）**的資訊**：www.siboinfo.com。小腸細菌過度增生症的專家，艾莉森・塞貝克（Allison Siebecker）醫生，經營的網站，上面有許多關於這項疾病的詳細資訊。

此外有機會的話，也可以去參加「原始函數」（Paleo f（x））和遠祖健康協會舉辦的研討會，他們會提供許多教育性、啟發性甚至是可以讓你大開眼界的有用訊息。

滋養身體的好物與取得管道

Fatworks 油脂專賣店：http：//fatworks.wazala.com。可以在這裡買到世界上最棒的有機草飼動物料理油，包括：牛油、豬油和鴨油等。市面上也有一些模仿 Fatworks 的商家，但他們產品的原料和品質根本無法和 Fatworks 相提並論。

Pure Indian Foods 食品公司：發酵印度奶油（Cultured Ghee，經檢測乳糖含量低於 0.25%，酪蛋白/乳清蛋白含量為 2.5ppm）請到 www.pureindianfoods.com/Grassfed-Organic-Cultured-Ghee-p/cg.htm 購買；薑黃印度奶油（Turmeric Superghee，經檢測乳糖含量低於 0.5%，酪蛋白/乳清蛋白含量為 5ppm）請到 www.pureindianfoods.com/turmeric-superghee-p/tsg7.htm 購買。

南極磷蝦油：我建議在 Mercola.com 網站上的 http://shop.mercola.com/category/418/1/omega-3s 頁面選購。

不小心吃到麩質或乳製品的對策：麩質專家湯姆・奧布萊恩（Tom O'Bryan）醫師研發了一種叫做 E3 Advanced Plus 的產品，它是一種可以輔助人體消化麩質和其他抗原蛋白的消化酵素，由功能強大的酵素、益生菌和益生質組成，讓對麩質過敏的人，不小心吃進麩質蛋白後，也能快速分解它們。這項產品經實驗證實，可以在 90 分鐘內有效消化 99% 的常見抗原（小麥、乳製品、大豆、雞蛋、堅果、魚、大麻籽和豌豆）。請注意，不要以為這款酵素跟事後避孕藥一樣，可以在吃了一頓披薩大餐後，隔個好幾個鐘頭再吃；你要在用餐之前，或者是用餐之後就馬上服用，才能有實質的幫助。因此，如果你在餐廳吃飯，或是懷疑自己可能吃到可能含有微量麩質或乳製品的食物時，請立刻服用這款產品。http://thedr.com/products-page-2/nutrition-formulas。

Vital Proteins 的明膠（Gelatin）和水解膠原蛋白（Collangen Peptides）：請至 www.vitalprotens.com 選購。

鴯鶓油：在美國可以選擇 Walkabout Health Products 這個品牌的鴯鶓油（www.walkabouthealthproducts.com）；至於澳洲地區，則可以選擇 Baramul 出品的鴯鶓油（www.Baramul100.com）。

美國優質肉品（US Wellness Meats）：www.grasslandbeef.com。在美國線上選購頂級放養肉品和相關產品的管道，讓你不管住在美國哪裡，都可以輕鬆享用完全草飼的肉品。

Mulay's Sausage 食品公司：http://mulaysausage.com。這家食品公司生產香腸的原料都是不含抗生素且人道飼養的豬肉，另外，他們的產品也經過認證，完全不含麩質、硝酸鹽、亞硝酸鹽、味精、糖、大豆和乳製品。最這要的是，他們家的香腸還相當美味！

Cultures for Health 健康食品公司：www.culturesforhealth.com。售有高品質的優格、優酪乳、紅茶菌水（kombucha）以及發酵蔬菜的菌種、設備和教學影片。

Walleye Direct **食品公司**：www.walleyedirect.com。線上購得來自加拿大內陸乾淨水域的優質、野生淡水漁獲。

Ōra King **健康養殖鮭魚**：http://orakingsalmon.co.nz。雖然我通常會建議消費者不要選購養殖魚，不過現在興起一種新的養殖模式，能夠以更健康、永續且不傷害野生族群的方式，養出高品質的鮭魚。其中一家可以提供這類高品質養殖鮭魚、不必讓你冒險去吃可能受到汙染的野生大西洋鮭魚的魚場，就是來自紐西蘭的 Ōra King。他們養殖的帝王鮭魚（是最富含 omega-3 脂肪酸的鮭魚品種）從來沒有受到任何化學物質、抗生素或基改飼料汙染，而且生長在大西洋鮭魚所無法比擬的純淨水域裡。在蒙特雷灣水族館（Monterey Bay Aquarium）做的一個全球性海產安全性評比「海產看守員計畫」（Seafood Watch）裡，紐西蘭海域的海洋養殖鮭魚（包括 Ōra King 的鮭魚）被列為「綠燈區」，這表示牠們是消費者選購海鮮的「最佳選擇」。

野山原始市集（Wild Mountain Paleo Market）：www.wildmountainpaleo.com。你可以在這裡買到很棒的火山霹靂豆（燃脂生酮飲食的基本堅果班底），以及各式口味的 100% 有機放養優質「香酥豬皮」（Galactic Hog Skin）。野山原始市集提供了大量的精選食品、補充劑、書籍和生活用品，每一樣都通過最嚴格的檢驗。他們的經管理念就是成為最值得信賴的優良商品供應者，讓消費者能夠買到物超所值的健康商品。

Wilderness Family Naturals 天然食品商：www.wildernessfamilynatur als.com。選購頂級椰奶、椰漿、椰子油和椰子醬的首選商家；另外，他們還售有各式的有機堅果。我想你再也找不到比他們還棒的椰奶或椰漿。

榮恩醫師的極淨補充劑（Dr. Ron's Ultra-Pure Supplements）：www.drrons.com。為榮恩醫師創立的品牌，出品許多有益健康且不含任何添加物的補充劑。同時，他也是購買補充劑 Unique E 綜合生育酚膠囊的管道。

Zukay **生機食品公司**：www.zukay.com。生產優質天然發酵淡啤酒（kvass）和沙拉醬的生機品牌。

Bulletproof 的「**大腦辛烷油**」（Brain Octane） 八碳中鏈三酸甘油酯油：請至 www.bulletproof.com/nutrition/quality-fats 購買。

芽菜補給站：http://sprouthouse.com/organic-sprouting-seed。

紅外線蒸氣浴烤箱（讓每天更有效率的排毒）：我自己就有一台，我每天都會進去流流汗。市面上有販售多款合格的紅外線蒸汽浴烤箱，他們的排毒效果真的很棒！趕快到 www.sunlighten.com 選購。

　　欲瞭解更多我推薦的實用產品或特定補充劑，請到我的網路商店 www.primalbody-primalmind.com/store 逛逛。

燃脂生酮飲食的食材採買清單

椰子醬油（coconut aminos）：最常見的品牌是 Coconut Secret，它的品質相當好。這類醬油完全不含麩質或大豆成分，是取代各式醬油的好選項。

Stevita 甜菊糖液：我認為 Stevita 的甜菊糖液是市面上品質最好、最純的甜菊糖產品。它從甜菊葉裡榨出汁液後，僅添加少許的葡萄籽萃取物作為抗菌防腐劑。我的網站 www.primalbody-primalmind.com/store 列有它在亞馬遜網路商店的連結，這款甜菊糖液可能是唯一一款真正有益健康、天然又不會造成血糖問題的甜味劑。

有機初榨離心萃取椰子油：市面上有許多不錯的廠牌，例如 Wilderness Family Naturals、Nutiva、Dr. Bronner's 等。請避免選購分餾的液態椰子油！如果你不想要每一道菜的味道都帶有椰子油的香氣或是不喜歡椰子油的味道，可以選擇 Omega Nutrtion 的微精製有機椰子油，它完全不帶任何椰子的氣味或滋味。

椰奶和椰漿：Wilderness Family Naturals 是我吃過最好的品牌。

喜馬拉雅山岩鹽或凱爾特海鹽：切記，絕對不要購買精製的純氯化鈉精鹽。

椰製餅皮：我最愛的是 Pure Wrap 的椰製餅皮（可以在野山原始市集購得 www.wildmountainpaleo.com），除了原味餅皮，它也有可口的咖哩口味！

以純放養動物為原料的的動物性料理油：不論是牛油、豬油或是鴨油，你都可以在 Fatworks 或美國優質肉品的網站上買到。

有機香草和辛香料：Pure Indian Foods 是最棒的選擇購管道之一（www.pureindianfoods.com/popular-indian-spices-s/31.htm），除了有機、無經過照射處理的各式異國香料，他們亦售有少見的黑種草籽和最高品質的薑黃；我也很喜歡 Simply Organic（它的辣椒粉不錯）、Morton&Basset（大部分天然食品店都有賣，我特別喜歡他們家的 M&B's 黃咖哩粉）和 Red Ape 等廠牌的香料。

堅果粉：Nutiva 的有機堅果粉（還有椰子粉）很棒，當然 Bob's Red Mill 的產品也是不錯的選擇。

天然的蘋果醋：我喜歡 Bragg 有機蘋果醋，他們家也有生產很棒的香草調味料和營養酵母粉。

巴薩米克醋：我偏好 Napa Valley Naturals 的產品，不過只要是有機、無麩質的巴薩米克醋你都可以任意選購。

椰子醋：由椰子樹的樹液製成，Coconut Secret 的椰子醋很棒。

有機莎莎醬：Salsa de Casa 的莎莎醬不僅美味、有機還是市面上容易買到大廠牌，分有微辣、中蠟和大辣等辣度。

魚露：Red Boat 的魚露是首選，它是完全製作天然、初榨的特級越南魚露。遵循 200 年前的古法、不含任何化學添加物，製程中更沒有額外添加水、防腐劑或味精。詳見 http://redboatfishsauce.com/#sthash.Hg8D8FER.dpuf。

香草：Simple Organic 和 Singing Dog 這兩個品牌都有生產品質精良、有機的無酒精香草精。Bulletproof（www.bulletproof.com）則售有最純的香草粉（產品名為 VanillaMax）。

天然有機可可醬：Stirs the SOUL 是我吃過最棒的可可醬品牌。

香油／麻油：Napa Organics 這個品牌的產品很棒。

酪梨油：Ava Jane's 無疑是最棒的酪梨油選擇。

橄欖油：我喜歡 Barinani 出品的有機、未過濾橄欖油。

夏威夷堅果油：我習慣用 Taylor's Pure 和 Natural 這 2 個廠牌的夏威夷堅果油，在亞馬遜網路商店就可以買的到。（小叮嚀：我個人會避免選擇 Spectrum Naturals 的油品，嗯，因為我說過我對油脂的品質真的很挑剔。）

芥末醬：一般高價的國際性超市裡都有販售 Organic Ville 的產品。我最愛他們家的石磨有機芥末醬（Stone Ground Organic Mustard），另外，它們的 Dijon 芥末醬和原味黃芥末醬也很美味。這些產品裡都完全不含麩質或其他「雜七雜八」的添加物。不過，除了這 3 支產品外，我其實不太會購買他們家的其他產品，因為他們常會以龍舌蘭糖漿增加產品的甜味。所以選購任何產品前，都請詳細閱讀成分標示。

BBQ 醬：絕大多數的市售 BBQ 醬都含有大量的糖、麩質、芥花油或一大堆唸不出名字的奇怪添加物。Trinity Hill Farms 這個牌子是我目前唯一找到，完全不含奇怪添加物、只加了一些甜菊糖增加甜味的產品，而且它的風味實在令人驚豔。雖然在 21 天的燃脂生酮飲食計畫裡並沒有烤肉的食譜，但我還是想先跟你說可以到哪裡買到優質的 BBQ 醬，這樣如果以後想要烤肉，就可以知道自己要去哪裡準備這些食材。如果你家附近的商家沒賣這款 BBQ 醬，可以到亞馬遜網路商店訂購。

番茄糊：Bionature 的有機番茄糊是很棒的選擇。

有機放養的罐裝雞骨高湯：如果一時沒時間自己煮雞高湯，可以選擇 Pacific 的低鈉雞骨高湯應應急（料理時再另行添加喜馬拉雅山岩鹽或凱爾特海鹽），它的品質還不錯，也不含麩質。不過，這只是不得以的時候，平常最好還時盡量用自己燉煮的高湯來做飯。

謝辭

　　我想要謝謝以下這些人，要不是有他們的無私付出、一直在身邊支持我，我根本不可能完成這本書。麗莎（Lisa Collins）和蘇西（Susie Arnett），我永遠不會忘記你們是如何幫助我寫這本書。崔西（Tracy Bosnian）和羅莎琳（Rosalyn Newhouse），我要對你們的鼎力相助大聲說聲謝謝。莎莉絲特（Celeste Fine）和莎拉（Sarah Passick），我也一定要向你們表達我的由衷感謝，謝謝你們的力挺，也謝謝你們願意支持這本書！最後，我要謝謝艾蜜莉（Amely Greeven），沒有你我絕對無法完成這一切。

　　我也想感謝以下這些傑出、頂尖的研究人員：榮恩・羅斯戴爾（Ron Rosedale）、大衛・博瑪特（David Perlmutter）、達提斯・凱羅西安納（Datis Kharraziana）、傑・沃特曼（Jay Wortman）、阿里斯托・沃耶丹尼（Aristo Vojdani）、已故的喬治・卡喜爾（George Cahill）、理查・維屈（Richard Veech）、已故的瑪麗・安寧格（Mary Enig）、已故的羅傑・曼（Roger Mann）、蓋瑞・陶布斯（Gary Taubes）、威廉・雷納德（Willam R. Leonard）、喬許・梭德葛理士（Josh Snodgrass）、瑪西亞・羅伯森（Marcia Robertson）、麥可・埃德斯（Machael Eades）、彼得・阿提亞（Peter Attia）、史蒂芬・菲尼（Stephen Phinney）、理查・費曼（Richard Feinman）、艾力克斯・瓦斯克斯（Alex Vasquez）、約翰・布里法（John Briffa）、米奇・班朵爾（Miki Ben-Dor）、已故的溫斯頓・普萊斯（Weston A. Price）、已故的法蘭西斯・布登傑（Francis Pottenger）、已故的羅伯

特‧阿德雷（Robert Ardrey）以及已故的巴里‧格羅夫（Barry Groves）；萬分感激他們在這個領域的身先士卒、無限熱情以及帶給世人的重大啟發。

最後，我想要謝謝大衛‧梅奇（L. David Mech）、菲爾加摩爾‧史蒂芬森（Vilhjalmur Stefansson）、法利‧莫沃特（Farley Mowat）、威爾‧斯蒂格（Will Steger）和巴里‧佩洛斯（Barry Lopez）；感謝他們讓我明白脂肪的重要性，並從北極居民身上獲得深刻的體悟。

諾拉‧蓋朱達斯

參考文獻

聲明

Poplawski MM, Mastitis JW, Isoda F, Grosjean F, Zheng F, Mobbs CV. "Reversal of Diabetic Nephropathy by a Ketogenic Diet." *PLoS ONE* (20 April 2011). http:// dx.doi .org /10.1371 /journal.pone.0018604.

導讀

1. Pérez-Guisado J. [Ketogenic diets: additional benefits to the weight loss and unfounded secondary effects]. *Arch Latinoam Nutr* (2008); 58(4): 323–9.
2. Westman EC, Yancy WS, Mavropoulos JC, et al. "The effect of a low-carbohydrate, ketogenic diet versus a low-glycemic index diet on glycemic control in type 2 diabetes mellitus." *Nutr Metab* (London 2008); 5:36. doi: 10.1186 /1743-7075-5-36.
3. Volek JS, Sharman MJ, Gomez AL, et al. "Comparison of energy-restricted, very low-carbohydrate and low-fat diets on weight loss and body composition in overweight men and women." *Nutrition & Metabolism* (2004); 1:13. doi:10.1186 /1743-7075-1-13.
4. Bough KJ, Wetherington J, Hassel B, et al. "Mitochondrial biogenesis in the anticonvulsant mechanism of the ketogenic diet." *Ann Neurology* (2006); 60(2): 223–35.
5. Rosedale R, Westman EC, and Konhilas JP. "Clinical experience of a diet designed to reduce aging." *J Appl Res* (2009 Jan 1); 9(4): 159–65.

第 1 章　從古猿露西到部落獵人

1. McPherron SP, Alemseged Z, Marean CW, et al. "Evidence for stone tool-assisted consumption of animal tissue before 3.39 million years ago at Dikika, Ethiopia" (2010 12 Aug); 466. doi: 10.1038 /nature09248.
2. Schaller GB, Lowther G. "The relevance of carnivore behavior to the study of early hominids." *Southwest J Anthropology* (1969): 307–34.
3. Ferraro JV, Plummer TW, Pobiner BL, Oliver JS, Bishop LC, et al. "Earliest archaeological evidence of persistent hominin carnivory." *PLoS ONE* (2013); 8(4): e62174. doi:10.1371 /journal.pone.

4. Milton K. "A hypothesis to explain the role of meat-eating in human evolution." *Evol Anthropol* (1999); 8: 11–21. doi:10.1002/(SICI)1520–6505(1999).

5. DeAnna EB, Koltz AM, Lambert JE, Fierer N, Dunn RR. "The evolution of stomach acidity and its relevance to the human microbiome." *PLoS ONE* (2015); 10(7): e0134116. doi: 10.1371/journal.pone.0134116.

6. Bothwell TH, Charlton RW. "A general approach to the problems of iron deficiency and iron overload in the population at large." *Semin Haematol* (1982); 19: 54–67.

7. Speth J. "Early hominid hunting and scavenging: the role of meat as an energy source." *J Hum Evol* (1989); 18: 329–43. Mann NJ. "Meat in the human diet: An anthropological perspective." *Nutrition & Dietetics* (2007); 64 (Suppl. 4): S102–S107. doi: 10.1111 /j.1747-0080.2007.00194.x.

8. Richards MP, Hedges REM, Jacobi R, Current A, Stringer C. "Focus: Gough's Cave and Sun Hole Cave human stable isotope values indicate a high animal protein diet in the British Upper Palaeolithic." *J Archeolog Sci* (2000); 27(1): 1–3.

9. Foley R. "The evolutionary consequences of increased carnivory in hominids." In: Stanford CB, Bunn HT, eds. *Meat-Eating and Human Evolution* (Oxford: Oxford University Press, 2001); 305–31. Anton SC, Leonard WR, Robertson ML. "An ecomorphological model of the initial hominid dispersal from Africa." J Hum Evol (2002); 43: 773–85. doi:10.1006 /jhev.2002.0602.

10. Bonsall C, Lennon R, McSweeney K, Stewart C, Harkness D, Boroneant V, Bartosiewicz V, Payton R, Chapman J. "Mesolithic and early Neolithic in the Iron Gates: A palaeodietary perspective." *J Eur. Archaeol* (1997); 51: 50–92.

11. Stanford DJ, Day JS. *Ice Age Hunters of the Rockies.* (Niwot: University Press of Colorado, 1992).

12. Enig M, Fallon S. "Cave man diet." *Price-Pottenger Nutrition Foundation Health Journal* (1999); 21(2).

13. Speth JD. *The Paleoanthropology and Archaeology of Big-Game Hunting: Protein, Fat, or Politics?* (New York: Springer, 2010).

14. Mann NJ. "Human evolution and diet: A modern conundrum of health versus meat consumption, or is it?" *Animal Production Science* (2013 Jan); 53(11): 1135.

15. Kinzie C, Que Hee SS, Stich A, et al. "Nanodiamond-rich layer across three continents consistent with major cosmic impact at 12,800 Cal BP." *J Geology* (2014); 122: 475–506.

16. Brink J. *Imagining Head Smashed In: Aboriginal Buffalo Hunting on the Northern Plains.* (Edmonton: Athabasca University Press, 2008).

17. Ben-Dor M, Gopher A, Hershkovitz I, Barkai R. "Man the fat hunter: The demise of *Homo erectus* and the emergence of a new hominin lineage in the Middle Pleistocene (ca. 400 kyr) Levant." *PLoS ONE* (2011 Dec); 6(12): e28689. Speth JD. "Early hominid hunting and scavenging: the role of meat as an energy source." *J Hum Evolution* (1989); 18(4): 329–43.

第 2 章　油脂與人腦演化的關聯

1. George F. Cahill Jr. "Fuel Metabolism in Starvation." *Ann Rev Nutr* (2006) 26: 1–22. doi:10.1146 /annurev.nutr.26.061505.111258.

2. Leonard WR, Robertson ML. "Evolutionary perspectives on human nutrition: the influence of brain and body size on diet and metabolism." *Am J Human Biol* (1994); 6: 77–88.

3. Aiello LC. "Brains and guts in human evolution: the expensive tissue hypothesis." *Brazilian J Genetics* (1997); 20: 141–8.

4. Cahill GF Jr, Veech RL. "Ketoacids? Good medicine?" *Trans Am Clin Climatol Assoc* (2003); 114: 149–61; discussion 162–3.

5. Boyd R, Silk JB. *How Humans Evolved.* 7th ed. (New York: W. W. Norton, 2014).

6. Henneberg M. "Decrease of human skull size in the Holocene." *Human Biology* (1988); 395–405.

7. Ben-Dor M, Gopher A, Hershkovitz I, Barkai R. "Man the fat hunter: The demise of Homo erectus and the emergence of a new hominin lineage in the Middle Pleistocene (ca. 400 kyr) Levant." *PLoS ONE* (2011 Dec); 6(12): e28689.

8. Cahill GF. "Survival in starvation." *Am J Clin Nutr* (1998); 68: 1–2.

9. Crawford M. "The role of dietary fatty acids in biology: their place in the evolution of the human brain." *Nutr Rev* (1992); 50: 3–11. Chamberlain JG. "The possible role of long-chain omega-3 fatty acids in human brain phylogeny." *Perspect Biol Med* (1996); 39: 436–45.

10. Emken RA, Adlof RO, Rohwedder WK, et al. "Comparison of linolenic and linoleic acid metabolism in man: influence of dietary linoleic acid." In: Sinclair A, Gibson R, eds. *Essential Fatty Acids and Eicosanoids, Invited Papers from the Third International Congress* (Champaign, IL: AOCS Press, 1992), 23–5.

11. Chamberlain JG. "The possible role of long-chain omega-3 fatty acids in human brain phylogeny." *Perspect Biol Med* (1996); 39: 436–45.

12. Girao H, Mota C, Pereira P. "Cholesterol may act as an antioxidant in lens membranes." *Curr Eye Res* (1999 Jun); 18(6): 448–54.

13. Smith LL. "Another cholesterol hypothesis: cholesterol as antioxidant." *Free Radic Biol Med* (1991); 11(1): 47–61.

14. Hardy K, Brand-Miller J, Brown KD, Thomas NG, Copeland L. "The importance of dietary carbohydrate in human evolution." *Quarterly Rev Biology* (2015); 90(3): 251. doi: 10.1086 /682587.

15. Sorensen A, Roebroeks W, van Gijn A. "Fire production in the deep past? The expedient strike-a-light model." *J Archaeol Sci* (2014); 42: 476–86.

16. Cordain L. "Ancestral fire production: Implications for contemporary 'paleo' diets." *The Paleo Diet* (2014 Apr 20). http:// thepaleodiet .com /ancestral-fire-production-implications-contemporary-paleo-diets.

17. Richards MP. "Stable isotope evidence for European Upper Paleolithic human diets." In: Hublin JJ, Richards MP, eds. *The Evolution of Hominin Diets Integrating Approaches to the Study of Palaeolithic Subsistence*. 251–57 (Netherlands: Springer 2009). Richards MP, Trinkaus E. "Isotopic evidence for the diets of European Neanderthals and early modern humans."*Proc Natl Acad Sci* USA (2009); 106(38):16034–9. Lee-Thorp JA, Sponheimer MB. "Contributions of biogeochemistry to understanding hominin dietary ecology." *Yearbook of Physical Anthropology* (2006): 49: 131–48.

18. Perry GH, Dominy NJ, Claw KG, Lee AS, Fiegler H, et al. "Diet and the evolution of human amylase gene copy number variation." *Nature Genetics* (2007): 39(10): 1256–60.

19. Leonard WR, Robertson ML, Snodgrass JJ, Kuzawa CW. "Metabolic correlates of hominid brain evolution." *Comp Biochem Physiol A Mol Integr Physiol* (2003): 136: 5–15.

20. Maalof MA, Rho JM, Matteson MP. "The neuroprotective properties of calorie restriction, the ketogenic diet, and ketone bodies." *Brain Res Rev* (2009 Mar): 59(2): 293–315. doi: 10.1016 /j.brainresrev.2008.09.002.

21. Siegell GJ, Agranoff BW, Albers RW, et al. *Basic Neurochemistry: Molecular, Cellular and Medical Aspects*, 6th ed. (Windermere, FL: American Society for Neurochemistry).

22. Cahill GF Jr. "Fuel Metabolism in Starvation." *Ann Rev Nutr* (2006); 26: 1–22. doi: 10.1146 /annurev.nutr.26.061505.111258

23. Cunnane SC, Crawford MA. "Survival of the fattest: fat babies were the key to evolution of the large human brain." *Comp Biochem Physiol A Mol Integr Physiol* (2003 Sep); 136(1): 17–26.

24. Henneberg M. "Decrease of human skull size in the Holocene." *Hum Biol* (1988); 60: 395–405.

25. Childers M, Herzog H. "Motivations for meat consumption among ex-vegetarians." Annual Meeting of the International Society for Anthrozoology (2009).

第 3 章　農業文明興起，破壞了人類與生俱來的生理機制

1. Diamond J. "The worst mistake in the history of the human race." *Discover* (May 1987).

2. Seiler R, Spielman AI, Zink A, Rühli, F. "Oral pathologies of the Neolithic Iceman, c. 3300 BC." *European J Oral Sci* (2013); 1–5.

3. Acsa'di GY, Nemeskeri J. "History of human life span and mortality (Akademiai Kiado, Budapest)." *Current Anthropology* (1974 Dec); 15(4): 495–507. Cohen MN. *Health and the Rise of Civilization.* (New Haven: Yale University Press, 1989). Diamond J. *Guns, Germs, and Steel: The Fates of Human Societies.* (New York: Norton, 1997). Wesidorf JL. "From foraging to farming: Explaining the Neolithic revolution." *J Economic Surveys* (2006); 19: 561–86.

4. Pinhasi R, Eshed V, von Cramon-Taubadel N. "Incongruity between affinity patterns based on mandibular and lower dental dimensions following the transition to agriculture in the Near East, Anatolia and Europe." *PLoS ONE* (2015); 10(2):e0117301. doi: 10.1371 /journal.pone.0117301.

5. "Malocclusion and dental crowding arose 12,000 years ago with earliest farmers." *Science Daily* (2015 Feb 4).

6. Cordain L. "Cereal grains: Humanity's double-edged sword." *World Rev Nutr Diet* (1999); 84: 19–73.

7. Hulsegge G, Susan H, Picavet J, et al. "Today's adult generations are less healthy than their predecessors: generation shifts in metabolic risk factors: the Doetinchem Cohort Study." *Eur J Preventive Cardiology* (2014 Sep); 21(9): 1134–44.

8. Murray CJL, Lopez AD. *The Global Burden of Disease: A Comprehensive Assessment of Mortality and Disability from Diseases, Injuries and Risk Factors in 1990 and Projected to 2020.* Geneva: World Health Organization (1996).

9. Dantzer R, O'Connor JC, Freund GG, Johnson RW, Kelley KW. "From inflammation to sickness and depression: When the immune system subjugates the brain." *Nature Rev Neurosci* (2008 Jan); 9(1): 46–56.

10. Hallert C, et al. "Evidence of poor vitamin status in coeliac patients on a gluten-free diet for ten years." *Alimentary Pharmacol Therapeutics* (2002 Jul); 16(7): 1333–9.

11. Addolorato G, et al. "Regional cerebral hypoperfusion in patients with celiac disease." *Am J Medicine* (2004); 116(5): 312–7.

12. Taubes G."What if it's all been a big fat lie?"*New York Times Magazine* (2002 Jul 7).

13. ——— . "What if it's all been a big fat lie?" *New York Times Magazine* (2002 Jul 7).

14. Margutti P, Delunardo F, Ortona E. "Autoantibodies associated with psychiatric disorders." *Curr Neurovasc Res* (2006 May); 3(2): 149–57. Matsunagab H, Kimuraa M, Tatsumia K, et al. "Autoantibodies against four kinds of neurotransmitter receptors in psychiatric disorders." *J Neuroimmunology* (2003 Aug); 141(1–2): 155–64. Benros ME, Waltoft BL, Noprdentoft M, et al. "Autoimmune diseases and severe infections as risk factors for mood disorders: A nationwide study." *JAMA Psychiatry* (2013); 70(8): 812–820. doi:10.1001 /jamapsychiatry.2013.1111.

15. Benros ME, Waltoft BL, Noprdentoft M, et al. "Autoimmune diseases and severe infections as risk factors for mood disorders: A nationwide study." *JAMA Psychiatry* (2013); 70(8): 812–20. doi:10.1001 /jamapsychiatry.2013.1111. Eaton WW, Pedersen MG, Nielsen PR, Mortensen PB. "Autoimmune diseases, bipolar disorder, and non-affective psychosis." *Bipolar Disord* (2010 Sep); 12(6): 638–46. doi: 10.1111 /j.1399-5618.2010.00853.x.

16. King S, Chambers CT, Huguet RC, et al. "The epidemiology of chronic pain in children and adolescents revisited: A systematic review." *PAIN* 152, issue 12 (Dec 2011) pub by Elsevier. doi:10.1016 /j.pain.2011.07.016.

17. "Vegetables without vitamins." *Life Extension Magazine* (2001 Mar). *Composition of Foods (Raw, Processed, Prepared): Agriculture Handbook No. 8.* USDA Agricultural Research Service (1963).

18. Senate Document #264; Presented by Rex Beach, June 1936. (United States GPO, Washington, D.C., 1936).

19. Heinrich E. "The root of all disease." *TRC* 4th ed. (Tulsa: The Rockland Corporation, 2000).

20. "Vegetables without vitamins." *Life Extension Magazine* (2001 Mar).

21. Diez-Gonzalez F, et al. "Grain-feeding and the dissemination of acid-resistant *Escherichia coli* from cattle." Science (1998); 281: 1666–8.

22. International Food Policy Research Institute, 2016. Global Nutrition Report 2016: From Promise to Impact; Ending Malnutrition by 2030. Washington DC.

23. Health at a Glance, 2013: OECD Indicators. OECD Publishing. http:// dx.doi .org /10.1787 /health _glance-201.

24. Hammond RA, Levine R. "The economic impact of obesity in the United States." *DovePress Journal: Diabetes, Metabolic Syndrome and Obesity: Targets and Therapy.* 2010; 3: 285–95. doi: 10.2147 /DMSOTT.S7384.

25. Robert Preidt (Healthday). "Cost of obesity approaching $300 billion a year." *USA Today*, Your Life (2011).

26. Ryan Maslow. "Obesity to affect 42% of Americans by 2030 with $550 billion in costs, say researchers." CBS News (May 8, 2012).

27. Tumulty K. "The health care crisis hits home." *Time* (2009 Mar 5).

第 4 章　你可以任選身體的燃料，但拜託別選葡萄糖

1. Wortman J. "The story so far." Dr. Jay's Blog. www .drjaywortman .com /blog / word press /about.

2. http:// www .dummies .com /how-to /content /how-your-body-turns-carbohydrates-into-energy.html.

3. Alberts B. *Molecular Biology of the Cell.* 4th ed. (New York: Garland Science, 2002); 93.

4. Welsh JA, Sharma A, Abramson JL, Vaccarino V, Gillespie C, Vos MB. "Caloric sweetener consumption and dyslipidemia among US adults." *JAMA* (2010 Apr 21); 303(15): 1490–7.

5. Johnson RK et al. "Dietary sugars intake and cardiovascular health: A scientific statement from the American Heart Association." *Circulation* (2009); 120: 1011–20.

6. Voss MB, et al. "Dietary fructose consumption among US children and adults: The Third National Health and Nutrition Examination Survey." *Medscape J Med* 208; 10: 160.

7. Wallace DC. "Mitochondrial DNA mutations in disease and aging." *Environ Mol Mutagen* (2010 Jun); 51(5): 440–50.

8. Mecocci P, MacGarvey U, Kaufman AE, et al. "Oxidative damage to mitochondrial DNA shows marked age-dependent increases in human brain." *Ann Neurol* (1993 Oct); 34(4): 609–16.

9. Shimazu T, et al., "Suppression of Oxidative Stress by β-Hydroxybutyrate, an Endogenous Histone Deacetylase Inhibitor." *Science* (2012) doi:10.1126 /science .1227166

10. Shimazu T, et al. "Suppression of oxidative stress by B -hydroxybutyrate, an endogenous histone deacetylase inhibitor." *Science* (2013 Jan 11); 339(6116): 211–4. doi: 10.1126 /science.1227166.

11. Cohen E, Cragg M, deFonseka J, et al. "Statistical review of US macronutrient consumption data, 1965–2011: Americans have been following dietary guidelines, coincident with the rise in obesity." *Nutrition* (2015 May); 31(5):727–32. doi: http://dx.doi .org /10.1016 /j.nut.2015.02.007.

12. Ogden CL, Carroll, MD; Lawman, HG, Fryar, CD, Kruszon-Moran, D, Kit, BK, and Flegal KM. (2016). "Trends in obesity prevalence among children and adolescents in the United States, 1988–1994 through 2013–2014." *JAMA*, 315(21), 2292–99.

13. Hite AH, Feinman RD, Guzman GE, Satin M, Schoenfeld PA, Wood RJ. "In the face of contradictory evidence: report of the Dietary Guidelines for Americans Committee." *Nutr Burbank Los Angel City Calif* (2010); 26: 915–24.

14. Zinn AR. "Unconventional wisdom about the obesity epidemic." *Am J Med Sci* (2010); 340: 481–91.

15. US Department of Agriculture, US Department of Health and Human Services. Report of the Dietary Guidelines Advisory Committee on the Dietary Guidelines for Americans, 2010. US Department of Agriculture, Washington DC (2010).

16. Pontzer H, et al. "Hunter-gatherer energetics and human obesity." *PLoS ONE* (2012); 7(7): e40503. doi:10.1371 /journal.pone.0040503.

17. Manninen AH. "Low-carbohydrate diets: Misunderstood 'villains' of human metabolism." *Int Soc Sports Nutr.* 2004; 1(2): 7–11. doi:10.1186 /1550-2783-1-2-7 http:// www .ncbi.nlm.nih.gov /pmc /articles /PMC2129159.

18. Dietary Guidelines for Americans—2010. Food and Nutrition Information Center, Center for Nutrition Policy and Promotion. United States Department of Agriculture. http:// fnic.nal.usda.gov /dietary-guidance /dietary-guidelines.

第 5 章　善用超級燃料，啟動燃脂幫浦

1. Cahill GF Jr. "Starvation in man." *N Engl J Med* (1970); 19: 668–75.

2. Landau BR, Brunengraber H. "The role of acetone in the conversion of fat to carbohydrate." *Trends in Biochemical Sciences* (1987); 12: 113–4.

3. Argiles JM. "Has acetone a role in the conversion of fat to carbohydrate in mammals?" *Trends In Biochemical Sciences* (1986); 11(2): 61–3.

4. Cahill GF Jr, Veech RL. "Ketoacids? Good medicine?" *Trans Am Clin Climatol Assoc* (2003); 114: 149–61; discussion 162–3.

5. Cahill GF Jr. "Fuel metabolism in starvation." *Annu Rev Nutr* (2006); 26: 1–22.

6. Klein S, Wolfe RR. "Carbohydrate restriction regulates the adaptive response to fasting. *Am J Physiol* (1992); 262: E631 ?E636.

7. Gibson AA, Seimon RV, Lee CM, et al. "Do ketogenic diets really suppress appetite? A systematic review and meta-analysis." *Ones Rev* (2015 Jan); 16(1): 64–76. doi: 10.1111 /obr.12230. Epub 2014 Nov 17.

8. Sumithran P, Prendergast, L A, Delbridge E, et al. "Ketosis and appetite-mediating nutrients and hormones after weight loss." *Eur J Clin Nutr* (2013 Jul); 67: 759–64. doi:10.1038 /ejcn.2013.90.

9. Dashti HM, Mathew TC, Hussein T, et al. "Long-term effects of a ketogenic diet in obese patients." *Exp Clin Cardiol* (2004 Fall); 9(3): 200–5.

10. Hussain TA, Mathew TC, Dashti AA, Asfar S, Al-Zaid N, Dashti HM. "Effect of low-calorie versus low-carbohydrate ketogenic diet in type 2 diabetes." *Nutrition* (2012 Oct); 28(10): 1016–21. doi:10.1016 /j.nut.2012.01.016.

11. Kraschnewski JL, Boan J, Esposito J, et al. "Long-term weight loss maintenance in the United States." *Int J Obes (Lond)* (2010); 34(11): 1644–54.

12. Douketis JD, Macie C, Thabane L, Williamson DF. "Systematic review of long-term weight loss studies in obese adults: clinical significance and applicability to clinical practice." *Int J Obes (Lond)* (2005); 29(10): 1153–67.

13. Cappello G, Franschelli A, Capello A, DeLuca P. "Ketogenic enteral nutrition as a treatment for obesity: short term and long term results from 19,000 patients." *Nutrition and Metabolism* (2012): 9: 96 doi:10.1186 /1743-7075-9-96.

14. Cahill GF Jr. "Fuel Metabolism in Starvation." *Ann Rev Nutr* (2006): 26: 1–22. doi: 10.1146 /annurev.nutr.26.061505.111258.

15. Bernstein, RK. "Dr. Bernstein's Diabetes Solution," 4th ed. (New York: Little Brown, 2011), 130

16. Noli D, Avery G."Protein poisoning and coastal subsistence."*J Archaeol Sci* (1988); 15(4): 395–401.

17. Stefansson V. *Arctic Manual* (New York: Macmillan, 1944), 232–33.

18. Isner JM, Sours HE, Paris AL. "Unexpected death in avid dieters using the liquid protein-modified-fast diet." *Circulation* (1979 Dec); 60(6).

19. Witte AV, Fobker M, Gellner R, Knecht S, Flöel A. "Caloric restriction improves memory in elderly humans." *PNAS* (2009); 106(4): 1255–60.

20. Klein S, Wolfe RR. "Carbohydrate restriction regulates the adaptive response to fasting." *Am J Physiol.* 1992; 262: E631–E636. Cahill GF Jr. "Fuel metabolism in starvation." *Ann Rev Nutr* (2006); 26:S.1–22. doi:10.1146 /annurev. nutr.26.061505.111258.

第 6 章　成為燃脂生酮飲食的終生會員

1. Haenisch B, von Holt K, Wiese B, et al. "Risk of dementia in elderly patients with the use of proton pump inhibitors." *Eur Arch Psychiatry Clin Neurosci* (2015 Aug); 265(5): 419–28. doi:10.1007 /s00406-014-0554-0.

2. Festi D, Colecchia A, Orsini M, et al. "Gallbladder motility and gallstone formation in obese patients following very low calorie diets. Use it (fat) to lose it (well)." *Int J Obes Relat Metab Disord* (1998 Jun); 22(6): 592–600.

3. Tsai C-J, Leitzmann MF, Willett WC, Giovannucci EL. "Dietary carbohydrates and glycaemic load and the incidence of symptomatic gall stone disease in men." Gut (2005); 54: 823–28 doi:10.1136 /gut.2003.031435.

4. Festi D, Colecchia A, Orsini M, et al. "Gallbladder motility and gallstone formation in obese patients following very low calorie diets. (Use it) fat or lose it (well)." *Int J Obes Relat Metab Disord* (1998 Jun); 22(6): 592–600.

5. Bloomfield PH, Chopra R, Sheinbaum RC, et al. "Effects of Ursodeoxycholic Acid and Aspirin on the Formation of Lithogenic Bile and Gallstones during Loss of Weight." *N Engl J Med* (1988); 319: 1567–72. doi:10.1056 / NEJM198812153192403.

6. Kerl ME. "Diabetic ketoacidosis: Treatment recommendations." *Compend Contin Educ Pract Vet* (2001); 23: 330–40.

第 7 章　認識脂溶性營養素

1. Fletcher R, Fairfield KM. "Vitamins for chronic disease prevention in adults." *JAMA* (2002); 287(23): 3127–9.

2. Borrowed and modified from: Gedgaudas N. "Why Paleo?" The Paleo Way. www .thepaleoway .com.

3. Sullivan K. *Naked at Noon: Understanding Sunlight and Vitamin D* (Laguna Beach, CA: Basic Health Publications, 2003).

4. Sanchez-Martinez R, Castillo A, Steinmeyer A, Aranda A. "The retinoid X receptor ligand restores defective signaling by the vitamin D receptor." *EMBO Rep* (2006 Oct); 7(10): 1030–4. Epub 2006 Aug 25.

5. Berkner KL, Runge W. "The physiology of vitamin K nutriture and vitamin K-dependent protein function in atherosclerosis." *J Thromb Haemost* (2004); 2(12): 2118–32.

6. Masterjohn C. "Vitamin D toxicity redefined: Vitamin K and the molecular mechanism." *Med Hypotheses* (2006) [Epub ahead of print].

7. Russell RM. "The vitamin A spectrum: from deficiency to toxicity." *Am J Clin Nutr* (2000); 71: 878–84.

8. Institute of Medicine. Food and Nutrition Board. *Dietary Reference Intakes for Vitamin A, Vitamin K, Arsenic, Boron, Chromium, Copper, Iodine, Iron, Manganese, Molybdenum, Nickel, Silicon, Vanadium, and Zinc* (Washington, DC: National Academy Press; 2001).

9. Fallon S, Enig MG. "Vitamin A saga." Weston A. Price Foundation (2002 Mar 30). www .westonaprice .org /health-topics /abcs-of-nutrition /vitamin-a-saga.

10. Fletcher RH. "Review: vitamin D 3 supplementation may reduce mortality in adults; vitamin D2 does not." *Ann Intern Med* (2014 Jul 15); 161(2): JC5. doi:10.7326 /0003-4819-161-2-201407150-02005. Logan VF, Gray AR, Peddie MC, Harper MJ, Houghton LA. "Long-term vitamin D3 supplementation is more effective than vitamin D2 in maintaining serum 25-hydroxyvitamin D status over the winter months." *Br J Nutr* (2013 Mar 28); 109(6): 1082–8. doi: 10.1017 / S0007114512002851. Mistretta VI, Delanaye P, Chapelle JP, Souberbielle JC, Cavalier E. "[Vitamin D2 or vitamin D3 ?]." *Rev Med Interne* (2008 Oct); 29(10): 815–20. doi: 10.1016 /j.revmed.2008.03.003.

11. Veugelers PJ, Ekwaru JP. "A statistical error in the estimation of the Recommended Dietary Allowance for vitamin D." *Nutrients* (2014); 6(10): 4472–5. doi:10.3390 / nu6104472.

12. Rolf L, Muris AH, Hupperts R, Damoiseaux J. "Vitamin D effects on B cell function in autoimmunity." *Ann NY Acad Sci* (2014 May); 1317: 84–91. doi:10.1111 / nyas.12440. Bjelakovic G, Gluud LL, Nikolova D, et al. "Vitamin D supplementation for prevention of mortality in adults." *Cochrane Database Syst Rev* (2014 Jan 10); 1: CD007470. doi: 10.1002 /14651858.CD007470.pub3. Ceria CD, Masaki KH, Rodriguez BL, et al. "Low dietary vitamin D in mid-life predicts total mortality in men with hypertension: the Honolulu heart program." *J Am Geriatr Soc* (2001 Jun); 49(6): 725–31.

13. Bischoff-Ferrari HA. "Optimal serum 25-hydroxyvitamin D levels for multiple health outcomes." *Adv Exp Med Biol* (2008); 624: 55–71. doi: 10.1007 /978-0-387-77574-6 _5. Masterjohn C. "Vitamin D toxicity redefined: Vitamin K and the molecular mechanism." *Med Hypotheses* (2006) [Epub ahead of print].

14. Schurgers LJ, Teunissen KJF, Hamulyak K, Knapen MHJ, Hogne V, Vermeer C. "Vitamin K-containing dietary supplements: comparison of synthetic vitamin K1 and natto-derived menaquinone-7." *Blood* (2006) [Epub ahead of print].

15. Plaza SM, Lamson DW. "Vitamin K 2 in bone metabolism and osteoporosis." *Altern Med Rev* (2005); 10(1): 24–35.

16. DiNicolantonio JJ, Bhutan J, O'Keefe JH. "The health benefits of vitamin K." *Open Heart (BMJ)* (2015); 2(1): e000300. doi: 10.1136 /openhrt-2015-000300.

17. Berkner KL, Runge W. "The physiology of vitamin K nutriture and vitamin K-dependent protein function in atherosclerosis." *J Thromb Haemost* (2004); 2(12): 2118–32.

18. Thaweboon S, Thaweboon B, Choonharuangdej S, Chunhabundit P, Suppakpatana P. "Induction of type I collagen and osteocalcin in human dental pulp cells by retinoic acid." *Southeast Asian J Trop Med Public Health* (2005); 36(4): 1066–9.

19. Nimptsch K, Rohrmann S, Kaaks R, Linseisen J. "Dietary vitamin K intake in relation to cancer incidence and mortality: Results from the Heidelberg cohort of the European Prospective Investigation into Cancer and Nutrition (EPIC—Heidelberg)." *Am J Clin Nutr* (2009), doi:10.3945 /ajcn.2009.28691.

20. Schurgers LJ, Vermeer C. "Determination of phylloquinone and menaquinones in Food." *Haemostasis* (2000); 30: 298–307.

21. Whitehouse MW, Turner AG, Davis CK, Roberts MS. "Emu oil(s): A source of nontoxic transdermal anti-inflammatory agents in aboriginal medicine." *Inflammopharmacology* (1998); 6(1): 1–8. Howarth GS, Lindsay RJ, Butler RN, Geier MS. "Can emu oil ameliorate inflammatory disorders affecting the gastrointestinal system?" *Austr J Experimental Agriculture* (2008); 48(10): 1276–9. doi:10.1071 /EA08139.

22. Moon EJ, Lee YM, Kim KW. "Anti-angiogenic activity of conjugated linoleic acid on basic fibroblast growth factor-induced angiogenesis." *Oncol Rep* (2003 May–June); 10(3): 617–21.

23. Spronk HMH, Soute BAM, Schurgers LJ, Thijssen HHW, De Mey JGR, Vermeer C. "Tissue-specific utilization of menaquinone-4 results in the prevention of arterial calcification in warfarin-treated rats." *J Vascular Res* (2003); 40(6): 531–7. doi:10.1159 /000075344. Yoshida H, Shiratori Y, Kudo M, et al. "Effect of vitamin K 2 on the recurrence of hepatocellular carcinoma." *Hepatology* (2011); 54: 532–40. doi:10.1002 /hep.24430.

24. Geleijnse JM, Vermeer C, Grobbee DE, et al. "Dietary intake of menaquinone is associated with a reduced risk of coronary heart disease: The Rotterdam Study." *J Nutr* (2004 Nov); 134(11): 3100–5.

25. Mizuta T, Ozaki I, Eguchi Y, et al. "The effect of menatetrenone, a vitamin K2 analog, on disease recurrence and survival in patients with hepatocellular carcinoma after curative treatment: a pilot study." *Cancer* (2006); 106: 867–72. doi:10.1002 / cncr.21667.

26. Mayo Clinic. "Vitamin K may protect against developing non-Hodgkin's lymphoma, say Mayo Clinic researchers." *Science Daily* (2010 Apr 21).

27. Habu D, Shiomi S, Tamori A, et al. "Role of vitamin K 2 in the development of hepatocellular carcinoma in women with viral cirrhosis of the liver." *JAMA* (2004); 292: 358–61, doi:10.1001 /jama.292.3.358. Hotta N, Ayada M, Sato K, et al. "Effect of vitamin K2 on the recurrence in patients with hepatocellular carcinoma." *Hepatogastroenterology* (2007); 54: 2073–7.

28. Liu M, Liu F. "Regulation of adiponectin multimerization, signaling and function." *Best Pract Res Clin Endocrinol Metab* (2014); 28: 25–31.

29. Knights AJ, Funnell AP, Pearson RC, Crossley M, Bell-Anderson KS. "Adipokines and insulin action: a sensitive issue." *Adipocyte* (2014); 3: 88–96.

30. Moreno-Aliaga MJ, Lorente-Cebrian S, Martinez JA. "Regulation of adipokine secretion by n-3 fatty acids." *Proc Nutr Soc* (2010); 69: 324–32.

31. Theuwissen E, Smit E, Vermeer C. "The role of vitamin K in soft-tissue calcification." *Adv Nutr* (2012 Mar 1); 3(2): 166–73. doi:10.3945 /an.111.001628.

32. Ford ES, Sowell A. "Serum alpha-tocopherol status in the United States population: Findings from the Third National Health and Nutrition Examination Survey." *Am J Epidemiol* (1999 Aug 1); 150: 290–300.

33. Mahabir S, Schendel K, Dong YQ, et al. "Dietary alpha-, beta-, gamma- and deltatocopherols in lung cancer risk." *Int J Cancer* (2008 Sep 1); 123(5): 1173–80. doi: 10.1002 /ijc.23649. Luk SU, Yap WN, Chiu Y-T, et al. "Gamma-tocotrienol as an effective agent in targeting prostate cancer stem cell-like population." *Int J Cancer* (2011 May); 128(9): 2182–91.

34. Jiang Q, Elson-Schwab I, Courtemanche C, Ames BN. "Gamma-tocopherol and its major metabolite, in contrast to alpha-tocopherol, inhibit cyclooxygenase activity in macrophages and epithelial cells." *Proc Natl Acad Sci USA* (2000 Oct); 10; 97(21): 11494–9.

35. Chiu CJ, Milton RC, Klein R, et al. "Dietary compound score and risk of age-related macular degeneration in the age-related disease study."*Ophthalmology* (2009 May); 116(5): 939–46. doi: 10.1016 /j.ophtha.2008.12.025.

36. Yachi R, Muto C, Ohtaka N, et al. "Effects of tocotrienols on tumor necrosis factor - α /d-galactosamine-induced steatohepatitis in rats." *J Clin Biochem Nutr* (2013 Mar); 52(2): 146–53. doi:10.3164 /jcbn.12–101.

37. Dysken MW, Sano M, Asthana S, et al. "Effect of vitamin E and Mementine on functional cognitive decline in Alzheimer's disease." JAMA (2014); 311(1).

38. "The effect of vitamin E and beta carotene on the incidence of lung cancer and other cancers in male smokers. The Alpha-Tocopherol, Beta Carotene Cancer Prevention Study Group." *N Engl J Med* (1994 Apr 14); 330(15): 1029–35.

39. Kappus H, Diplock AT. "Tolerance and safety of vitamin E: A toxicological position report." *Free Radic Biol Med* (1992); 13(1): 55–74.

40. "Epigenetics." Icahn School of Medicine at Mount Sinai. The Friedman Brain Institute. http:// icahn.mssm.edu /research /friedman /research /epigenetics.

41. "Influence of pasture or grain-based diets . . . on antioxidant /oxidative balance of Argentine beef." *Meat Science* (2005); 70: 35–44.

42. Mercier, Y., P. Gatellier, M. Renerre. "Lipid and protein oxidation in vitro, and antioxidant potential in meat from Charolais cows finished on pasture or mixed diet." *Meat Science* (2004); 6: 467–3.

43. Daley CA, Abbott A, Doyle PS, et al. "A review of fatty acid profiles and antioxidant content in grass-fed and grain-fed beef." *Nutr J* (2010); 9:10. doi:10.1186 /1475-2891-9-10.

44. Levine I. "Cancer among the American Indians and its bearing upon the ethnological distribution of the disease." *J Cancer Res Clin Oncol* (1910); 9: 422–35.

45. Brown GM, Cronk LB, Boag TJ. "The occurrence of cancer in an Eskimo." *Cancer* (1952); 5: 142–43.

第 8 章　有效預防和改善多種常見疾病

1. Dedkova EN, Blatter LA. "Role of B-hydroxybutyrate, its polymer poly-B-hydroxybutyrate and inorganic polyphosphate in mammalian health and disease." *Frontiers I Physiology* (2014); 5: 260. doi:10.3389 /fphys.2014.00260.

2. Kashiwaya Y, Sato K, Tsuchiya S, Thomas S, Fell DA, et al. "Control of glucose utilization in the perfused rat heart." *J. Biol. Chem* (1994); 269: 25502–14.

3. Foster GD, et al. "A randomized trial of a low carbohydrate diet for obesity." *N Eng J Med* (2003 May 22); 348: 2082–90. Hays JH. "Effect of a high saturated fat and no-starch diet on serum lipid subfractions in patients with documented atherosclerotic cardiovascular disease." *Mayo Clinic Proceedings* (2003); 78: 1331–6. Aude YW, Agatston AS, Lopez-Jimenez F, et al. "The National Cholesterol Program Diet vs a diet lower in carbohydrates and higher in protein and saturated fat: a randomized trial." *Arch Intern Med* (2004); 164(19): 2141–6. doi:10.1001 / archinte.164.19.2141.

4. McBride PE. "Triglycerides and risk for coronary heart disease." *JAMA* (2007); 298(3): 336–8. doi:10.1001 /jama.298.3.336.

5. Noakes M, et al. "Comparison of isocaloric very low carbohydrate /high saturated fat and high carbohydrate /low saturated fat diets on body composition and cardiovascular risk." *Nutrition & Metabolism* (2006); 3:7.

6. DiNicolantonio JD, Lucan SC. "The wrong white crystals: not salt but sugar as aetiological in hypertension and cardiometabolic disease." Open Heart (2014); 1. doi:10.1136 /openhrt-2014-000167. Bjerregaard P, Dewailly E, Young TK, et al. Blood pressure among the Inuit (Eskimo) populations in the Arctic. *Scand J Public Health* (2003); 31(2): 92–9.

7. Mann GV. "Coronary Heart Disease: Dietary Sense and Nonsense" (Janus Publishing, 1993).

8. Siri-Tarino PW, Sun Q, Hu FB, Krauss RM. "Meta-analysis of prospective cohort studies evaluating the association of saturated fat with cardiovascular disease." *Am J Clin Nutr* (2010 Mar); 91(3):535–46. doi: 10.3945 /ajcn.2009.27725. Epub 2010 Jan 13. Krumholz HM, Seeman TE, Merrill SS, et al. "Lack of association between cholesterol and coronary heart disease mortality and morbidity and all-cause mortality in persons older than 70 years." *JAMA* (1994); 272: 1335–40.

9. Ramadan CE, Zamora D, Majchrzak-Hong S, et al. "Re-evaluation of the traditional diet-heart hypothesis: Analysis of recovered data from Minnesota Coronary Experiment (1968–73)." BMJ (2016); 353: i1246.

10. Malhotra A. "Saturated fat is not the major issue." *BMJ* (2013); 347: f6340. doi: http://dx.doi .org /10.1136 /bmj.f6340.

11. Rose GA, et al. "Corn oil in treatment of ischaemic heart disease." *BMJ* (1965); 1: 1531–3. DiNicolantonio JJ. "The cardiometabolic consequences of replacing saturated fats with carbohydrates or Ω-6 polyunsaturated fats: Do the dietary guidelines have it wrong?" *Open Heart* (2014); 1. doi:10.1136 / openhrt-2013-000032. Howard BV, Van Horn L, Hsia J, et al. "Low-fat dietary pattern and risk of cardiovascular disease: The Women's Health Initiative randomized controlled dietary modification trial." *JAMA* (2006); 295: 655–66. Chowdhury R, Warnakula S, Kunutsor S, et al. "Association of dietary, circulating, and supplement fatty acids with coronary risk: A systematic review and meta-analysis." *Ann Intern Med* (2014); 160(6): 398–406. doi:10.7326 /M13-1788. Siri-Tarino PW, Sun Q, Hu FB, Krauss RM. "Meta-analysis of prospective cohort studies evaluating the association of saturated fat with cardiovascular disease." *Am J Clin Nutr* (2010); 91: 535–46.

12. Girao H, Mota C, Pereira P. "Cholesterol may act as an antioxidant in lens membranes." *Curr Eye Res* (1999 Jun); 18(6): 448–54. Smith LL. "Another cholesterol hypothesis: Cholesterol as antioxidant." *Free Radic Biol Med* (1991); 11(1): 47–61.

13. Champeau, R. "Most heart attack patients' cholesterol levels did not indicate cardiac risk." *UCLA Newsroom* (2009). http:// newsroom.ucla.edu /portal /ucla /majority-of -hospitalized-heart-75668.aspx.

14. Okuyama H, Hamazaki T, Ogushi Y; Committee on Cholesterol Guidelines for Longevity, Japan Society for Lipid Nutrition. "New cholesterol guidelines for longevity." *World Rev Nutr Diet* (2011); 102: 124–36. Epub 2011 Aug 5. Petursson H, Sigurdsson JA, [. . .], Getz L. "Is the use of cholesterol in mortality risk algorithms in clinical guidelines valid? Ten years prospective data from the Norwegian HUNT 2 study." *J Eval Clin Practice* (2012 Feb); 18(1): 159–68.

15. Ravnskov U. "High cholesterol may protect against infections and atherosclerosis." *Quart J Med* (2003); 96: 927–34.

16. Anderson KM, Castelli WP, Levy D. "Cholesterol and mortality: 30 years of follow-up from the Framingham Study." *JAMA* (1987); 257(16): 2176–80. doi:10.1001 / jama.1987.03390160062027,

17. Ravnskov U, Diamond DM, Hama R, et al. "Lack of an association or an inverse association between low-density-lipoprotein cholesterol and mortality in the elderly: A systematic review." *BMJ Open* (2016); 6:e010401. doi:10.1136 /bmjopen- 2015-010401.

18. Mazza A, Casiglia E, Scarpa R, et al. "Predictors of cancer mortality in elderly subjects." *Eur J Epidemiol* (1999); 15: 421–7.

19. Wannamethee G, Shaper AG, Whincup PH, Walker M. "Low serum total cholesterol concentrations and mortality in middle-aged British men." *BMJ* (1995); 311: 409–13.

20. Felton CV, Crook D, Davies MJ, Oliver MF. "Dietary polyunsaturated fatty acids and composition of human aortic plaques." *Lancet* (1994 Oct 29); 344 (8931): 1195–6.

21. Santos FL, et al. "Systematic review and meta-analysis of clinical trials of the effects of low carbohydrate diets on cardiovascular risk factors." *Obesity Rev.* Epub 21 Aug 2012. Bjornholt JV, Erikssen G, Aaser E, et al. "Fasting blood glucose: an underes-timated risk factor for cardiovascular death. Results from a 22-year follow-up of healthy nondiabetic men." *Diabetes Care* (1999 Jan); 22(1): 45–9. Batty GD, Kivimäki M, Smith GD, Marmot MG, Shipley MJ. "Post-challenge blood glucose concentration and stroke mortality rates in non-diabetic men in London: 38-year follow-up of the original Whitehall prospective cohort study." *Diabetologia* (2008 Jul); 51: 1123–6. Wilson PWF, Cupples LA, Kannel WB. "Is hyperglycaemia associated with cardiovascular disease? The Framingham Study." *Am Heart J* (1991 Feb); 121 (2 Pt 1): 586–90.

22. McMaster University. "Trans fats, but not saturated fats like butter, linked to greater risk of early death and heart disease." *ScienceDaily* (2015 Aug 11). De Souza RJ, Mente A, Maroleanu A, et al. "Intake of saturated and trans unsaturated fatty acids and risk of all cause mortality, cardiovascular disease, and type 2 diabetes: Systematic review and meta-analysis of observational studies." *BMJ* (2015); 351:h3978. doi: http:// dx .doi .org /10.1136 /bmj.h3978.

23. Sundram K, Karupaiah T, Hayes KC. "Stearic acid-rich interesterified fat and transrich fat raise the LDL /HDL ratio and plasma glucose relative to palm olein in hu-mans." *Nutr Metab* (2007); 4:3. doi:10.1186 /1743-7075-4-3.

24. DiNicolantonio JJ. "The cardiometabolic consequences of replacing saturated fats with carbohydrates or Ω-6 polyunsaturated fats: Do the dietary guidelines have it wrong?" *Open Heart* (2014); 1. doi:10.1136 /openhrt-2013-000032.

25. Donsky A. "Worst ingredients in food." Naturally Savvy. 2013 Jun 1. Kobylewski S, Jacobson MF. "Food dyes: A rainbow of risks." *CSPI* (2010 Jun).

26. Samsel A, Seneff S. "Glyphosate suppression of cytochrome P450 enzymes and amino acid biosynthesis by the gut microbiome: Pathways to modern diseases." *Entropy* (2013); 15(4): 1416–63. doi:10.3390 /e15041416.

27. Vojdani A, Tarash I. "Cross-reaction between gliadin and different food and tissue antigens." *Food Nutri Sci* (2013); 4: 20–32.

28. Mayr M, Yusuf S, Weir G., Chung YL, Mayr U, Yin X, et al. "Combined metabolomic and proteomic analysis of human atrial fibrillation." *J. Am. Coll. Cardiol* (2008); 51: 585–94.

29. Malhotra A. "Saturated Fat Is Not the Major Issue." *BMJ* (2013); 347:f6340, doi:10.1136/bmj.f6340.

30. Yang X, Cheng B. "Neuroprotective and anti-inflammatory activities of ketogenic diet on MPTP-induced neurotoxicity." *J Molec Neurosci* (2010 Oct); 42(2): 145–53. Dressler A, Reithofer E, Trimmel-Schwahofer P, Klebermasz K, Prayer D, Kasprian G, Rami B, Schober E, Feucht M. "Type 1 diabetes and epilepsy: Efficacy and safety of the ketogenic diet." *Epilepsia* (2010 Jun); 51(6): 1086–9.

31. Evangeliou A, Viachonikolis I, Mihailidou H, et al. "Application of a ketogenic diet in children with autistic behavior: Pilot study." *J Child Neurol* (2003 Feb); 18(2): 113–18. doi:10.1177 /08830738030180020501.

32. Millichap JG, Yee MM. "The diet factor in attention-deficit /hyperactivity disorder." *Pediatrics* (2012 Feb); 129(2): 330–7. doi: 10.1542 /peds.2011-2199.

33. Prins ML, Fujima LS, Hovda DA. "Age-dependent reduction of cortical contusion volume by ketones after traumatic brain injury." *J Neurosci Res* (2005); 82: 413–20.

34. Kashiwaya Y, Takeshima T, Mori N, Nakashima K, Clarke K, Veech RL. "D-beta-hydroxybutyrate protects neurons in models of Alzheimer's and Parkinson's disease." *Proc Natl Acad Sci USA* (2000); 97: 5440–4.

35. Siva N. "Can ketogenic diet slow progression of ALS?" Lancet Neurol. 2006; 5: 476. Zhao Z, Lange DJ, Voustianiouk A, MacGrogan D, Ho L, Suh J, et al. "A ketogenic diet as a potential novel therapeutic intervention in amyotrophic lateral sclerosis." *BMC Neurosci* (2006); 7:29.

36. Zhou W, Mukherjee P, Kiebish MA, et al. "The calorically restricted ketogenic diet, an effective alternative therapy for malignant brain cancer."*Nutr Metab* (2007); 4: 5. doi:10.1186 /1743-7075-4. Seyfried TN, Shelton LM. "Cancer as a metabolic disease." *Nutr Metab.* 2010; 7: 7. Seyfried TN, Marsh J, Mukherjee P, et al. "Could metabolic therapy become a viable alternative to the standard of care for managing glioblas-toma?" *Oncol Hematol Rev* (2014); 10(1): 13–20.

37. Newport M. "Ketones as an alternative fuel for Alzheimer's disease and other dis-orders." Hippocrates Institute presentation, May 2014. www .charliefoundation .org /images /open-access /Mary _Newport _MD _Presentation _May _2014.pdf. HendersonST. "Ketone bodies as a therapeutic for Alzheimer's disease." *J Am Soc Experimental NeuroTherapeutics* (2008 Jul); 5: 470–80.

38. Elias PK et al. "Serum cholesterol and cognitive performance in the Framingham Heart Study." *Psychosomatic Medicine.* (2005); 67(1): 24–30.

39. Burns CM, Chen K, Kaszniak AW, et al. "Higher serum glucose levels are associated with cerebral hypometabolism in Alzheimer regions." *Neurology* (2013 Apr 23); 80(17): 1557–64.

40. Krikorian R, Shidler MD, Dangelo K, Couch SC, Benoit SC, Clegg DJ (2010). Dietary ketosis enhances memory in mild cognitive impairment. *Neurobiology of aging* PMID: 21130529.

41. Reger MA, Henderson ST, Hale C, et al. "Effects of beta-hydroxybutyrate on cognition in memory-impaired adults." *Neurobiol Aging* (2004 Mar); 25(3): 311–4. PMID: 15123336.

42. Laugerette F, Furet JP, Debard C, et al. "Oil composition of high-fat diet affects metabolic inflammation differently in connection with endotoxin receptors in mice." *Am J Physiol Endocrinol Metab* (2012 Feb 1); 302(3): E374–86. doi: 10.1152 /ajpendo.00314.2011.

43. Read TE, Harris HW, Grunfeld C, et al. "The protective effect of serum lipoproteins against bacterial lipopolysaccharide." *Eur Heart J* (1993); 14 (suppl K): 125–9.

44. Youm YH, Nguyen KY, Grant RW, et al."The ketone metabolite Β-hydroxybutyrate blocks NLRP3 inflammasome-mediated inflammatory disease." *Nat Med* (2015).

45. Yang X, Cheng B. "Neuroprotective and anti-inflammatory activities of ketogenic diet on MPTP-induced neurotoxicity." *J Mol Neurosci* (2010); 42(2): 145–53.

46. Ahmad AS, Ormiston-Smith N and Sasieni PS. "Trends in the lifetime risk of developing cancer in Great Britain: Comparison of risk for those born in 1930 to 1960." *British Journal of Cancer* (2015). doi:10.1038 /bjc.2014.606 and Greg Jones. "Why Are Cancer Rates Increasing?" Cancer Research UK. (2015 Feb 4).

47. World Health Organizantion, "Cancer, Fact sheet N° 297. Updated Feb 2015.

48. Vazquez A, Liu J, Zhou Y, Oltvai Z. "Catabolic efficiency of aerobic glycolysis: The Warburg effect revisited." *BMC Systems Biol* (2010); 4:58. doi:10.1186 /1752-0509-4-58.

49. Digirolamo M. *Diet and Cancer: Markers, Prevention and Treatment*. (New York: Plenum Press, 1994), 203.

50. Volk T, et al. "pH in human tumor xenografts: Effect of intravenous administration of glucose. "*Br J Cancer* (1993 Sep); 68(3): 492–500.

51. Boyle P, Koechlin A, Pizot C, et al. "Blood glucose concentrations and breast cancer risk in women without diabetes: A meta-analysis." *Eur J Nutr* (2013 Aug); 52(5): 1533–40. Osaki Y, Taniguchi S, Tahara A, et al. "Metabolic syndrome and incidence of liver and breast cancers in Japan." *Cancer Epidemiol* (2012); 36(2): 141–7.

52. Vander Heiden MG, Cantley LC, Thompson CB. "Understanding the Warburg effect: The metabolic requirements of cell proliferation." *Science* (2009 May 22); 324(5930): 1029–33. doi:10.1126 /science.1160809. Vazquez A, Liu J, Zhou Y, Oltvai ZN. "Catabolic efficiency of aerobic glycolysis: The Warburg effect revisited." *BMC Systems Biol* (2010); 4: 58. Seyfried TN, Shelton LM. "Cancer as a metabolic disease." *Nutrition and Metabolism* (2010); 7: 7.

53. Onodera Y, Nam JM, Bissell MJ. "Increased sugar uptake promotes oncogenesis via EPAC /RAP1 and O-GlcNAc pathways." *J Clin Invest* (2014 Jan 2); 124(1): 367–384. doi: 10.1172 /JCI63146.

54. King MC, Marks JH, Mandell JB; New York Breast Cancer Study Group. "Breast and ovarian cancer risks due to inherited mutations in BRCA1 and BRCA2." *Science* (2003 Oct 24); 302(5645): 643–6.

55. Klement RJ, Kämmerer U. "Is there a role for carbohydrate restriction in the treatment and prevention of cancer?" *Nutr Metab* (Lond) (2011); 8: 75. doi:10.1186 /1743-7075-8-75.

56. "Simple sugar, lactate, is like 'candy for cancer cells': Cancer cells accelerate aging and inflammation in the body to drive tumor growth." *Science News* (2011 May 28).

57. Daye D, Wellen KE. "Metabolic reprogramming in cancer: Unraveling the role of glutamine in tumorigenesis." *Semin Cell Dev Biol* (2012 Jun); 23(4): 362–9. doi: 10.1016 /j.semcdb.2012.02.002. Epub 2012 Feb 11.

58. Pollak M, Russell-Jones D. "Insulin analogues and cancer risk: Cause for concern or cause célèbre?" *Int J Clin Pract* (2010 Apr); 64(5): 628–36. doi:10.1111 / j.17421241.2010.02354.x.

59. Seccareccia E, Brodt P. "The role of the insulin-like growth factor-I receptor in malignancy: An update." *Growth Horm IGF Res* (2012 Dec); 22(6): 193–9. doi:10.1016 /j.ghir.2012.09.003.

60. Levine ME, Suarez JA, Brandhorst S, Balasubramanian P, Cheng CW, Madia F, Fontana L, Mirisola MG, Guevara-Aguirre J, Wan J, Passarino G, Kennedy BK, Wei M, Cohen P, Crimmins EM, Longo VD. "Low protein intake is associated with a major reduction in IGF-1, cancer, and overall mortality in the 65 and younger but not older population." *Cell Metabol* (2002); 19(3): 407–7. doi:10.1016 /j. cmet.2014.02.006.

61. http:// www .health.harvard.edu /diseases-and-conditions /glycemic _index _and _ glycemic _load _for _100 _foods

62. Seyfried TN, Sanderson TM, El-Abbadi MM, McGowan R, Mukherjee P. "Glucose and ketone bodies in the metabolic control of experimental brain cancer." *Br J Cancer* (2003 Oct 6); 89(7): 1375–82.

63. Ip, C., JA Scimeca, et al. (1994). "Conjugated linoleic acid. A powerful anticarcinogen from animal fat sources." *Cancer* 74(3 Suppl): 1050–4.

64. Wang M. "The role of glucocorticoid action in the pathophysiology of the metabolic syndrome." *Nutr Metabol* (2005); 2:3. doi: 10.1186 /1743-7075-2-3.

65. Jabekk P. "High fat diets and endurance exercise performance." *Ramblings of a Carnivore* (2010 Sep 5); http:// ramblingsofacarnivore.blogspot .com /2010 /09 / high-fat - diets-and-endurance-exercise.html.

66. Cameron-Smith D, Burke LM, Angus DJ, et al. "A short-term, high-fat diet up-regulates lipid metabolism and gene expression in human skeletal muscle." *Am J Clin Nutr* (2003 Feb); 77(2): 313–8.

67. Rosedale R. "Diabetes is not a disease of blood sugar." Ron Rosedale MD. http:// drrosedale .com /Diabetes _is _NOT _a _disease _of _blood _ sugar#axzz3q69J9aU3.

68. Qu J, Wang Y, Wu X, et al. "Insulin resistance directly contributes to androgenic potential within ovarian theca cells." *Fertil Steril* (2009 May); 91(5 Suppl): 1990–7. doi: 10.1016 /j.fertnstert.2008.02. Wu S, Divall S, Nwaopara A, et al. "Obesity-induced infertility and hyperandrogenism are corrected by deletion of the insulin receptor in the ovarian theca cell." *Diabetes* (2014 Apr); 63(4): 1270–82. doi:10.2337 /db13-1514.

69. Mavropoulos JC, Yancy WS, Hepburn J, Westman EC. "The effects of a low-carbohydrate, ketogenic diet on the polycystic ovary syndrome: A pilot study." *Nutr Metabol* (2005); 2:35. doi:10.1186 /1743-7075-2-35.

70. Perel E, Killinger DW. "The interconversion and aromatization of androgens by human adipose tissue." *J Steroid Biochem* (1979 Jun); 10(6): 623–7.

71. Accurso A, Bernstein RK, Dahlqvist A, Draznin B, et al. "Dietary carbohydrate restriction in type 2 diabetes mellitus and metabolic syndrome: Time for a critical appraisal." *Nutr Metabol* (2008); 5: 9. doi:10.1186 /1743-7075-5-9.

第 9 章　提升運動和體能表現的關鍵飲食

1. "Type 2 diabetes—Steve's story." *NHS Choices* (UK). http:// www .nhs.uk / Conditions /Diabetes-type2 /Pages /SteveRedgrave.aspx.

2. Manninen AH. "Very-low carbohydrate diets and preservation of muscle mass." *Nutr Metabol* (2006); 3:9. doi:10.1186 /1743-7075-3-9.

3. Neely JR, Morgan HE. Relationship between carbohydrate and lipid metabolism and the energy balance of heart muscle. *Ann Rev Physiol* (1974); 36: 413–59.

4. Bastone K. "The paleo proposal." *Runner's World* (2014 Jul 18).

5. "Strongwoman Maureen Quinn!" The Wellness Blog, US Wellness Meats. June 19, 2015. http:// blog.grasslandbeef .com /bid /92930 /Strongwoman-Maureen-Quinn.

6. Sherwin RS, Hendler RG, Felig P. "Effect of ketone infusions on amino acid and nitrogen metabolism in man." *J Clin Invest* (1975); 55(6): 1382–90.

7. Brederode J, Rho JM. "Ketone bodies are protective against oxidative stress in neo-cortical neurons." *J Neurochem* (2007); 101(5): 1316–26.

8. Jarrett SG, Milder JB, Liang LP, Patel M. "The ketogenic diet increases mitochondrial glutathione levels." *J Neurochem* (2008); 106(3): 1044–51.

9. Manninen AH. "Very-low carbohydrate diets and preservation of muscle mass." *Nutr Metabol* (2006); 3:9. doi:10.1186 /1743-7075-3-9.

10. Sherwin RS, Hendler RG, Felig P. 1975. "Effect of ketone infusions on amino acid and nitrogen metabolism in man." *J Clin Invest* (1975); 55(6): 1382–90.

11. Phinney SD, Bistrian BR, Wolfe RR, Blackburn GL. "The human metabolic response to chronic ketosis without caloric restriction: physical and biochemical adaptation." *Metabolism* (1983 Aug); 32(8): 757–68.

12. Fernandez ML, Feinman RD, Volek JS, et al. "Comparison of low fat and low carbo-hydrate diets on circulating fatty acid composition and markers of inflammation." *Lipids* (2008); 43(1): 65–67.

13. Long W, Wells K, Englert V, et al. "Does prior acute exercise affect postexercise substrate oxidation in response to a high carbohydrate meal?" *Nutr Metab* (Lond) (2008); 5: 2.

14. Stephens BR, Braun B. "Impact of nutrient intake timing on the metabolic response to exercise." *Nutr Rev.* 2008; 66(8): 473–6. Holtz KA, Stephens BR, Sharoff CG, et al. "The effect of carbohydrate availability following exercise on whole-body insulin action." *Appl Physiol Nutr Metab* (2008); 33(5): 946–56.

15. Koopman R, Wagenmakers AJ, Manders RJ, et al. "Combined ingestion of protein and free leucine with carbohydrate increases post exercise muscle protein synthesis in vivo in male subjects." *Am J Physiol Endocrinol Metab* (2005); 288(4): D645–53.

16. Smith TJ, Schwarz JM, Montain SJ, et al. "High protein diet maintains glucose production during exercise-induced energy deficit: a controlled trial." *Nutr Metabol* (2011); 8:26. doi: 10.1186 /1743-7075-8-26.

第 10 章　建立必勝的「生酮」決心

1. Carolyn Rush: "Primal Tightwad" at www .primaltightwad .com.

第 11 章　燃脂生酮飲食的食材選購原則

1. Vojdani A, Tarash I. "Cross-reaction between gliadin and different food and tissue antigens." *Food Nutri Sci* (2013); 4: 20–32. Karjalainen J, et al. "A bovine albumin peptide as a possible trigger of insulin-dependent diabetes mellitus." *N Engl J Med* (1992); 327: 302–7. Riemekasten G, et al. "Casein is an essential cofactor in autoantibody reactivity directed against the C-terminal SmD1 peptide AA83–119 in systemic lupus erythematosus." *Immunobiology* (2002); 206: 537–45. Kristjánsson G, et al. "Mucosal reactivity to cow's milk protein in celiac disease." *Clin Exp Immunol* (2007); 147: 449–55. Vojdani A, et al. "Immune response to dietary proteins, gliadin and cerebellar peptides in children with autism." *Nutr Neurosci* (2004); 7(3): 151–61.

2. Guggenmos J, et al. "Antibody cross-reactivity between MOG and the milk protein butyrophilin in multiple sclerosis." *J Immunol.* 2004; 172: 661–8. Lauer K. "Diet and multiple sclerosis." *Neurology* (1997); 49(Suppl 2): S55–S61.

3. www .cyrexlabs .com.

4. De Matos Feijo F, Ballard CR, Foletto KC, et al. "Saccharin and aspartame, compared with sucrose, induce greater weight gain in adult Wistar rats, at similar total caloric intake levels."*Appetite.* 60: 203–7. Stellman SD, Garfinkel L."Artificial sweetener use and one-year weight change among women." *Prev Med* (1986 Mar); 15(2): 195–202.

5. Anton SD, Martin CK, Han H, et al. "Effects of stevia, aspartame, and sucrose on food intake, satiety, and postprandial glucose and insulin levels." *Appetite* (2010 Aug); 55(1): 37–43.

6. Laugerette F, Furet JP, Debard C, et al. "Oil composition of high-fat diet affects metabolic inflammation differently in connection with endotoxin receptors in mice." *Am J Physiol Endocrinol Metab* (2012 Feb 1); 302(3): E374–86. doi:10.1152 /ajpendo.00314.2011.

HealthTree
健 康 樹 健康樹系列 098

燃脂生酮21天啟動計畫

以優質脂肪為主食，回歸原始生理機制，提升大腦活力，瘦得科學又健康
Primal Fat Burner: Live Longer, Slow Aging, Super-Power Your Brain, and Save Your Life with a High-Fat,
Low-Carb Paleo Diet

作　　　者　諾拉·蓋朱達斯（Nora Gedgaudas）
譯　　　者　王念慈
總　編　輯　何玉美
選　書　人　周書宇
責 任 編 編　周書宇
封 面 設 計　張天薪
內 文 排 版　菩薩蠻數位文化有限公司

出 版 發 行　采實出版集團
行 銷 企 劃　陳佩宜·陳詩婷·陳苑如
業 務 發 行　林詩富·張世明·吳淑華·林坤蓉·林踏欣
會 計 行 政　王雅蕙·李韶婉
法 律 顧 問　第一國際法律事務所　余淑杏律師
電 子 信 箱　acme@acmebook.com.tw
采 實 官 網　www.acmebook.com.tw
采　實　FB　http://www.facebook.com/acmebook

I　S　B　N　978-986-95256-8-8
定　　　價　399元
初 版 一 刷　2017年11月
劃 撥 帳 號　50148859
劃 撥 戶 名　采實文化事業有限公司
　　　　　　104台北市中山區建國北路二段92號9樓
　　　　　　電話：02-2518-5198
　　　　　　傳真：02-2518-2098

國家圖書館出版品預行編目資料

燃脂生酮21天啟動計畫/ 諾拉.蓋朱達斯(Nora Gedgaudas)作；王念
慈譯. -- 初版. -- 臺北市：采實文化，民106.11
　　面；　公分. --（健康樹系列；98）
　譯自：Primal fat burner : live longer, slow aging, super-power your
brain, and save your life with a high-fat, low-carb paleo diet
　ISBN 978-986-95256-8-8(平裝)

1.健康飲食 2.營養

411.3　　　　　　　　　　　　　　　106016313

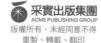

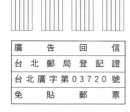

采實文化事業股份有限公司

10479台北市中山區建國北路二段92號9樓

采實文化讀者服務部　收

讀者服務專線：（02）2518-5198

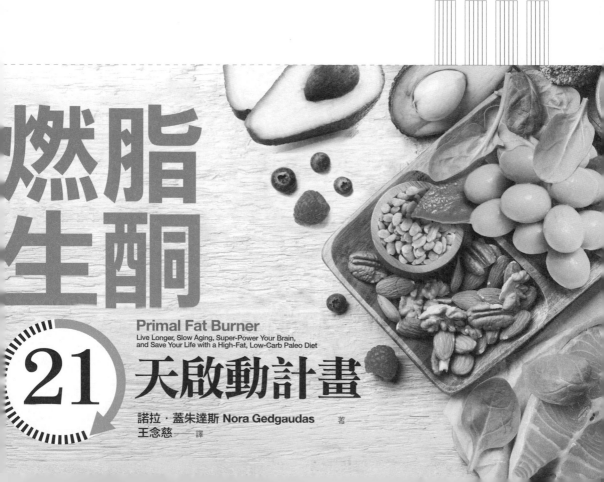

燃脂
生酮

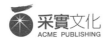

Primal Fat Burner
Live Longer, Slow Aging, Super-Power Your Brain,
and Save Your Life with a High-Fat, Low-Carb Paleo Diet

天啟動計畫

諾拉・蓋朱達斯 Nora Gedgaudas　　著

王念慈 ──譯

HealthTree 健康樹 系列專用回函

系列：健康樹系列098
書名：燃脂生酮21天啟動計畫

讀者資料（本資料只供出版社內部建檔及寄送必要書訊使用）：

1. 姓名：

2. 性別：□男　□女

3. 出生年月日：民國　　　　年　　　　月　　　　日（年齡：　　　　歲）

4. 教育程度：□大學以上　□大學　□專科　□高中（職）　□國中　□國小以下（含國小）

5. 聯絡地址：

6. 聯絡電話：

7. 電子郵件信箱：

8. 是否願意收到出版物相關資料：□願意　□不願意

購書資訊：

1. 您在哪裡購買本書？□金石堂（含金石堂網路書店）　□誠品　□何嘉仁　□博客來

　□墊腳石　□其他：＿＿＿＿＿＿＿＿＿＿＿＿＿（請寫書店名稱）

2. 購買本書的日期是？＿＿＿＿年＿＿＿＿月＿＿＿＿日

3. 您從哪裡得到這本書的相關訊息？□報紙廣告　□雜誌　□電視　□廣播　□親朋好友告知

　□逛書店看到　□別人送的　□網路上看到

4. 什麼原因讓你購買本書？□對主題感興趣　□被書名吸引才買的　□封面吸引人

　□內容好，想買回去試看看　□其他：＿＿＿＿＿＿＿＿＿＿＿＿＿＿＿＿＿（請寫原因）

5. 看過書以後，您覺得本書的內容：□很好　□普通　□差強人意　□應再加強　□不夠充實

6. 對這本書的整體包裝設計，您覺得：□都很好　□封面吸引人，但內頁編排有待加強

　□封面不夠吸引人，內頁編排很棒　□封面和內頁編排都有待加強　□封面和內頁編排都很差

寫下您對本書及出版社的建議：

1. 您最喜歡本書的哪一個特點？□健康養生　□包裝設計　□內容充實

2. 您最喜歡本書中的哪一個章節？原因是？

＿＿＿

＿＿＿

3. 您最想知道哪些關於健康、生活方面的資訊？

＿＿＿

＿＿＿

4. 未來您希望我們出版哪一類型的書籍？

＿＿＿

＿＿＿